Handtherapie

Birgit Schröder

Mit einem Beitrag
von Holger Bade

128 Abbildungen
in 176 Einzeldarstellungen

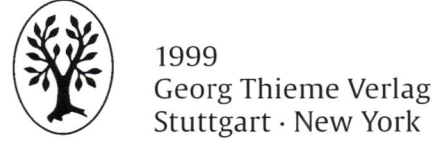

1999
Georg Thieme Verlag
Stuttgart · New York

Birgit Schröder
Physio- und Handtherapeutin
Evang. Krankenhaus Oldenburg
Physiotherapeutische Abteilung
Steinweg 13–17
26122 Oldenburg

Priv.-Doz. Dr. med. H. Bade
Zentrum Anatomie
der Universität zu Köln
Joseph-Stelzmann-Straße 9
D-50931 Köln

Zeichnungen:
Friedrich Hartmann, Nagold

Umschlaggestaltung:
Cyclus, Stuttgart

Die Deutsche Bibliothek - CIP-Einheitsaufnahme

Handtherapie / Birgit Schröder. Mit einem Beitr. von Holger Bade. – Stuttgart ; New York : Thieme, 1999

Geschützte Warennamen (Warenzeichen) werden **nicht** besonders kenntlich gemacht. Aus dem Fehlen eines solchen Hinweises kann also nicht geschlossen werden, dass es sich um einen freien Warennamen handele.

Das Werk, einschließlich alle seiner Teile, ist urheberrechtlich geschützt. Jede Verwertung außerhalb der strengen Grenzen des Urheberrechtsgesetzes ist ohne Zustimmung des Verlages unzulässig und strafbar. Das gilt insbesondere für Vervielfältigungen, Übersetzungen, Mikroverfilmungen und die Einspeicherung und Verarbeitung in elektronischen Systemen.

© 1999 Georg Thieme Verlag,
Rüdigerstraße 14
D-70469 Stuttgart
Printed in Germany
http://www.thieme.de

Satz: Dörlemann Satz, D-49448 Lemförde

Druck: Media Print, D-33100 Paderborn

ISBN 3-13-117641-5   1 2 3 4 5 6

Wichtiger Hinweis:
Wie jede Wissenschaft ist die Medizin ständigen Entwicklungen unterworfen. Forschung und klinische Erfahrungn erweitern unsere Kenntnisse, insbesondere was die Behandlung und medikamentöse Thearapie anbelangt. Soweit in diesem Werk eine Dosierung oder eine Applikation erwähnt wird, darf der Leser zwar darauf vertrauen, dass Autoren, Herausgeber und Verlag große Sorgfalt darauf verwandt haben, dass diese Angabe **dem Wissenstand bei Fertigstellung des Werkes** entspricht.

Für die Angaben über Dosierungsanweisungen und Applikationsformen kann vom Verlag jedoch keine Gewähr übernommen werden. **Jeder Benutzer ist angehalten**, durch sorgfältige Prüfung der Beipackzettel der verwendeten Präparate und gebenenfalls nach Konsultation eines Spezialisten festzustellen, ob die dort gegebene Empfehlung für Dosierung oder die Beachtung von Kontraindikationen gegenüber der Angabe in diesem Buch abweicht. Eine solche Prüfung ist besonders wichtig bei selten verwendeten Präparaten oder solchen, die neu auf den Markt gebracht worden sind. **Jede Dosierung und Applikation erfolgt auf eigene Gefahr des Benutzers.** Autoren und Verlag appellieren an jeden Benutzer, ihm etwa auffallende Ungenauigkeiten dem Verlag mitzuteilen.

Vorwort

Birgit Schröders »Handtherapie« schließt eine Lücke. Es schließt die Lücke zwischen den großen und umfangreichen Werken über Handrehabilitation und dem Niemandsland. Bisher fehlte das »kleine«, praxisorientierte Buch, welches physiotherapeutisch Tätigen in Klinik und Praxis das notwendige Wissen vermittelt und die erforderliche Anleitung gibt, um handchirurgische Patienten ordnungsgemäß zu behandeln. Zwischen »Physiotherapie an der Hand« und kompetenter Handtherapie klafft der gleiche himmelweite Unterschied wie zwischen »Chirurgie an der Hand« und Handchirurgie.

Wir Handchirurgen und unsere Patienten leben im Paradies, wenn wir kenntnisreiche Handtherapeutinnen an unserer Seite haben. Mit ihrer Hilfe beginnen operierte Hände wieder zu funktionieren, mit ihrer einfühlsamen Unterstützung gewinnen Patienten wieder Mut und Lebensfreude. Aber nur ein kleiner Teil der Patienten kann von qualifizierten Handtherapeuten behandelt werden. Anders als z.B. in den angelsächsischen Ländern gibt es in Deutschland keine kontrollierte und qualifizierte Ausbildung für Handtherapie. Die meisten Patienten, die eigentlich einer speziellen handtherapeutischen Übungsbehandlung bedürfen, werden in der Regel in »normalen« physiotherapeutischen Abteilungen oder Praxen therapiert. Den dort tätigen engagierten Kolleginnen und Kollegen soll Birgit Schröders Buch behilflich sein, ihre Kenntnisse zu erweitern und ihren Standard der Handtherapie zu verbessern.

Dieses Ziel hatte ich im Sinn, als ich Birgit Schröder vorschlug, als Buchautorin tätig zu werden, nachdem sie sich in den USA handtherapeutisch weitergebildet hatte. Ich wünsche dem Buch als hervorragender Informationsquelle eine weite Verbreitung, denn mit seiner Hilfe könnte es gelingen, dass Handchirurgen und Physiotherapeuten zunehmend die gleiche Sprache sprechen.

Dr. med. Reimer Hoffmann
Oldenburg, im Juni 1999

Inhalt

Allgemeines zur Physiotherapie in der Handtherapie 1

1	**Hände**	2
2	**Geschichtliches zur Handchirurgie**	4
3	**Berufsbild Handtherapeut**	5
3.1	Berufsbezeichnung . . . . . . 5 3.2 Berufsverband	5
4	**Grundlagen der Handtherapie**	4

4.1	Teamarbeit in der Handchirurgie	6	4.4.7	Theraband und Theraband-Fingerstrips	14
4.2	Zusammenarbeit mit den Patienten	6	4.4.8	Gewichtsmanschetten und verschiedene Hanteln (1–5 kg)	15
4.2.1	Motivation	6			
4.3	Therapieräume	7	4.4.9	Sonstige Übungsmittel . . .	16
4.3.1	Handtisch	8	4.5	Hilfsmittel	19
4.4	Übungsgeräte	9	4.5.1	Kompressionsbandagen . . .	20
4.4.1	Aktiv-Trainer	9	4.5.2	Kompressionseinlagen	21
4.4.2	Whole Body Range of Motion (WBRoM)	10	4.5.3	Kurze Schienenkunde	21
			4.6	Anwendungen	31
4.4.3	Baltimore Therapeutic Equipment (BTE Work Simulator, BTE)	10	4.6.1	Paraffinbad	31
			4.6.2	Fluidotherapie	32
			4.6.3	Handbäder und Umschläge .	32
4.4.4	Upper Extremity Range of Motion und Gewindestangenständer	12	4.6.4	Kälteanwendungen	33
			4.6.5	Wärmeanwendungen	34
			4.6.6	Manuelle Lymphdrainage . .	36
4.4.5	Handtrainer	13	4.6.7	Pneumatische Druckmanschette	36
4.4.6	Dystrophile	13			

5	**Anatomie der Hand**	37

5.1	Distaler Unterarm	37	5.3	Mittelhand	47
5.2	Handwurzel und radiokarpaler Übergang	41	5.4	Finger	58

6	**Funktionen der Hand**	69

6.1	Statische Griffe	69	6.2	Schwerkraftabhängige Griffe	70
6.1.1	Fingergriffe	69			
6.1.2	Handflächengriffe	70	6.3	Dynamische Griffe	70

7	**Funktionshand**	71
8	**Verbände**	72

9 Untersuchung ... 74

9.1	Sichtbefund ...	75
9.2	Tastbefund ...	75
9.3	Gelenkmessung ...	75
9.4	Kraftmessung ...	76
9.4.1	Grobgriff ...	76
9.4.2	Präzisionsgriff ...	77
9.5	Umfangsmessung ...	77
9.6	Sensibilitätsprüfung ...	78
9.6.1	Semmes-Weinstein-Ästhesiometer ...	79
9.6.2	2-Punkte-Diskrimination ...	79
9.7	Durchblutung ...	80
9.8	Muskelfunktionstest ...	81

10 Ziel der Handtherapie ... 82

11 Ödem- und Kontrakturenprophylaxe ... 83

12 Narbenbehandlung ... 85

12.1 Wundheilung ... 85

13 Eigentraining der Patienten ... 87

Verletzungen und Erkrankungen der Hand ... 89

14 Frakturen ... 90

14.1	Distale Radiusfrakturen ...	93
14.2	Handwurzelfrakturen ...	93
14.2.1	Fraktur des Os scaphoideum (Kahnbeinfraktur) ...	94
14.2.2	Fraktur des Os triquetrum (Mondbeinfraktur) ...	96
14.2.3	Fraktur des Os trapezium ...	96
14.2.4	Fraktur des Os hamatum ...	96
14.2.5	Fraktur des Os lunatum ...	96
14.2.6	Fraktur des Os trapezoideum	98
14.3	Mittelhandfrakturen ...	99
14.3.1	Köpfchenfrakturen ...	99
14.3.2	Subkapitale Fraktur ...	99
14.3.3	Schaftfraktur ...	100
14.3.4	Basisfraktur des Mittelhandknochens I ...	100
14.4	Fingerfrakturen ...	101
14.4.1	Frakturen der Endphalanx ...	101
14.4.2	Frakturen der Mittel- und Grundphalanx ...	101

15 Distorsionen, Luxationen und Bandverletzungen ... 103

15.1	Bandverletzungen und Luxationen der Handwurzel ...	103
15.1.1	Akute skapholunäre Dissoziation (SLD) ...	103
15.1.2	Chronische skapholunäre Dissoziation ...	104
15.1.3	Perilunäre Luxation ...	104
15.1.4	De Quervainsche Luxationsfraktur ...	104
15.2	Distorsionen und Luxationen der Karpometakarpalgelenke ...	105
15.2.1	Luxation des Sattelgelenks ...	105
15.3	Distorsionen und Luxationen der Fingergrundgelenke ...	106
15.3.1	Distorsionen der Fingergrundgelenke ...	106
15.3.2	Seitenbandrupturen der Fingergrundgelenke ...	106
15.3.3	Luxationen der Fingergrundgelenke ...	106
15.4	Distorsionen und Luxationen des Daumengrundgelenks ...	107
15.4.1	Rupturen des ulnaren Seitenbandes ...	107
15.4.2	Luxation des Daumengrundgelenks ...	108
15.5	Distorsionen und Luxationen der End- und Mittelgelenke der Langfinger ...	108

15.5.1	Distorsionen der End- und Mittelgelenke der Langfinger 108	15.5.3	Rupturen der palmaren Platte	110
15.5.2	Rupturen der Kollateralbänder 109	15.5.4	Luxationen der End- und Mittelgelenke der Langfinger	110

16 Sehenenverletzungen 112

16.1	Beugesehnenverletzungen . . 112	16.2	Strecksehnenverletzungen .	122
16.1.1	Physiotherapie nach primärer Beugesehnennaht: Versorgung nach Kleinert 114	16.2.1	Verletzungen im Bereich des Endgelenks	125
16.1.2	Primäre Beugesehnennaht: Versorgung nach dem Konzept Early 6 Active Movement of Flexor Tendon 118	16.2.2	Verletzungen im Bereich des PIP-Gelenks	126
		16.2.3	Verletzungen im Bereich des Grundgelenks	127
		16.2.4	Verletzungen am Daumen . .	127
16.1.3	Primäre Beugesehnennaht: Versorgung nach dem Hoffmann-Elliot-Prinzip . . . 119	16.2.5	Verletzungen im Bereich des Handrückens	127
16.1.4	Primäre Beugesehnennaht: passive Nachbehandlung . . . 120	16.2.6	Verletzungen im Bereich des Handgelenks	128
16.1.5	Primäre Beugesehnennaht mit Nervenbeteiligung 121	16.2.7	Verletzungen am Unterarm .	128
		16.3	Sehnentransposition	129
16.1.6	Primäre Beugesehnennaht des Daumens 121	16.4	Zweizeitiger Sehnentransplantation	130
16.1.6	Sekundäre Beugesehnennaht 122	16.5	Tenolyse	132
		16.6	Arthrolyse	134

17 Nervenverletzungen 136

17.1	Motorische Ersatzoperationen 142			

18 Komplexe Handverletzungen 146

18.1	Explosionsverletzungen . . . 146	18.3	Lappenplastiken	148
18.2	Hochdruckeinspritzverletzungen 147	18.3.1	Leistenlappen	149
		18.3.2	Cross-Finger-Lappenplastik .	150

19 Amputation 152

19.1	Replantation 159	19.2	Neurom	161

20 Verbrennungen 163

21 Dupuytren-Kontraktur 167

22 Karpaltunnelsyndrom 172

23 Sympathische Reflexdystrophie 176

24	Arthrose	179
24.1	Sattelgelenkarthrose	179
25	**Tendovaginitis stenosans**	182
26	**Tendovaginitis de Quervain**	184
27	**Epikondylitis humeri radialis/ulnaris**	186
28	**Rheumatische Erkrankungen**	188

Literatur 201

Abkürzungen 203

Sachverzeichnis 204

**Allgemeines
zur Physiotherapie
in der Handtherapie**

1 Hände

Hände sind für mich immer wieder wie ein Wunder (Abb. 1.1). Sie sind in ihrer Funktion so einzigartig, dass es bis heute nicht gelungen ist, einen Computer oder Roboter zu schaffen, der diese vielfältigen, exakt aufeinander abgestimmten Bewegungen nachahmen kann. Der hohe Stellenwert der Hände spiegelt sich auch in unserem Sprachgebrauch wider. Viele Begriffe sind mit dem Wort Hand verbunden, z.B. handgreiflich, Handlungsspielraum, Handlungsfreiraum, Handlungsweise usw.

Die Hand ist unser Kontaktorgan zur Außenwelt. Kleinkinder lernen und entwickeln sich, indem sie ihre Umwelt *begreifen*. Den Taubstummen dienen ihre Hände als Sprachrohr, im Ausland verständigen wir uns mit »Händen und Füßen«. Jeder versteht die Bedeutung der geballten Faust, des erhobenen Zeigefingers oder des Klatschens. Den Blinden helfen sie, ihre Umwelt zu ertasten und wahrzunehmen. Die Blindenschrift ist

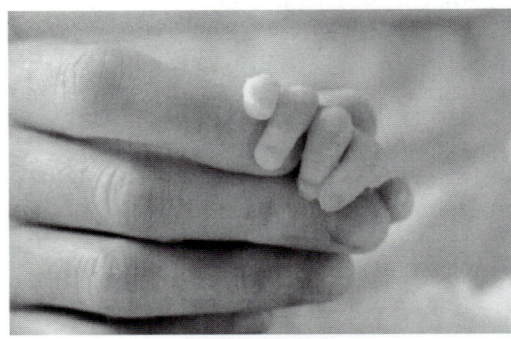

Abb. 1.1 Jede Hand ist einzigartig.

ein Beispiel dafür, zu welchen feinen Differenzierungen unsere Hände fähig sind.

Ebenso wie bei allen anderen Körperteilen ist auch die Funktion der Hand untrennbar mit dem Gehirn verbunden. Ein Drittel der Großhirnrinde ist für die Funktion unserer Hände reserviert (Abb. 1.2). Dies verdeutlicht, wie kompliziert die einzelnen, aufei-

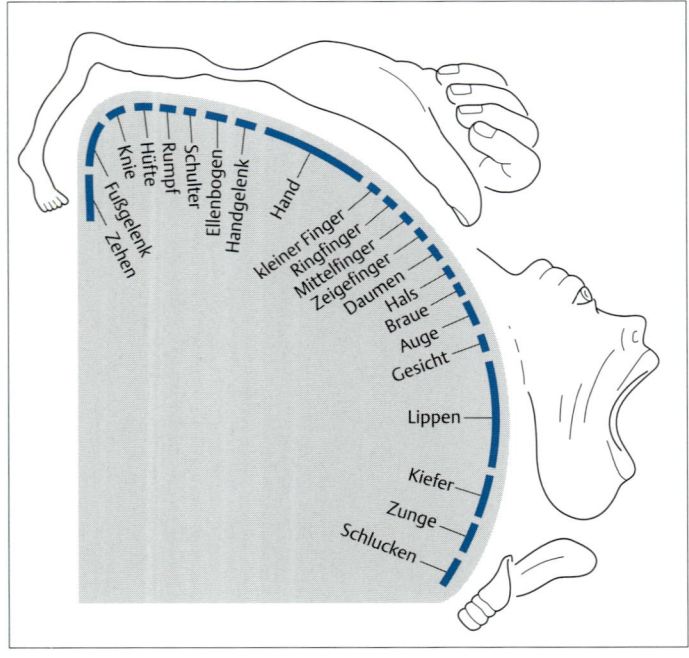

Abb. 1.2 Homunculus.

nander abgestimmten Funktionen sind. Ohne Augenkontakt sind wir in der Lage, die Oberflächenbeschaffenheit, Temperatur und das Gewicht eines Gegenstandes wahrzunehmen, abzuschätzen und zu vergleichen. Streicheln, die Hand auflegen oder die Hand geben können wir als unterschiedliche Formen der emotionsgesteuerten Kontaktaufnahme auseinander halten und richtig deuten.

Selbst die besten Handprothesen sind bis heute nicht in der Lage, eine Hand mit all ihren vielfältigen Funktionen zu ersetzen. Bisher können sie *nur* vier Greifformen ausführen. Die gesunde Hand besitzt dagegen 19 Freiheitsgrade.

2 Geschichtliches zur Handchirurgie

Die Anfänge der Handchirurgie reichen bis ins Altertum zurück. Die Bedeutung der Handchirurgie nahm jedoch erst im Zeitalter der Industrialisierung zu. Das hängt einerseits mit dem Beginn eines verstärkten Körperbewusstsein (kosmetische Aspekte wurden wichtiger) und andererseits mit der Weiterentwicklung der Medizin zusammen. Den Ärzten stehen heute durch die Mikrochirurgie und die damit verbundenen Verbesserungen der Instrumente ganz andere Behandlungs- und Operationsmöglichkeiten zur Verfügung als noch zu Beginn dieses Jahrhunderts.

Im Zweiten Weltkrieg wurde der Gesundheitsdienst der amerikanischen Armee mit vielen Handverletzten und den daraus resultierenden Folgen wie z.B. Amputationen, Arbeitsunfähigkeit usw. konfrontiert. Vertreter der Armee baten einen Chirurgen namens Sterling Bunnell um Hilfe. So entstanden 1943 aufgrund seiner Initiative erstmalig neun handchirurgische Zentren der US-Army.

Brand führte als Erster die Teamarbeit in der Handrehabilitation ein, deren Grundlage die intensive Zusammenarbeit zwischen Patient, Chirurg und Therapeut ist.

Auch die von ihm durchgeführten biomechanischen Studien, sein Streben nach exakten, objektiven Messungen, die sorgfältige Beobachtung der psychischen Verfassung der Patienten sowie sein Erkennen des therapeutischen Wertes handwerklicher und anderer sinnvoller Tätigkeiten machten ihn zum Vorbild für alle, die mit dieser Patientengruppe arbeiten (Waldner-Nilsson 1997).

3 Berufsbild Handtherapeut

3.1 Berufsbezeichnung

Die Berufsbezeichnung *Handtherapeut* ist in Deutschland weder genau definiert noch gesetzlich geschützt, das heißt, dass sich jeder Handtherapeut nennen kann. Leider gibt es auch noch keine vorgeschriebene qualifizierte Ausbildung zum Handtherapeuten. Ganz anders in den USA. Dort wird die *Handtherapie* von der *American Society of Hand Therapist* folgendermaßen definiert:

> »Die Handtherapie ist die Kunst und Wissenschaft der Rehabilitation der oberen Extremität. Sie hat sich aus den Berufen der Ergotherapie und Physiotherapie entwickelt. Der Hand-Therapeut/die -Therapeutin vereinigt vielseitiges Wissen über die obere Extremität mit spezialisierten Fähigkeiten in der Erfassung und Behandlung, um Funktionsstörungen zu verhindern, Funktionen wiederherzustellen oder auch um das Fortschreiten von Erkrankungen der oberen Extremität aufzuhalten.« (Chai et al. 1987)

Die Handtherapie versucht, die bestehenden Funktionsstörungen an der oberen Extremität zu verbessern und zu heilen. Außerdem wird versucht, Rehabilitationsmaßnahmen weiterzuentwickeln. In den USA müssen seit 1987 alle Mediziner, Ergo- und Physiotherapeuten, die diese Berufsbezeichnung für sich in Anspruch nehmen wollen, eine Prüfung ablegen.

3.2 Berufsverband

Die *American Society of Hand Therapists* wurde 1977 gegründet. Es handelt sich um einen internationalen Zusammenschluss von Therapeuten, die wissenschaftlich arbeiten und sich einmal pro Jahr auf einem Handkongress austauschen. Die Fachzeitung des Verbandes, *Journal of Handtherapie*, erscheint viermal jährlich.

Da es in der Bundesrepublik keine offizielle Anerkennung des Berufsbildes gibt, wurde 1995 die *Deutsche Arbeitsgemeinschaft für Handtherapie*, DAHTH e.V., gegründet, die allen Berufsgruppen offen steht. Ein Berufsverband der Handtherapeuten existiert nicht. Anschrift: Deutsche Arbeitsgemeinschaft für Handtherapie
Harthauser Str. 70, 83043 Bad Aibling

4 Grundlagen der Handtherapie

Die Teamarbeit, die Zusammenarbeit mit den Patienten, der adäquate Einsatz der Übungsgeräte und physikalischen Anwendungen sind wichtige Grundlagen der Physiotherapie in der Handtherapie. Um möglichst optimale Ergebnisse zu erzielen, müssen die Therapeuten besonders in den folgenden Bereichen über vertiefte Kenntnisse verfügen:

- Physiotherapeutische Techniken
- funktionelle und topografische Anatomie der Hand (Kap. 5)
- Heilungsverlauf der verletzten Strukturen sowie
- operative Techniken und deren spezielle Anforderungen an die Physiotherapie

4.1 Teamarbeit in der Handchirurgie

Noch heute bildet die Teamarbeit die Basis für eine möglichst effektive Handtherapie, in deren Mittelpunkt der Patient steht. Dieses interdisziplinäre Team setzt sich aus Medizinern (Handchirurgen), Krankenschwestern und -pflegern sowie Handtherapeuten (Physiotherapeuten und Ergotherapeuten) und Masseuren zusammen. Es finden regelmäßig Teambesprechungen statt, um die Probleme der einzelnen Patienten, den Verlauf der Therapie und die weiterführende Behandlung zu besprechen. Für die dabei verwendete Sprache der Therapeuten (und ebenso die Dokumentation) ist auch in der Handtherapie charakteristisch, dass viele Abkürzungen verwendet werden. Es können dadurch unter Umständen Missverständnisse entstehen. Am Ende des Buches befindet sich ein Glossar mit den in der Handtherapie am häufigsten verwendeten Abkürzungen.

Im Krankenhaus ist eine enge und damit bessere Teamarbeit leichter umsetzbar als in der freien Praxis. Die Teilnahme an den Chefvisiten gehört genauso zum Pflichtprogramm der Handtherapeuten wie Besuche im Operationssaal und das Lesen der Operationsberichte. Günstig ist, wenn Kopien der Operationsberichte in die therapeutischen Abteilungen verschickt werden, so dass sich die Therapeuten stets über den operativen Verlauf informieren können. Als ein weiterer Vorteil kann sich die Mitarbeit in der ambulanten Sprechstunde erweisen. Dort werden die Probleme der Patienten zusammen mit den Handchirurgen angeschaut und aktuelle Probleme vor Ort besprochen. Dieser Informationsfluss zwischen Arzt und Therapeut ist im ambulanten Bereich schwieriger zu verwirklichen, da die Ärzte schlechter zu erreichen sind und die meisten Gespräche telefonisch geführt werden.

4.2 Zusammenarbeit mit den Patienten

Eine wesentliche Voraussetzung für eine gute Zusammenarbeit ist, den Patienten gegenüber ehrlich zu sein. Dazu gehört besonders Offenheit in Bezug auf ihre Verletzung. Nach der anfänglich ärztlichen Aufklärung der Patienten dürfen wir Fragen der Patienten beantworten, die die Verletzung und die operative Versorgung sowie alle Teile der physiotherapeutischen Behandlung beinhalten. Für die Patienten ist selbstverständlich auch eine genaue Erklärung über den Aufbau, die Dauer und die Nahziele der Behandlung wichtig.

4.2.1 Motivation

Um dauerhaft motivierte Patienten zu haben, ist es notwendig, ihnen ihre Verletzungen in der Patientensprache zu erklären. Sinnvoll ist es, die Erklärungen anhand von Abbildungen zu erläutern. So fällt es ihnen

z. B. nach einer Sehnenverletzung leichter, sich das Aussehen und den Verlauf der Sehnen vorzustellen. (Ich vergleiche sie gerne mit den weißen Geschenkbändern, die man über einer Schere kräuseln kann.)

Genauso wichtig ist es, die operativen Techniken zu erklären, z. B. die Vorgehensweise bei einer Rekonstruktion und der Sinn der sich daran anschließenden Therapie, ebenfalls in Patientensprache. Ich male meinen Patienten z. B. nach einer Flexor-carpi-radialis-Plastik auf, wie der jetzige Verlauf ihrer Sehne aussieht. Dadurch wird das Verständnis, warum sie in diesem Fall ihre Hand nicht flach auf den Tisch legen sollen, erleichtert.

Die Nahziele der Behandlung werden mit den Patienten besprochen. Es ist sinnvoller, kleine Ziele zu setzen, damit die Patienten motiviert bleiben und Fortschritte im Verlauf der Behandlung erkennen. Von der Mitarbeit der Patienten hängt unser Erfolg ab. Patienten, die nicht therapiert werden wollen, können wir auch nicht therapieren.

Wichtig ist es, mit dem Patienten über die angesteuerten Ziele zu sprechen. Vielleicht sind ihm ganz andere Dinge wichtig als uns Therapeuten. Man sollte die Ziele des Patienten für wichtig erachten und sie auf jeden Fall berücksichtigen. Er muss mit seiner Hand/seinen Händen leben und arbeiten.

Die Motivation der Patienten ist außerdem wichtig, da die Nachbehandlung insbesondere von komplexen Handverletzungen sehr lange dauert – unter Umständen bis zu einem Jahr und länger. Im Allgemeinen stellen sich zunächst die Fortschritte schnell ein. Es folgt ein Stillstand, bis es schließlich langsam weiter in Richtung Besserung geht.

Wichtig für den Patienten sind vor allem die kleinen Erfolgserlebnisse im alltäglichen Leben, wie z. B. sich ohne fremde Hilfe zu rasieren, Schuhe zubinden, Auto fahren, Türen auf- oder abschließen usw. Die Motivation kann zusätzlich z. B. über die gemeinsame Dokumentation der Behandlungsergebnisse gesteigert werden. So sieht der Patient seine Fortschritte. Ob dabei die Umfangsmessungen, Gelenkbeweglichkeit oder Kraftmessungen im Vordergrund steht, ist immer vom Behandlungszeitpunkt und vom Patienten abhängig.

4.3 Therapieräume

Ein idealer Arbeitsplatz in der Handtherapie (Abb. 4.1) muss nicht groß und vielseitig ausgestattet sein. Zweckmäßig ist die Ausstattung mit einem oder mehreren Handtischen, höhenverstellbaren Hockern ohne Rollen für die Patienten (Unfallgefahr) und höhenverstellbaren Hockern für die Therapeuten (bieten einen größeren Bewegungsfreiraum), einem Paraffinbecken, der Möglichkeit, Schienen anzufertigen, und verschiedenen Übungsgeräten.

Es finden sich immer mehrere Patienten zur Physiotherapie ein. Während ein Patient vom Handtherapeuten behandelt wird, absolvieren die anderen ihr persönliches

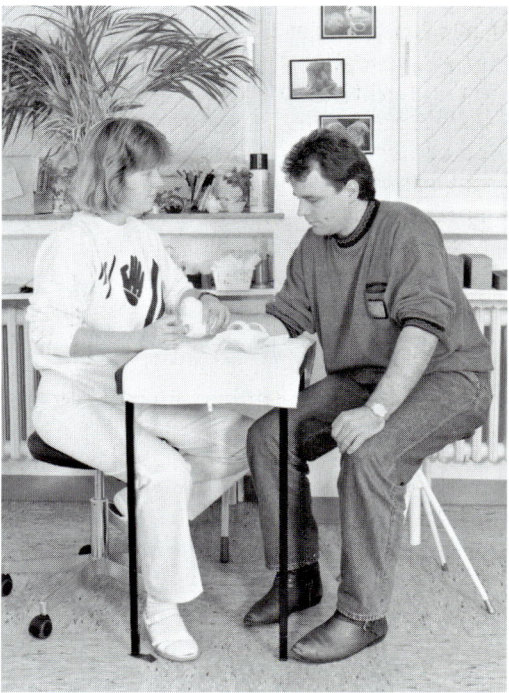

Abb. 4.1 Therapieplatz in der Handtherapie.

Übungsprogramm. Dabei kommen die Patienten miteinander ins Gespräch. So bietet sich die Möglichkeit, Patienten mit ähnlichen Verletzungen zum gleichen Zeitpunkt zu bestellen. Frischverletzte, die sich noch gar nicht vorstellen können, ihre Hand irgendwann wieder funktionstüchtig einzusetzen, sehen, wie ihre Hand nach Wochen oder Monaten aussehen kann.

Da die Patienten oft lange Zeit bei uns verbringen, haben sie bei uns in den Behandlungsräumen die Möglichkeit, Kaffee miteinander zu trinken. Die Gespräche werden dadurch intensiviert, und durch die so entstehenden kleinen Pausen werden die Patienten gleichzeitig vor einer Überanstrengung ihrer Handkraft geschützt. Sie überbrücken so die sinnvollen Pausen bis zum nächsten Übungsintervall. In der Bundesrepublik ist eine solche Vorgehensweise ungewöhnlich. Im Ausland, z.B. den USA, ist ein solches Angebot ein Bestandteil der Therapie, mit dem gute Erfahrungen gemacht worden sind.

Die Schweigepflicht bleibt gewahrt, da wir nichts über die Verletzungen der anderen Patienten erzählen, die Patienten sich aber selbst untereinander austauschen. Ein immer wiederkehrendes Phänomen, das sich aus dem intensiven Kontakt der Patienten miteinander ergibt: Jeder meint, er sei besser dran als der andere. Den Patienten wird es somit erleichtert, positive Aspekte in die Verarbeitung des Unfalltraumas bzw. der Erkrankung einzubeziehen. Die Krankheitsbewältigung wird unterstützt.

4.3.1 Handtisch

Für eine optimale Behandlung ist sowohl die Ausgangsstellung des Therapeuten als auch die des Patienten wichtig. Beide sollten eine gute aufrechte Sitzposition einnehmen können. Das ist nicht möglich, wenn z.B. an einer großen Behandlungsbank verdreht über Eck sitzend gearbeitet wird. Für die Handtherapie – auch in einer Physiotherapiepraxis – ist es sinnvoll, sich einen klei-

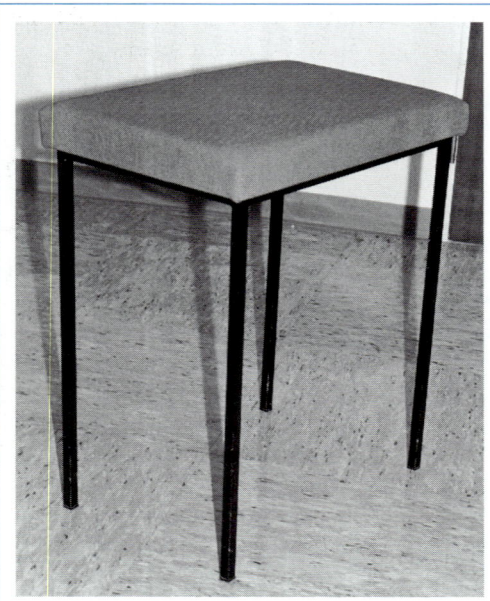

Handtisch

Materialien
- 4 Hohlprofil, DIN 59411, St 52.3 (40 × 40 × 4 mm, 750 mm lang)
- 2 Hohlprofil, DIN 59411, St 52.3 (20 × 20 × 2 mm, 350 mm lang)
- 2 Hohlprofil, DIN 59411, St 52.3 (20 × 20 × 2 mm, 550 mm lang)
- 1 dünne Platte Spanholz (630 × 430 mm)
- fester Schaumstoff für ca. 70 mm Polsterhöhe
- Kunstleder (800 × 700 mm)
- Kleine Winkel, Holz- und Blechschrauben

Die Metallstangen für die Beine werden mit den seitlichen Verstrebungen verschweißt. Der Schaumstoff wird auf der Spanholzplatte festgeklebt und mit dem Kunstleder überzogen, welches mit einem Tacker an der Unterseite befestigt wird. Anschließend wird das so angefertigte Oberteil mittels kleiner Winkel, Holz- und Blechschrauben verschraubt.

nen Handtisch anzuschaffen oder anfertigen zu lassen. Diese Tische nehmen wenig Platz in Anspruch und können gut in einer Ecke verstaut werden, wenn sie nicht benötigt werden. Der Handtisch sollte ausreichend gepolstert sein. Um eine gute Ausgangsstellung einnehmen zu können, sollten außerdem höhenverstellbare Stühle für die Patienten und Therapeuten zur Verfügung stehen.

4.4 Übungsgeräte

Eine Voraussetzung für die Ausgeglichenheit und Gesundheit der Menschen ist, arbeiten zu können, im Beruf, im Haushalt oder beim Hobby. Diese Voraussetzung machen wir uns als therapeutisches Mittel bei der Durchführung der Behandlung zu Nutze. Durch die Arbeit mit den Hilfsmitteln werden die Patienten motiviert. Unser Ziel besteht jedoch nicht darin, die Patienten zu beschäftigen oder abzulenken, sondern sie langsam an die alltäglichen Bewegungen, Greifformen heranzuführen.

Für die Behandlung von Handpatienten werden viele Hilfsmittel und Übungsgeräte angeboten. Aus Kostengründen werden in vielen Kliniken leider nur wenige Geräte angeschafft. Mit etwas Eigeninitiative können die Therapeuten jedoch die notwendigen Hilfsmittel zur Behandlung der Patienten selbst herstellen oder von Handwerkern im Haus anfertigen lassen.

Beim Einsatz von Hilfsmitteln oder Übungsgeräten ist immer erst die Indikation oder Kontraindikation zu prüfen. Was will ich mit dem Einsatz des Gerätes erreichen? Wenn die Patienten mit den Geräten üben, ist darauf zu achten, ob während der Bewegungen Ausweichbewegungen bzw. Trickbewegungen auftreten. Die Patienten werden darauf aufmerksam gemacht und führen die einzelnen Bewegungen nur so weit aus, dass keine Ausweichbewegungen auftreten. Zu den häufigsten Ausweichbewegungen in der Handtherapie gehören unter anderem:

- eine leichte Rotation des Oberkörpers
- die frühzeitig einsetzende Elevation der Schulter
- den Ellenbogen bzw. Unterarm anders hinlegen, z.B. etwas mehr in Pro- oder Supinationsstellung von proximal aus

In der Physiotherapie haben wir nicht die Möglichkeit, den Patienten aufwendige Angebote, wie sie in der Ergotherapie üblich sind, zu machen. Zu den ergotherapeutischen Angeboten gehören beispielsweise Weben, Batiken, Seidenmalerei, Flechten, Knüpfen, Kerzen ziehen, Leder- oder Kupfer-, Holzarbeiten usw. Aus Material- und vor allem auch aus Platzmangel können wir unsere Patienten nur auf diese Tätigkeiten aufmerksam machen, so dass sie Anregungen für zu Hause haben.

Die folgende Liste der in der Physiotherapie verwendbaren Übungsmittel und Geräte ist im Sinne einer Anregung gedacht und kann beliebig erweitert werden. Sie erhebt keinen Anspruch auf Vollständigkeit.

- Aktiv-Trainer,
- Whole Body Range of Motion (WBRoM),
- Baltimore Therapeutic Equipment (BTE Work Simulator, BTE),
- Upper Extremity Range of Motion (Gewindestangenständer),
- Handtrainer,
- Dystrophile-Übungsgerät,
- Theraband, Theraband-Fingerstrips,
- Gewichtsmanschetten, Hanteln,
- Sonstige Hilfsmitttel: Therapieknete, Bausteine, Bälle, Leitungsrohre, Bälle, Wäscheklammern, Steckspiele, Bürsten, gefüllte Dosen, Melker, Schreibhilfen.

4.4.1 Aktiv-Trainer

Den Aktiv-Trainer gibt es in verschiedenen Ausführungen. Er kann entweder fertig gekauft oder selber gebaut werden (Abb. 4.**2**). Charakteristisch sind die drehbaren Hand-

4 Grundlagen der Handtherapie

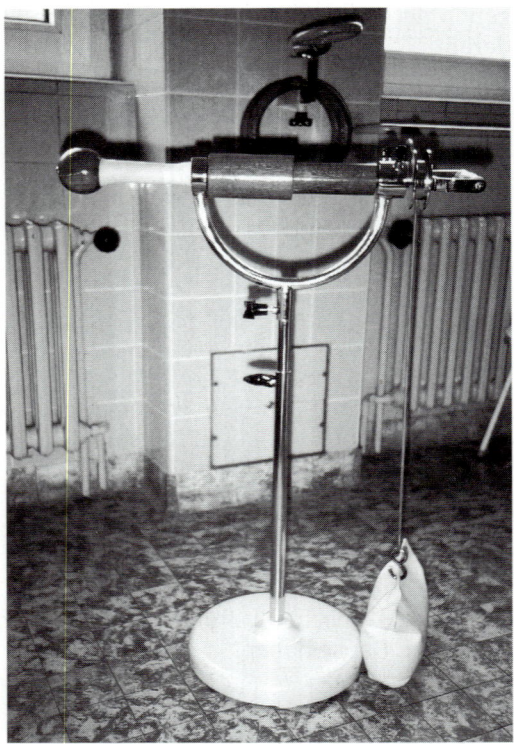

Abb. 4.2 Aktiv-Trainer

stücke, die verschiedene Durchmesser haben. Die Patienten üben die Pro- und Supination sowie die Extension und Flexion des Handgelenks. Durch Gewichte in Form von Sandsäckchen oder Manschetten kann die Kraft trainiert und gesteigert werden.

4.4.2 Whole Body Range of Motion (WBRoM)

Dieses Gerät wird unter anderem in den USA zur Wiedereingliederung in das Berufsleben genutzt (Abb. 4.3a u. b). Die Patienten sollen in einer bestimmten Zeit die einzelnen Schablonen auf unterschiedlichen Höhen anbringen. Der Physiotherapeut misst die benötigte Zeit mit der Stoppuhr und trägt sie in dafür vorgesehene Tabellen ein. Diese Zeiten werden mit festgesetzten Richtlinien verglichen, aus denen geschlossen wird, welche Arbeiten der Patient in Zukunft ausführen kann. Mit diesem Übungsgerät wird die Arbeitsfähigkeit der Patienten getestet. Von besonderem Interesse ist dabei, inwieweit sie in der Lage sind, Arbeiten über Kopf oder in der Hocke auszuführen bzw. den stetigen Wechsel zwischen Arbeiten in aufrechter und gebückter Haltung. Das Alter und Geschlecht der Patienten sowie die Dominanz der Hand werden berücksichtigt.

Das Gerät wird auch zur Ödemtherapie und Prophylaxe eingesetzt. Die einzelnen Schrauben ab- und wieder anzuschrauben ist gleichzeitig eine gute Übung. Es besteht die Gefahr, dass die über Kopf ausgeführten Tätigkeiten leicht unterschätzt werden. Die Übungen sind jedoch für die Muskulatur der oberen Extremität sehr anstrengend. Ein gutes Beispiel ist das Aufhängen von Gardinen.

In abgewandelter Form kann das Gerät selber hergestellt werden. Allerdings kann es dann als Testgerät nicht mehr eingesetzt werden, da unterschiedliche Schrauben verwendet werden und dadurch ein unterschiedlicher Krafteinsatz des Patienten erforderlich ist.

4.4.3 Baltimore Therapeutic Equipment (BTE Work Simulator, BTE)

Das Baltimore Therapeutic Equipment ist ein kompaktes, computergesteuertes Trainings- und Testgerät, welches 1979 von J. Engalitcheff jr. und R. Curtis entwickelt wurde (Abb. 4.4). Mit Hilfe des BTE sind wir in der Lage, ca. hundert verschiedene Arbeits-, Alltags-, Haushalts- und Freizeitaktivitäten nachzustellen, z.B. Auto fahren, Schnee schaufeln, Erde umgraben, Türen öffnen, Golf oder Tennis spielen, Autos reparieren, Leitern hochsteigen, bügeln, Staub saugen, Schlüssel umdrehen usw. Durch den BTE Work Simulator bekommen wir Auskunft über Kraft- und Zeitaufwand des Patienten oder über die Kraft des Widerstands, die der Patient bei der Arbeit leisten muss, sowie über die Anzahl der ausgeführ-

4.4 Übungsgeräte

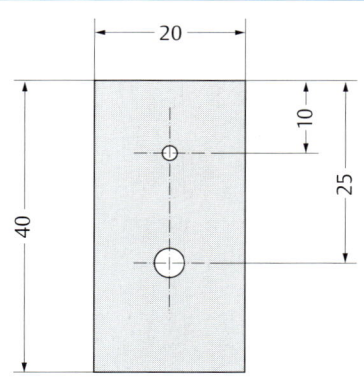

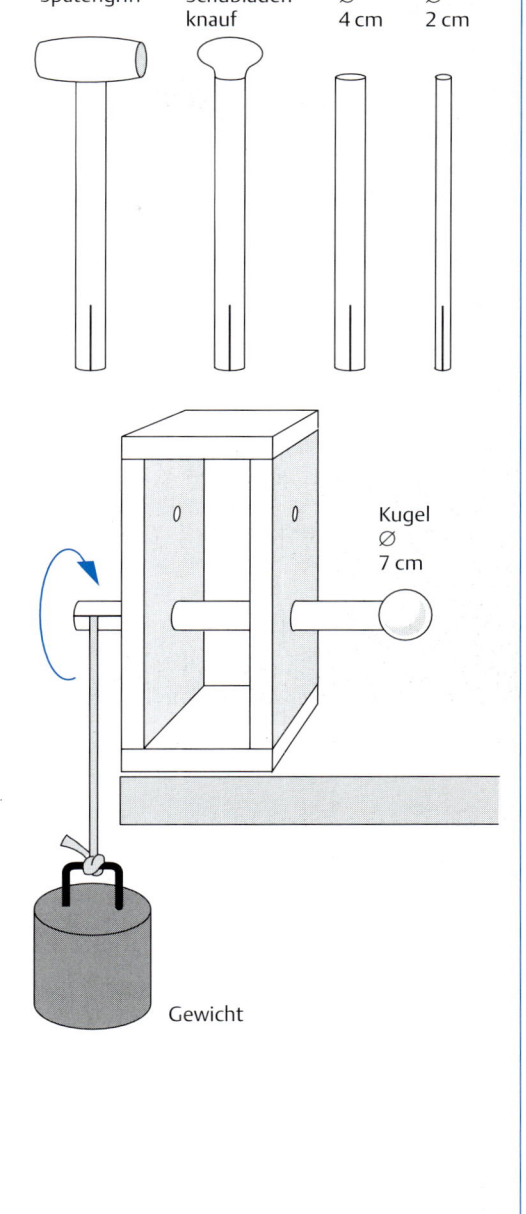

Aktiv-Trainer

Materialien
- 2 Grundplatten aus Holz (200 × 200 × 30 mm)
- 2 Seitenteile aus Holz (400 × 200 × 30 mm)
- 4 Holzstangen (Ø 4 cm, L 400 mm)
- 1 Holzstange (Ø 2 cm, L 400 mm)
- 1 Schubladenknauf
- 1 Spatenknauf
- 1 Holzkugel (Ø 7 cm)
- Bindfaden mit einem Haken
- Verschiedene Gewichte (50 g – 5 kg)
- Holzschrauben, Holzkleber

Die zwei Seitenteile mit zwei Bohrungen für die Holzstangen versehen:

- Obere Bohrung: 2 cm
- Untere Bohrung: 4 cm

Die Seitenteile mittels Holzschrauben an den Grundplatten befestigen. Die 5 Holzstangen an einem Ende mit einem 9 cm langen Schlitz versehen, um daran später die Gewichte zu befestigen. Die Griffstücke jeweils am anderen Ende anschrauben bzw. ankleben.

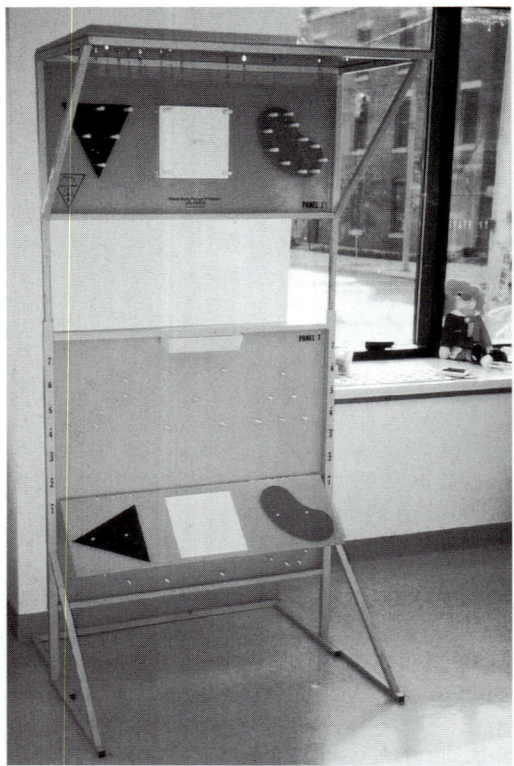

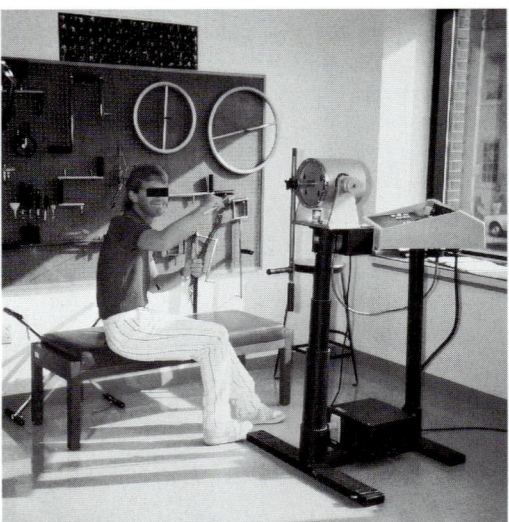

Abb. 4.4 Baltimore Therapeutic Equipment (BTE).

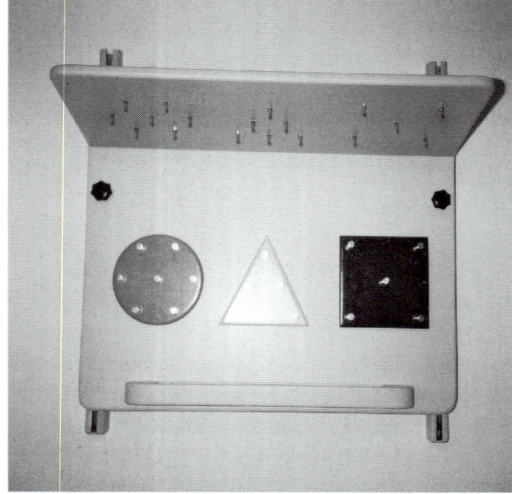

Abb. 4.3a u. b Whole Body Range of Motion (WBRoM).

ten Übungen. Alle Werte werden mit Hilfe des Computers gespeichert und können dann ausgewertet werden. Diese Daten dienen unter anderem bei der Entscheidungsfindung, ob der Patient wieder arbeitsfähig bzw. ob seine Kraft ausreichend ist. Ein entscheidender Vorteil besteht darin, dass der Patient aufgrund der nachgeahmten beruflichen Situationen die Sicherheit erlangt, am Arbeitsplatz zu bestehen.

4.4.4 Upper Extremity Range of Motion und Gewindestangenständer

Unterschiedlich große Muttern werden auf die jeweiligen Schrauben gedreht (Abb. 4.5). Je nach Stellung des Würfels wird mit oder ohne Augenkontakt geübt. Schulter, Oberarm, Ellenbogen, Unterarm, Handgelenk und die Finger werden in die Bewegung mit einbezogen. Ein abgewandeltes Übungsgerät kann man selber herstellen. Je nach verfügbarem Platz und Anforderungen können kleine für den Tischgebrauch oder große, auf den Boden stellbare Modelle mit Gewindestangen und Muttern hergestellt werden. Um den Schwierigkeitsgrad zu erhöhen, kann man die Patienten mit Hilfe von Werkzeugen die Muttern drehen lassen, die Gewindestangen mit Farbe bemalen oder selbstsichernde Muttern verwenden (siehe S. 14).

4.4 Übungsgeräte

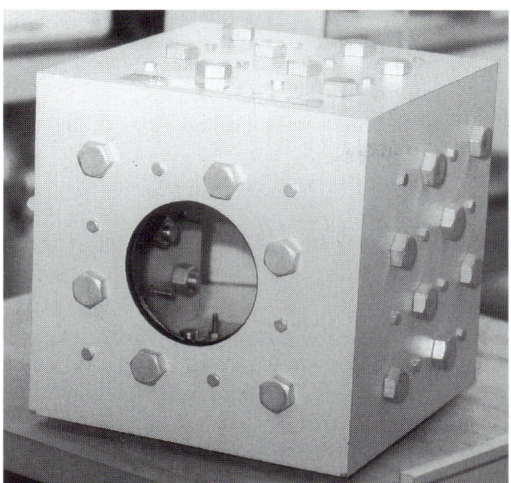

Abb. 4.5 Upper Extremity Range of Motion.

4.4.5 Handtrainer

Es gibt unterschiedliche Modelle (Abb. 4.6a u. b), die sich hauptsächlich durch verschiedene Griffmöglichkeiten und Widerstände unterscheiden. Die Handtrainer werden zur Kräftigung eingesetzt. Hier einige Beispiele:

Zu den Handtrainern gehört auch der *Flexionsstab*. Es handelt sich um einen Stab von ca. 35 cm Länge mit zwei beweglichen Teilen. Diese können gegeneinander bewegt werden. Die Bewegung ähnelt dem Auswringen eines Lappens. Er kann zur Kräftigung eingesetzt werden, wobei der Widerstand unterschiedlich dosiert werden kann. Zur Gelenkmobilisation kann er ebenfalls genutzt werden.

4.4.6 Dystrophile

Das Dystrophile wird wie folgt benutzt: Die Physiotherapeuten stellen am Gerät den erforderlichen Widerstand ein. Die Patienten umfassen den Griff des Dystrophile und drücken ihn herunter, bis ein Licht aufleuchtet, als Signal, dass der vorgegebenen Druck erreicht worden ist. Bei gleich bleibendem Druck bewegen die Patienten das Gerät auf einer speziellen Unterlage vor und zurück (Abb. 4.7). Gleichzeitig misst das

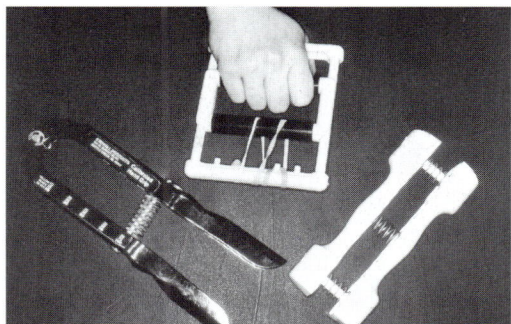

a

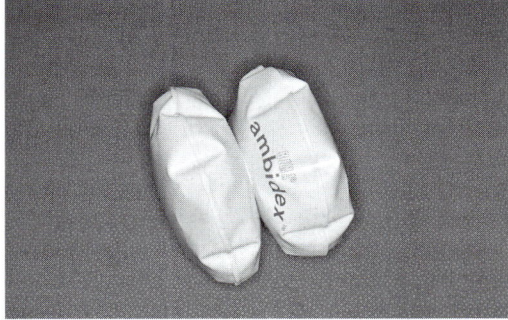

b

Abb. 4.6a u. b Verschiedene Handtrainer. b Aufblasbarer Handtrainer, besonders für Patienten mit geringer Handkraft und cP-Patienten geeignet.

Dystrophile die Zeit des ausgeübten Drucks. Die Patienten üben, abhängig von der individuellen Belastbarkeit, mehrmals pro Tag, z. B. zu Beginn der Behandlung dreimal täglich, je drei Minuten und später zweimal täglich, je zehn Minuten (andere Varianten sind denkbar). Alle Werte der Übungsanforderungen und Ergebnisse werden in eine

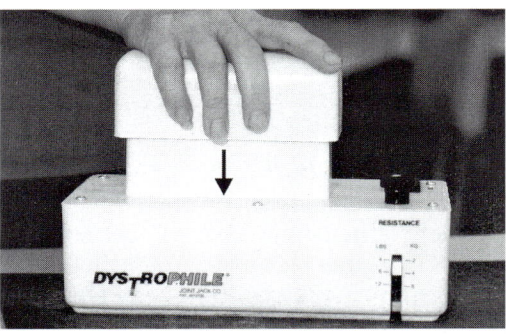

Abb. 4.7 Dystrophile.

4 Grundlagen der Handtherapie

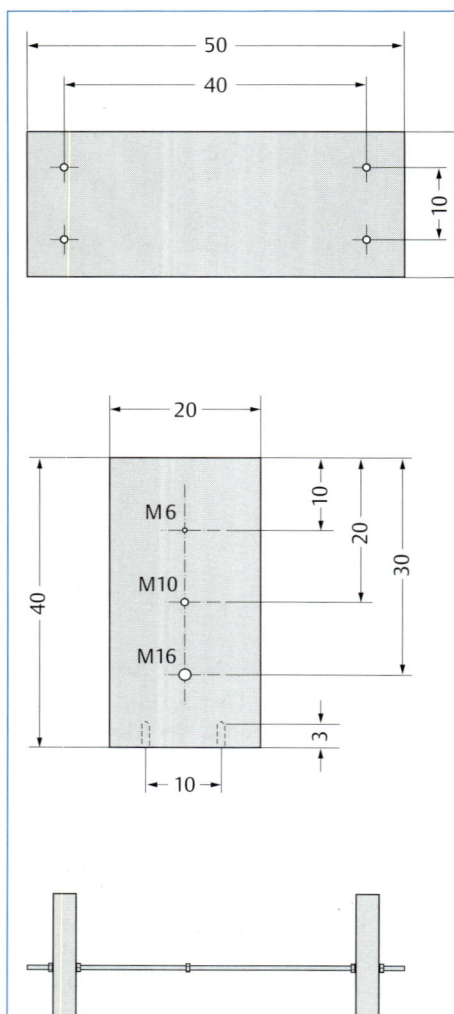

Gewindestangenständer

Materialien
- 1 Grundplatte aus Holz (500 × 200 × 30 mm)
- 2 Seitenteile aus Holz (400 × 200 × 30 mm)
- 4 Holzdübel (10 × 50 mm)
- 3 Gewindestangen (M6, M10, M 16 je 500 mm)
- je 5 Muttern (M6, M10, M16)
- 1 selbstsichernde Mutter
- Maulschlüssel SW 24 (benötigen die Patienten zum Üben)

In die Grundplatten vier Löcher á 10 mm bohren.

Die Seitenteile mit Bohrungen für die Gewindestangen versehen und mit den Holzdübeln auf der Grundplatte befestigen.

Anschließend werden die Gewindestangen durch die vorgesehenen Löcher gesteckt und mit je zwei Muttern an den Seitenteilen angebracht.

selbstsichernde Mutter

dafür vorgesehene Tabelle eingetragen. Neben der Narbenabhärtung, z.B. bei Zustand nach KTS, eignet sich das Gerät auch für Patienten mit einer sympathischen Reflexdystrophie.

4.4.7 Theraband und Theraband-Fingerstrips

Sie werden aus Latex-Material in unterschiedlichen Farben hergestellt, die unterschiedliche Stärken symbolisieren. Gelb =

4.4 Übungsgeräte

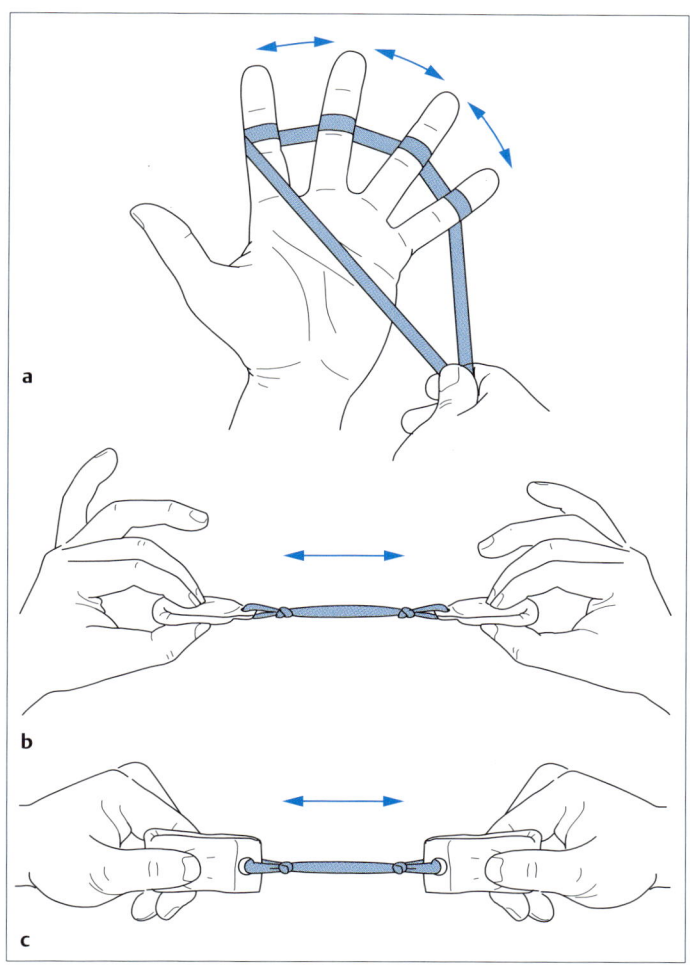

Abb. 4.**8a–c** Übungen mit dem Theraband. **a** Abduktion/Adduktion, **b** tridigitaler Griff, **c** Schlüsselgriff.

leicht; Rot = mittel; Grün = schwer; Blau = extra schwer; Schwarz besonders schwer und Silber = extrem schwer. In der Praxis verwenden wir die Farben Rot und Grün am häufigsten. Die Farben Schwarz und Silber sollten nur für Sportler oder extrem gut Trainierte verwendet werden. Es können damit aktive Bewegungen gegen Widerstand vom Patienten ausgeführt werden. Mit den Therabändern können die Patienten nach vorangegangener Anleitung gut zu Hause üben (Abb. 4.**8a** u. **b**).

4.4.8 Gewichtsmanschetten und verschiedene Hanteln (1–5 kg)

Es werden Hanteln mit Gewichten von 1–5 kg in der Handtherapie verwendet. Sie dienen zur Kraftsteigerung der Finger-, Handgelenk- und/oder der gesamten Arm- und Schultermuskulatur. Dabei können die Gewichte in verschiedenen Ausgangspositionen einsetzt werden. Es kann mit oder ohne Unterstützungsfläche für den Arm geübt werden. Ein Beispiel: Der Unterarm liegt während des Übens auf einer schiefen Ebene oder einer Tischkante und der Patient übt die aktive Flexions- und Extensionsbewegung im Handgelenk. Die Hanteln können auch an verschiedenen Übungsgeräten zur Steigerung des Widerstandes angebracht werden, wie z. B. am Aktiv-Trainer.

4.4.9 Sonstige Übungsmittel

Therapieknete

Die Therapieknete wird ebenfalls in verschiedenen Stärken angeboten. Durch Vermischen der verschiedenen Stärken lässt sich der Widerstand der Knetmasse individuell an den Patienten anpassen. Sie besteht aus Silikon, Silastik oder Mastiplast und zerläuft, nachdem sie auf den Therapietisch gelegt wurde, innerhalb kurzer Zeit zu einem flachen Häufchen. Ebenfalls beim Üben wird sie durch die Erwärmung immer weicher und leichter knetbar. Daher empfehlen wir den Patienten, die Knete im Kühlschrank oder zumindest kühl aufzubewahren, so dass am Anfang der Übung ein Widerstand besteht.

Zur Anwendung kommt die Therapieknete zur Verbesserung der Beweglichkeit der Finger oder zur Entstauung. Als Vorbereitung für gezielte Übungen zur Erweiterung der Beweglichkeit ist sie hilfreich, um die Finger im Vorfeld beweglicher zu machen.

Aus hygienischen Gründen bekommt jeder Patient ein eigenes Stück Therapieknete. Aus Kostengründen wird z.T. vorgeschlagen, dass die Patienten mit Handschuhen kneten sollen. Dagegen spricht jedoch, dass die Sensibilität der Finger vermindert wird, die Knetmasse an den Handschuhen klebt, sobald sie weich wird, und manche Patienten die Handschuhe als unangenehm empfinden.

Den Patienten kann man selbstverständlich auch ein Übungsblatt mit nach Hause geben oder sie gut in der Handtherapie anleiten. Übungsbeispiele zeigt Abb. 4.**9a–c**.

Bausteine

Je nach Anforderung können die unterschiedlichsten Bausteine eingesetzt werden, z.B. Holzbau-, Duplo- und Legosteine. Es können sogar richtige Backsteine zum

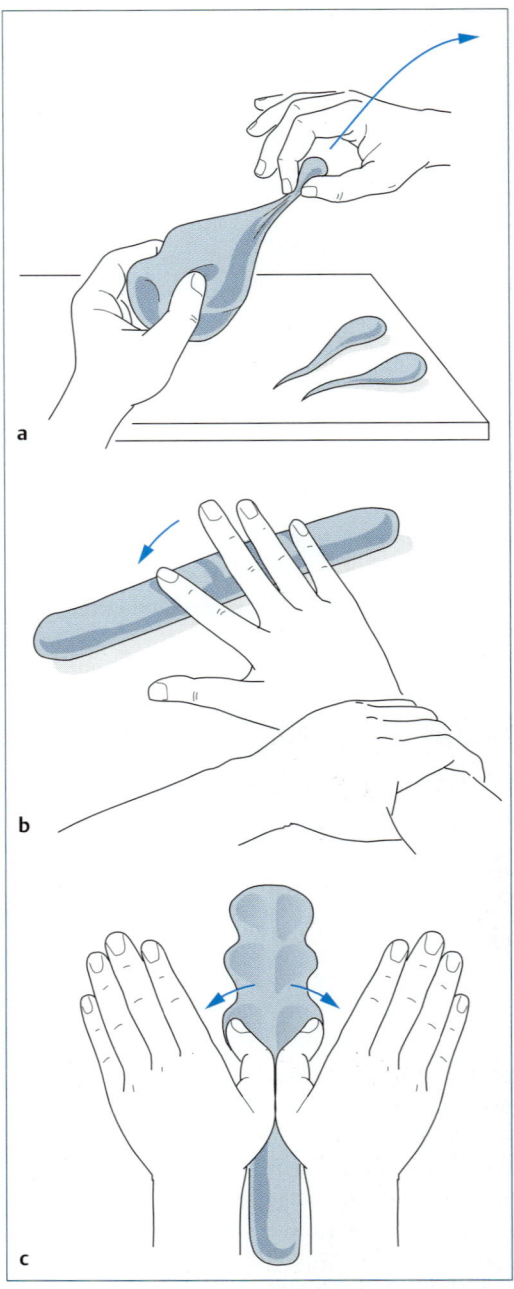

Abb. 4.**9a–c** Übungsbeispiele mit der Therapieknete. **a** Spitzgriff, **b** der Ulnardeviation entgegengerichtete Fingerspreizübung (die Übung darf nur in Richtung Daumen ausgeführt werden), **c** Übung zur Verbesserung der Beweglichkeit des IP-Gelenks des Daumens.

Training eingesetzt werden (die Übungen bitte mit Arbeitshandschuhen ausführen lassen). Die Patienten üben mit den Bausteinen, um die Fingerfertigkeit oder Geschicklichkeit zu verbessern und um die Handkraft zu steigern (Abb. 4.**10a** u. **b**).

Leitungsrohre

Die Patienten schrauben Leitungsrohre zusammen, um die Geschicklichkeit der Finger und der Hände zu üben. Da es keine Übungsvarianten gibt, werden sie in der Therapie relativ selten eingesetzt.

Wäscheklammern

Zunächst kann das Zusammendrücken der Klammern geübt werden. Anschließend lässt sich diese Bewegung mit größeren Armbewegungen kombinieren, indem die Klammern z.B. auf ein dafür vorgesehenes

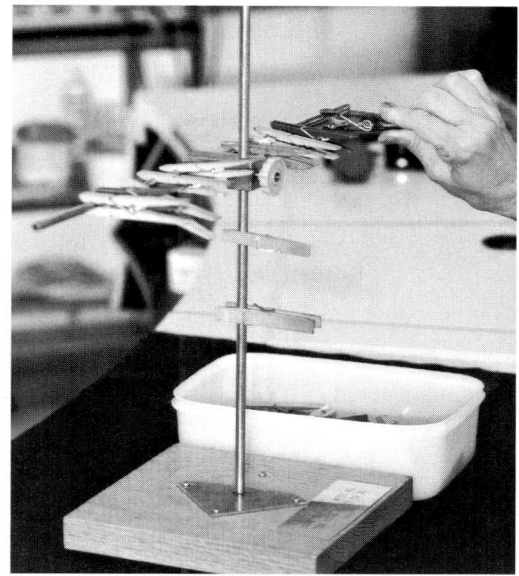

Abb. 4.**11** Übungen mit Wäscheklammern mit höhenverstellbarer Halterung.

Gestell gesteckt werden (Abb. 4.**11**) oder die Steine eines Steckspiels nur mit Hilfe der Klammern versetzt werden dürfen. Der Widerstand der Klammer kann durch ein vorn über die Klammer gewickeltes Gummiband gesteigert werden. Es ist allerdings schwieriger, leichtgängige Klammern zum Üben zu finden.

Steckspiele

Die Steckspiele (Abb. 4.**12**) für die Handtherapie haben wir selbst hergestellt. Als Spielbrett wurde ein Holzbrett (z.B. Frühstücksbrett) verwendet. Die Setzfiguren sind Holzdübel oder Rundhölzer unterschiedlicher Stärke und Länge. Wir haben die Möglichkeit, es dem Patienten etwas zu erschweren, indem er die Holzdübel nur mit Hilfe von Wäscheklammern versetzen darf. Eine weitere Steigerungsmöglichkeit besteht darin, die Steckspiele mit Klett zu bekleben, um so den Widerstand zu erhöhen und die Fingermuskulatur zu kräftigen. Mit der abgebildeten Ausführung eines Klettspiels werden die Fingerextensoren gekräftigt (siehe Kasten).

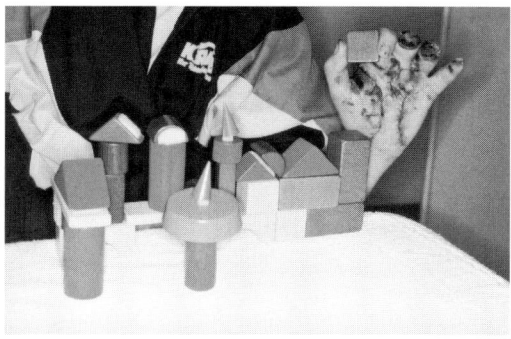

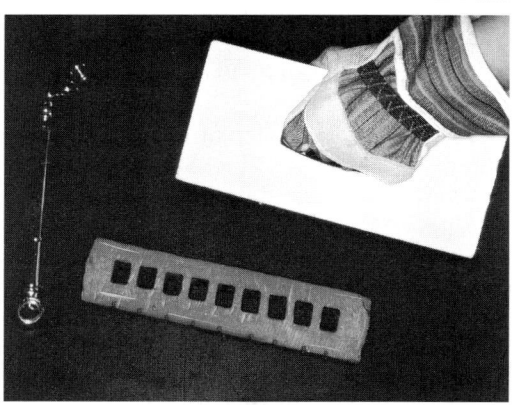

Abb. 4.**10a** u. **b** Übungen mit **a** Holzbausteinen und **b** Bausteinen.

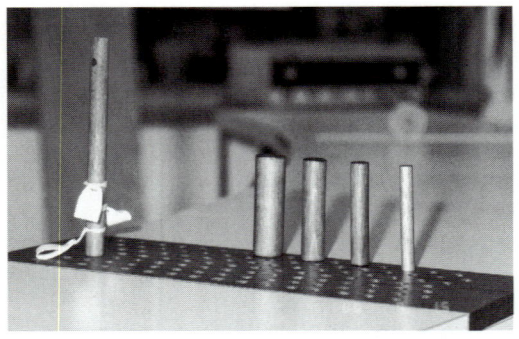

Abb. 4.12 Steckspiel.

härtung der Hände unterstützt. Die chinesischen Quigong-Kugeln fördern die Handbeweglichkeit und lockern die Muskulatur. Schaumstoffbälle in Größe eines Tennisballs kann man zur vorsichtigen Dehnung der 1. Zwischenfingerfalte einsetzen.

Bürsten

Bürsten aller Art und in verschiedenen Stärken (weich, mittel, hart) können für physiotherapeutische Übungen eingesetzt werden. Die Möglichkeiten reichen von der Zahnbürste zur Narbenabhärtung bis zum Schrubberbesen bei der sympathischen Reflexdystrophie.

Bälle verschiedener Größe und Härte

Igel- bzw. Noppenbälle dienen der Abhärtung und dem Sensibilitätstraining. Mit den Gymnastikbällen können die Patienten ihre Handgelenkbeweglichkeit erweitern oder die Patienten ihre Hände spontaner einsetzen. Der Aufprall kann nicht immer genau durch Druck nach unten die Narbe abhärten; beim Prellen mit Pezzibällen müssen dosiert werden. Es wird ebenfalls die Ab-

Gefüllte Dosen

In unterschiedlich gefüllten Dosen oder kleinen Eimern, in denen eine Hand bequem hineinpasst, werden kleine Gegenstände versteckt. Als Füllmaterial werden z.B. Reis, Mais, weiße Bohnen oder Tannennadeln verwendet. Ohne Blickkontakt versuchen die Patienten, den Inhalt der einzelnen Do-

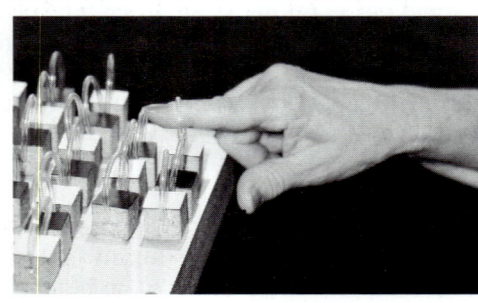

Brettspiel

Materialien
- 1 quadratische Holzplatte (230 × 230 × 40 mm)
- Klettband
- 8 Füße für die Oberflächen der Holzplatte
- 32 Holzwürfel (20 × 20 × 20 mm)
- Farbe (schwarz und weiß)
- 32 Plastikschläuche á 8–10 cm

Die zwei Seiten der Holzplatte werden unterschiedlich gestaltet. Eine Seite wird im Schachbrett- und die andere im »Wer am besten springt«-Muster mit Klettband beklebt. In den Ecken der Ober- und Unterseite werden Füße angebracht, damit das Klettband der jeweiligen Unterseite nicht zerdrückt wird. Die lackierten Holzwürfel werden an der Unterseite ebenfalls mit Klettband beklebt. Als Greifbügel werden die Plastikschläuche an den Seiten mit einem Tacker fixiert.

Bürste

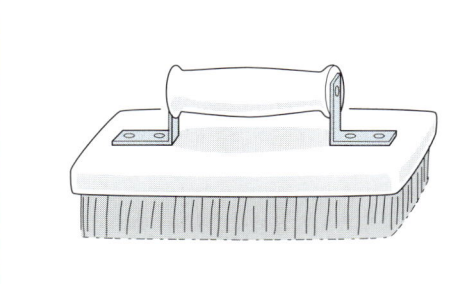

Materialien
- 1 Haushaltsbürste
- 1 Holzgriff (Ø 4 cm, mindestens 10 cm lang)
- 2 Metallwinkel
- 6 Holzschrauben

Den Griff mit den Winkeln an der Bürste befestigen.

sen zu bestimmen und trainieren so die Sensibilität. Ein weiterer Übungsaspekt ist die Narbenabhärtung nach Amputationen.

Melker

Auch dieses Gerät (Abb. 4.**13**) kann mit einfachen Mitteln selbst hergestellt werden. Der Patient muss Wasser aus dem oberen Gefäß in die untere Schüssel befördern. Dabei wird durch Zusammendrücken des »Euters« ein Ventil im Eimer geöffnet. Die meisten Patienten amüsieren sich bei diesem Übungsgerät.

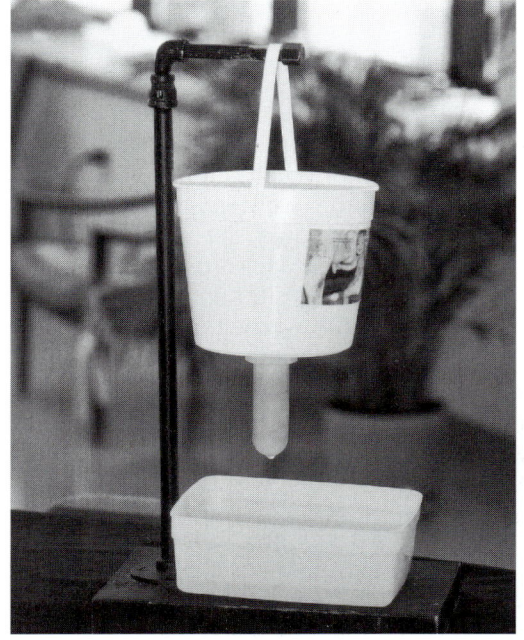

Abb. 4.**13** Melker.

Schreibhilfen

Viele Patienten unterschreiben nach einer Operation oder Verletzung der Hand so unleserlich, dass ihre Unterschrift nicht mehr akzeptiert wird. Besonders für ältere Patienten ist das ein Problem, da sie im Umgang mit Bankautomaten unsicher sind. Die Folge ist, dass sie ihre Geldgeschäfte nur in der Bank tätigen dürfen, in der sie bekannt sind.
Wir empfehlen unseren Patienten, dickere Stifte, rutschfeste Stiftverdickungen oder spezielle Schreibhilfen zu benutzen. Um die geeignete Schreibhilfe für den Patienten zu finden, erfolgt ein spezielles Schreibtraining (Abb. 4.**14**).

4.5 Hilfsmittel

Um die physiotherapeutischen Ziele in der Handtherapie zu erreichen, werden zahlreiche Hilfsmittel eingesetzt. Die am häufigsten verwendeten Mittel werden im Folgenden vorgestellt. Es handelt sich um:

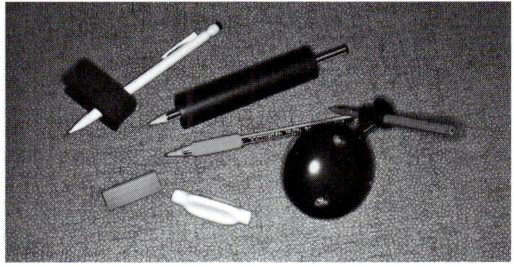

Abb. 4.**14** Schreibhilfen.

- Kompressionsbandagen: Roban-Verband, Fingersocks, Kompressionshandschuhe
- Kompressionseinlagen
- Schienen: Übungs- und Quengelschienen

4.5.1 Kompressionsbandagen

Fingersocks

Die Fingersocks bzw. Fingerlinge oder Digi sleeves (Abb. 4.**15a**) bestehen aus einem dünnen, elastischen Material. Sie sind in den Größen S, M, L und XL als Schlauch zu beziehen und werden von uns auf die benötigte Länge für den jeweiligen Finger des Patienten zugeschnitten. Durch den ständigen äußeren Druck haben sie eine ödemreduzierende Wirkung.

Roban- oder Coban-Wrab-Verband

Bei diesem Verband handelt es sich um elastische, selbstklebende Bandagen, die in unterschiedlichen Breiten (2,5 cm, 5 cm und 10 cm) und Farben erhältlich sind (Abb. 4.**15b**). Sie werden ohne Zug spiralförmig von distal nach proximal um die Finger oder die Hand gewickelt. Durch die eingearbeiteten Gummizüge und die daraus resultierende Elastizität zieht der Verband sich anschließend etwas zusammen. Schon bei leichten Schwellungszuständen kann der Roban- oder *Coban Wrap*-Verband angewendet werden. Das Tragen des Roban-Verbands bzw. das Ausmaß der Kompression muss für den Patienten angenehm sein.
Werden benachbarte Finger umwickelt, so kleben diese zusammen. Mit einem über einen Finger gezogenen Baumwollstülper kann leicht Abhilfe geschaffen werden.
Die Patienten können und dürfen mit dem Roban-Verband üben und alle Bewegungen ausführen. Nimmt der Patient eine Schonhaltung ein und bewegt seine Finger nicht mehr im erwünschten Maße, ist abzuwägen, ob die Bewegung oder die ödemreduzierende Wirkung des Verbands wichtiger ist.

▶ Hinweis: Der Verband darf nicht nass werden, da die Kompression sonst verstärkt werden kann.

Kompressionshandschuhe

Es wird zwischen industriell und nach Maß gefertigten Kompressionshandschuhen unterschieden. Industriell gefertigte Kompressionshandschuhe werden in den Größen S, M, L, XL angeboten. Sie sind wahlweise mit geschlossenen oder offenen Fingerspitzen erhältlich. Für die Kompressionshandschuhe nach Maß werden die vom Hersteller gewünschten Maße aufgenommen und in einen dafür vorgesehenen Bestellschein eingetragen.

Die Lieferzeit ist bei den jeweiligen Anbietern sehr unterschiedlich und liegt zwischen 1–4 Wochen. Bei zu langer Lieferzeit hat sich im Extremfall (z.B. bei Kindern, die gerade einen Wachstumsschub haben) die Hand bereits so stark verändert, dass der Handschuh nicht mehr passt.

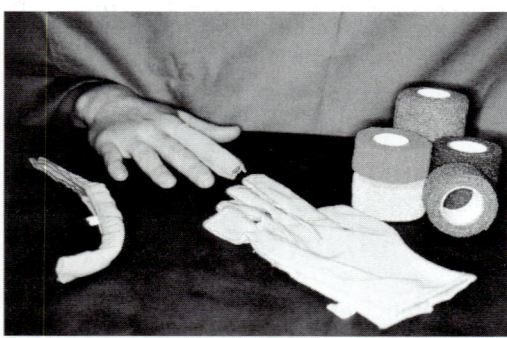

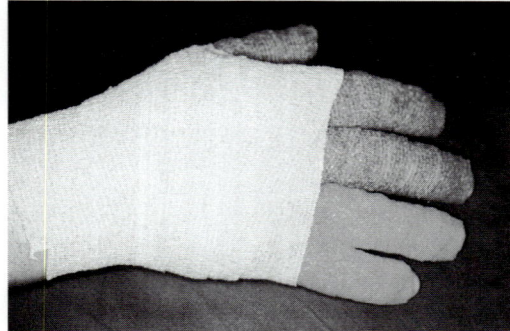

Abb. 4.**15a** u. **b** Kompressionsbandagen. **a** Fingersocks, Kompressionshandschuh Roban, **b** Wicklung der Hand mit Roban.

4.5 Hilfsmittel

Mit Kompressionshandschuhen nach Maß (Abb. 4.16) werden Patienten mit schweren Handverletzungen versorgt. Bei Teilamputationen kann z.B. die Länge der einzelnen Finger genau bestimmt werden. Ein weiterer Vorteil der maßgefertigten Kompressionshandschuhe ist, dass die Fingerspitzen wahlweise offen oder geschlossen angefordert werden können (Nachteil der geschlossenen Fingerkuppen: Sensibilitätsverlust) oder man einen Reißverschluss einarbeiten lassen kann zum leichteren An- und Ausziehen des Handschuhs.

▸ Hinweis: Der Reißverschluss kann schnell zu einer Druckstelle führen.

Es ist für die Hersteller günstig, mit dem Bestellschein ein Sofortbild der verletzten Hand mitzuschicken. So wissen die Anbieter, welche Anforderungen der Handschuh für die jeweilige Hand erfüllen muss.
Kleinere Korrekturen kann man selbst oder ein Angehöriger mit der Nähmaschine ausführen.

▸ Hinweis: Es dürfen durch die neuen Nähte keine Druckstellen entstehen. Am leichtesten ist es, wenn man über dem Handrücken neue Abnäher einfügt.

Nach dem Waschen die Kompressionshandschuhe an der Luft trocknen lassen. Um eine Unterbrechung der Kompression zu verhindern, wird der Patient mit zwei Kompressionshandschuhen versorgt. Aus Kostengründen wird zunächst nur ein Handschuh zum Anprobieren bestellt, und der Patient prüft, ob und wie er damit zurechtkommt. Erst anschließend wird der zweite angefordert.

Die Anwendungsdauer dieser Kompressionsbandagen ist langwierig und nimmt meistens mehrere Monate in Anspruch. Bei Verbrennungsnarben können bis zu 2 Jahren erforderlich sein.

4.5.2 Kompressionseinlagen

Es werden verschiedene Kompressionseinlagen auf dem Markt angeboten: als fertige Einlagen (z.B. Elasto-Gel) oder als Zweikomponentenmasse (z.B. Putty Elastomer Part A + B), die in einem bestimmten Mischungsverhältnis angerührt und direkt am Patienten an der gewünschten Stelle anmodelliert wird (Abb. 4.17). Die fertigen Kompressionseinlagen werden mit einer elastischen Binde befestigt, oder sie werden direkt unter einem Kompressionshandschuh getragen.
Sie eignen sich zur Narbenabhärtung, z.B. bei Zustand nach Karpaltunnelsyndrom, oder um an schwierigen Körperpartien, wie den Zwischenfingerfalten, einen stetigen, gleichmäßigen Druck unter den Kompressionsbandagen zu erreichen. Sie schützen vor Narben- und Hautirritationen.

4.5.3 Kurze Schienenkunde

Zur Ausbildung zum Physiotherapeuten gehört nicht das Fach Schienenkunde oder Schienenbau, und nicht jeder Physiothera-

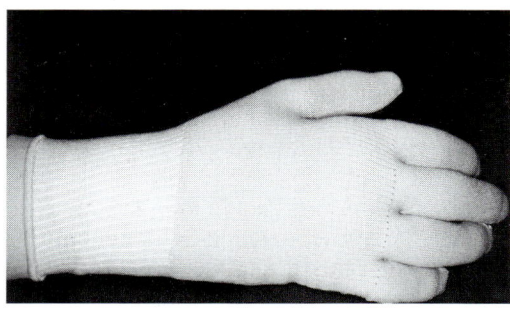

Abb. 4.16 Kompressionshandschuh nach Maß.

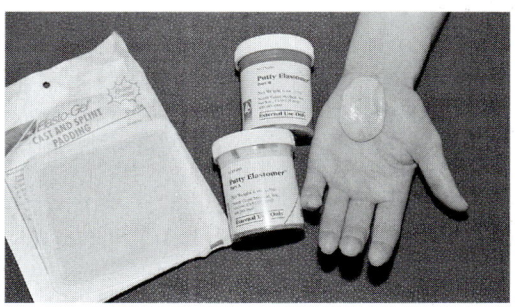

Abb. 4.17 Kompressionseinlagen.

peut muss im Laufe seines Arbeitslebens Schienen anfertigen. Wenn jedoch unser Arbeitsplatz den Bau von Schienen erforderlich macht oder die Möglichkeit besteht, Schienen anzufertigen, sind wir gezwungen, es uns selbst mittels Büchern zum Thema Schienenbau beizubringen oder spezielle Fortbildungskurse zu belegen. Einige Vertriebsfirmen für Schienenmaterial bieten in regelmäßigen Abständen Schienenkurse an, sodass wir alle notwendigen Informationen erhalten können, z.B. was die Schienen bewirken sollen, Kontraindikationen, Funktionen der Schienen, wann und wie lange die Schienen getragen werden sollen, Herstellungsdauer und Materialangaben.

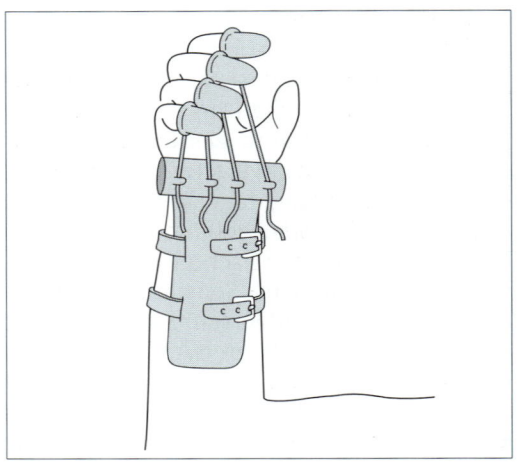

Abb. 4.**18** Schiene von 1898 (nach Bunell).

Auf jeden Fall gehören Lust, handwerkliches Geschick und Kreativität zu den Voraussetzungen, die man zum Schienenbau mitbringen sollte. Unsere angefertigten Schienen sehen zwar nicht aus wie vom Orthopädiemechaniker hergestellt, sie sind jedoch zweckmäßig und entsprechen den ästhetischen Ansprüchen des Patienten. Außerdem sollte man selbstverständlich über differenzierte anatomische und gelenkphysiologische sowie biomechanische Kenntnisse verfügen. Es wird auch ein ausreichendes Wissen über die pathologischen Veränderungen der Gelenke und den Sinn und Zweck der Schienenversorgung benötigt. Denn diese Zusammenhänge müssen den Patienten verständlich gemacht werden, damit sie die Notwendigkeit der Schienenversorgung einsehen und ihre Schienen tragen.

Indikationen und Ziele

Bei Patienten mit rheumatologischen, orthopädischen, neurologischen und traumatologischen Verletzungen oder Erkrankungen werden Schienen eingesetzt. Die Ziele der Schienenbehandlung sind:

- Achsenfehlstellungen zu korrigieren und achsengerechtes Üben zu ermöglichen
- Gelenke ruhig zu stellen (nach Infektionen, bei stark ausgeprägten Ödemen)
- Überbeanspruchungen und Kontrakturen (Gelenk- oder Narbenkontrakturen) entgegenzuwirken
- Muskelüberdehnungen bei Paresen zu verhindern und
- Krankheitsprozesse aufzuhalten (Dupuytrensche Kontraktur)

Geschichte

Schienen wurden schon lange vor der Entwicklung der modernen Handchirurgie eingesetzt. Aus heutiger Sicht sehen sie zwar eher wie Folterinstrumente (Abb. 4.**18**) aus – aber es handelt sich eben um die Anfänge der Schienenbehandlung. Seit den 40er-Jahren hat sich die Schienenbehandlung analog zur Handchirurgie enorm weiterentwickelt und sich einen festen Platz in der Handtherapie erobert.

Schienenbau

Als Grundlage für den Bau einer Schiene sind *Schnittmuster* notwendig, um die Schiene auf die Bedürfnisse des Patienten abzustimmen. Verschiedene Vorgehensweisen sind möglich:

- Mit Hilfe von speziellen Schienenbaubüchern, die Schritt für Schritt alle Maßnahmen beschreiben, die Schnitte auf die jeweilige Patientenhand kopieren und an-

hand dieser Kopie die Schienen anfertigen.
- Wir können bei den Anbieterfirmen für Schienenmaterial fertige Schnittmuster in den Größen S, M, L sowie XL bestellen und nach diesen Schnittmustern arbeiten.
- Fertig zugeschnittenes Schienenmaterial aus verschiedenen Materialien bestellen.
- Eigene Schnittmuster direkt und individuell am Patienten entwerfen und anpassen.

Letzteres erfordert eine gewisse Übung und Erfahrung im Schienenbau, hat jedoch den Vorteil, dass der Schnitt jeweils individuell auf jeden einzelnen Patienten abgestimmt ist. Der Patienten legt seine Hand auf ein Stück weiches Papier (Einmalpapierhandtuch), und wir malen den Schnitt auf. Anschließend ausschneiden und den Papierentwurf am Patienten anprobieren, evtl. Änderungen vornehmen.
Wenn wir mit dem Entwurf zufrieden sind, wird er auf das entsprechende Schienenmaterial übertragen; dieses wird erwärmt, ausgeschnitten und dem Patienten Stück für Stück anmodelliert (in der Regel von proximal nach distal).

▶ Hinweis: Das Schienenmaterial mit den Fingerspitzen nicht zu punktuell andrücken, damit keine Druckstellen entstehen.

Zum Schienenbau benötigen wir verschiedene *Werkzeuge und Materialien*. Es gibt Hochtemperaturkunststoffe, die bei 140–150°C formbar sind und wegen der Verbrennungsgefahr nicht direkt auf der Haut des Patienten angepasst werden dürfen. Es wird z. T. mit einem Gipspositiv gearbeitet. Dieses Material wird eher von Ergotherapeuten benutzt. In der Physiotherapie arbeiten wir mit Niedertemperatur- bzw. Semi-Kunststoffen. Dieses Schienenmaterial ist bei 65–75°C formbar und wird direkt auf der Haut des Patienten angepasst. Dazu benötigen wir die folgenden Materialien und Geräte:

- Heißwasserbecken
- Heißluftföhn mit kleiner runder Düse. Es werden Temperaturen zwischen 200 und 350°C erreicht (Es besteht Verbrennungsgefahr, wenn man das Schienenmaterial mit der Hand glatt streicht.)
- Scheren in unterschiedlicher Stärke und Größe
- Zangen (Flach- und Rundzangen)
- Allzweckmesser bzw. Teppichmesser
- Lederlochzange
- Nieten und Nietenzange
- Gummibänder
- Klebstoff
- kleine Haken
- verschiedene Ausleger (fertiger Bausatz oder Drahtrollen als Meterware erhältlich), (Abb. 4.**19**)
- Fingerschlaufen oder Kunstleder, um sie anzufertigen (auch andere Materialien eignen sich)
- selbstklebendes und nicht klebendes Klettband in verschiedenen Breiten (2,5 und 5 cm)
- verschiedenes Schienenmaterial (Polyform, Synergy, Ezeform, siehe unten)
- verschiedene Polstermaterialien (Moleskin, Polycushion usw.)
- verschiedene Bänder, um Verschlussmöglichkeiten anzufertigen u. a. (Beta Pile II, Velcro-Band usw.)

Schienenmaterial

Es stehen verschiedene Materialien zur Verfügung, die sich aufgrund ihrer Kunststoffzusammensetzung unterscheiden (Abb. 4.**20**). Für welches Schienenmaterial man sich entscheidet, ist abhängig vom Verwendungs-

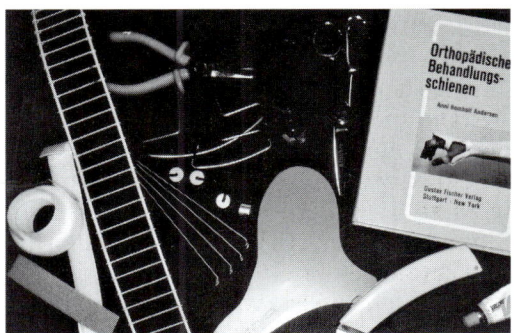

Abb. 4.**19** Zusatzmaterialien zum Schienenbau.

4 Grundlagen der Handtherapie

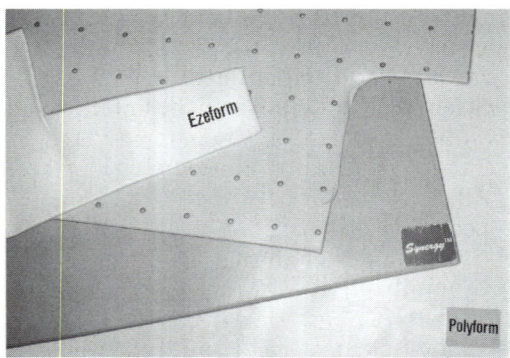

Abb. 4.**20** Schienenmaterial.

zweck und von der Erfahrung und Vorliebe des Therapeuten für ein bestimmtes Schienenmaterial. Zum Bau von Schienen können z.B. verwendet werden:

- Polyform, Aquaplast u.a. (Polycaprolactone auf Polyvinylbasis)
- Ezeform, Synergie u.a. (Polyisioprene auf Kautschukbasis mit elastischen Eigenschaften)

Die genannten Kunststoffe sind alle nicht toxisch. Im Folgenden beschreibe ich kurz die Eigenschaften von zwei Schienenmaterialien, die häufig zum Schienenbau verwendet werden.

1. Polyform:

Polyform ist ein hartes, thermoplastisches Material. Es ist bruch- und schlagfest sowie bei Erhitzung selbstklebend. Im Handel wird es in zwei Plattengrößen, 3 mm Stärke, in verschiedenen Farben, perforiert und unperforiert angeboten.
Zur Bearbeitung kann es zunächst im kalten Zustand mit einem Messer eingeritzt werden, zu beiden Seiten gebogen und anschließend über einer Kante abgebrochen werden. Kleine Stücke lassen sich gut im Schraubstock fixiert brechen. Um das vorbereitete Stück direkt auf der Haut des Patienten anzupassen, wird es erwärmt. Die optimale Verarbeitungstemperatur beträgt 70°C. Im erwärmten Zustand kann es mit der Schere geschnitten werden und ist in alle Richtungen gut formbar.
Polyform ist auch für schwierige Formen geeignet, da es sich durch leichte, streichende Bewegungen optimal an die gewünschte Form anpassen lässt und wir beim Anpassen die Schwerkraft gut ausnutzen können, das heißt das Material fügt sich fast von allein in die gewünschte Passform.

▶ Hinweis: Das Material nicht mit zu viel Druck anmodellieren, sonsten bleiben Fingerabdrücke zurück, die zu Druckstellen führen können.

Nach 3 Minuten Abkühlungszeit erreicht Polyform 78 % seiner Festigkeit, nach 24 Stunden 100 %. Durch Eistauchbäder kann dieser Prozess beschleunigt werden. Der Patient taucht mit der angepassten Schiene in das Eistauchbad, oder wir legen Eiskompressen auf das Schienenmaterial. Zum Kantenglätten werden die Schienenränder nochmals kurz in heißes Wasser getaucht oder vorsichtig mit dem Heißluftföhn erwärmt und anschließend glatt gestrichen. Um Veränderungen an der Schiene vorzunehmen, wird sie wiederum erwärmt. Reinigen kann man die Schienen mit Seifenlauge oder einer weichen Bürste mit Zahnpasta.

Da es sich bei Polyform um ein thermoplastisches Material handelt, ist es vor Wärme zu schützen. Die Schiene daher nicht auf einen Heizkörper legen oder im Sommer im Auto vergessen.

2. Ezeform

Ezeform ist das wohl stabilste Thermoplastmaterial auf dem Markt. Die optimale Verarbeitungstemperatur beträgt 75°C. Dieses Material verlangt eine robuste Verarbeitungsweise, es reagiert kaum auf Fingerdruck oder andere Druckeinwirkungen. Für Anfänger im Schienenbau ist Ezeform nicht geeignet.

Polstermaterial

Von innen wird die Schiene mit Polstermaterial ausgekleidet, um Druckstellen entgegenzuwirken. Es ist jedoch nicht immer notwendig, die gesamte Schiene auszupolstern. Manchmal ist es ausreichend, das Polstermaterial nur an den druckgefährdeten Stellen einzukleben. Regelmäßige Kontrollen der Schienen und die damit verbundenen Neuanpassungen sind unbedingt notwendig, um die Entstehung von Druckstellen zu vermeiden. Besonders druckempfindlich sind alle hervorstehenden Stellen:

- Processus styloideus ulnae
- Os metacarpale I
- dorsale Seite der MP-Gelenke
- dorsale Seite der PIP-Gelenke
- alle Schienenränder

Die folgende Liste geeigneter Polstermaterialien ist 1987 von der *Schweizerischen Arbeitsgruppe Hand* zusammengestellt und 1993 aktualisiert worden (Diday-Nolle 1997):

- Airex: selbstklebender, gelblicher PVC-Weichschaumstoff, offenporig und abwaschbar
- Contour Foam: selbstklebender, blauer Schaumstoff, offenporig und abwaschbar
- Kurotex: selbstklebendes Naturprodukt, absorbierend und hautfreundlich
- Moleskin: selbstklebendes, flanellartiges Polstermaterial
- Polipren: selbstklebender, weißer Schaumstoff
- Polycushion: selbstklebender Schaumstoff, geschlossenporig, auf dem Schienenmaterial fixiert erwärmbar
- Quickstick: selbstklebend, waschbar und wasserfest
- Schaffell: Naturfell oder synthetisches Fell, besonders geeignet bei Patienten mit rheumatoider Arthritis oder einer Tetraplegie
- Velfoam II: hautfarbener Kunststoffschaum, beidseitig mit Flauschgewebe beschichtet, waschbar, lässt sich mit an der Schiene befestigtem Velcro-Häkchenband festmachen und herausnehmen

Bei geringer Druckgefährdung reicht es aus, wenn der Patient unter der Schiene einen Gazeschlauchverband trägt. Dieser saugt den Schweiß auf und kann ohne großen Aufwand regelmäßig erneuert werden. Dadurch wird der Geruchsentwicklung vorgebeugt.

Verschlussmaterialien

Die Liste der Verschlussmaterialien wurde ebenfalls von der *Schweizerischen Arbeitsgemeinschaft Hand* 1987 zusammengestellt und 1993 aktualisiert (Diday-Nolle 1997).

- Baumwoll- oder Lederband: Bänder (3,8 oder 5 cm breit) aus Naturmaterial, auf denen Velcro-Häkchenband und Velcro-Flauschband aufgenäht werden, ergeben eine solide Befestigung.
- Beta-Pile II: Polyurethan-Schaumstoff (2,5 und 5 cm breit), beidseitig mit einem braunen Nylongewebe beschichtet. Befestigungsbänder aus Beta-Pile lassen sich mit Velcro-Häkchenband verbinden, das an der Schiene befestigt wurde.
- D-Ring-Velcro-Straps: Velcro-Band (Häkchen- und Flauschband) mit selbstklebender Rückseite. Das Band ist zusätzlich mit einem D-Ring (Kunststoff oder Metall) versehen, der als Schlaufenring dient.
- Splint-Strap: Das Band besteht aus einem 7,5 cm langen Häkchenband, dessen Rückseite selbstklebend ist, und einem Flauschband mit jeweils unterschiedlicher Länge. Dieses Befestigungsband ist gebrauchsfertig und dadurch zeitsparend im Gebrauch. Die Festigkeit dieser selbstklebenden Fixation wird erhöht, wenn die mit Papier beschichtete Rückseite des Bandes vor dem Kleben mit einem Föhn erwärmt wird.
- Velfoam II: Hautfarbener Schaumstoff, beidseitig mit Flauschgewebe beschichtet. Befestigungsbänder aus diesem Material lassen sich mit Velcro-Häkchenband verbinden, das an der Schiene befestigt wird.

In der Physiotherapie verwenden wir am häufigsten die D-Ring Velcro-Straps und Beta-Pile II-Befestigungsbänder.

Die Namen der Schienen basieren auf dem:

- Ort der Verletzung, wie Medianus-Ulnaris- oder Radialis-Schiene
- Erfinder, wie z.B. Bunnell- oder Oppenheimer-Schiene
- Ort, wo sie erfunden wurde, wie Heidelberger Schiene oder Baseler Ulnarisschiene oder auf
- mythologischen Namen

Zeitpunkt der Verordnung

Schienen können prä- oder postoperativ verordnet werden. Die Patienten können noch während ihres stationären Aufenthaltes im Krankenhaus oder nach ihrer Entlassung mit einer Schiene versorgt werden. Ob eine Schiene notwendig ist, wird meistens gemeinsam im Team entschieden. Die Ärzte müssen sie jedoch verordnen.

Dauer der Schienenbehandlung

Die Schienen sollen für ein paar Stunden, über Nacht oder dauerhaft über einen bestimmten Zeitraum getragen werden. Man sollte immer, sofern keine Kontraindikationen bestehen, die Schiene zwischendurch abnehmen, um die Gelenke aktiv oder passiv zu bewegen, so dass keine Gelenkkontrakturen entstehen. Manche Schienen kommen nur kurz (Wochen) zum Einsatz, andere werden sehr lange getragen (Monate, unter Umständen über ein Jahr). Ob am Ende einer Schienenbehandlung alle Funktionen wiedererlangt werden können, bleibt offen und ist natürlich auch von der Diagnose des Patienten abhängig.

Schienenarten

Grundsätzlich wird zwischen *statischen* und *dynamischen* Schienen unterschieden. Eine weitere Möglichkeit zur Einteilung sind die Ziele, die mit den verordneten Schienen verfolgt werden. Es wird unterschieden zwischen:

- redressierenden Schienen bzw. Quengelschienen
- Übungsschienen
- Lagerungsschienen und
- Korrekturschienen

Statische Schienen

Statische Schienen bestehen aus einem oder mehreren nicht beweglichen Teilen und stellen einen oder mehrere Gelenkabschnitte ruhig. Bei den statischen Schienen handelt es sich meistens um dorsale Schienen. Palmare Schienen sind jedoch ebenso denkbar und möglich.

Ziele

Statische Schienen werden hauptsächlich zur *Ruhigstellung* eines oder mehrerer Gelenke eingesetzt. Damit verbunden sind die folgenden Ziele:

- den Heilungsverlauf zu unterstützen
- Überlastungen entgegenzuwirken
- Kontrakturen zu vermeiden oder entgegenzuwirken und
- paretische Muskulatur vor Überdehnungen zu schützen

Intrinsic-Plus-Stellung

In der Schiene gibt es mehrere Gelenkstellungen, um die Hand zu lagern, so dass möglichst keine Funktions- und Bewegungseinschränkungen entstehen. Die bevorzugte Lagerungsstellung der Gelenke nach frischen Verletzungen ist die *Intrinsic-Plus-Stellung* (Abb. 4.**21**), die auch als Lumbrikalis-Stellung oder Edinburgh-Stellung bezeichnet wird. Dabei befinden sich die MP-Gelenke in 70–90° Beugestellung und die PIP- sowie DIP-Gelenke in Neutral-Null-Stellung.

In dieser Winkelstellung der Gelenke ist die Gefahr, dass die Kollateralbänder (Abb. 4.**22a**

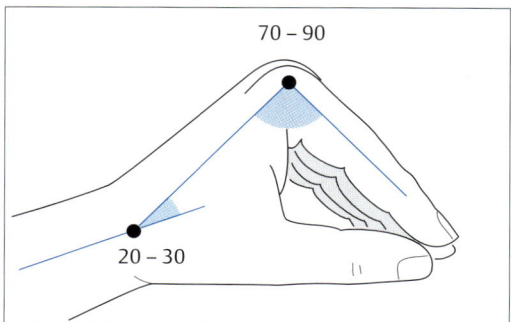

Abb. 4.21 Intrinsic-Plus-Stellung.

u. **b**) schrumpfen am geringsten. Die *Kollateralbänder der MP-Gelenke* sind in der Beugestellung gespannt und entspannen sich in Streckstellung. Somit erlauben sie uns einen festen Händedruck, da sie uns im gespannten Zustand stabile Gelenke garantieren. Aus der Beugestellung ist keine seitliche Bewegung der MP-Gelenke möglich, wohl aber aus der Streckstellung heraus.

Bei den *Kollateralbändern der PIP- und DIP-Gelenke* verhält es sich genau andersherum. In der Streckstellung sind sie gespannt. Mit zunehmender Beugestellung bleibt die Spannung der Hauptkollateralbänder zwar bestehen, die Spannung der akzessorischen Kollateralbänder nimmt jedoch ab. Daher besteht bei Beugung in den PIP- und DIP-Gelenken wiederum die Gefahr, dass die Bänder schrumpfen.

Ist es nicht möglich, die Intrinsic-Plus-Stellung zu wählen, da es zur Mangeldurchblutung auf Höhe der Grundgelenke kommen würde, ist man gezwungen, die Schienen mit geringeren Winkelstellungen im Bereich der MP-Gelenke (45–60°) herzustellen. Zur Mangeldurchblutung kann es z.B. bei polyarthritischen Händen kommen (die Gefahr von Strecksehnenrupturen vergrößert sich) oder nach schweren Verbrennungen.

Die polyarthritischen Hände werden bevorzugt in der *Funktionsstellung* gelagert (Abb. 4.23). Diese verhindert wiederum eine Mangeldurchblutung über den Grundgelenken und setzt so das Risiko der Strecksehnenruptur, wie es in der Intrinsic-Plus-Stellung gegeben ist, deutlich herab. Die Funktionsstellung ist die Handstellung, die für die täglichen Funktionen am besten geeignet ist. Sie gewinnt an Bedeutung, wenn Gelenkstellungen bei Arthrodesen bestimmt werden müssen.

Die Abbildungen 4.24 **a** u. **b** zeigen Beispiele für Lagerungsschienen (siehe S. 28). Manchmal haben die Patienten bereits sehr genaue Vorstellungen, wie ihre Schiene aussehen und welchen Zweck sie erfüllen soll. So kam z.B. ein an Sklerodermie erkrankter Patient zu mir und erklärte, er benötige eine Schiene, in der die Fingerkuppen einerseits frei hängen könnten und andererseits so geschützt würden, dass die Bettdecke keinen Druck ausüben könnte. Er könne sonst nachts vor Schmerzen nicht schlafen. Also fingen wir an, gemeinsam mit dem Patien-

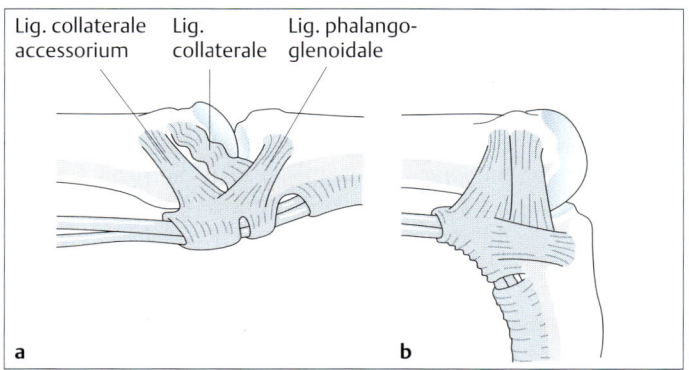

Abb. 4.22 Spannungszustand der Kollateralbänder der MP-Gelenke **a** in Extension entspannt, **b** in Flexion gespannt.

4 Grundlagen der Handtherapie

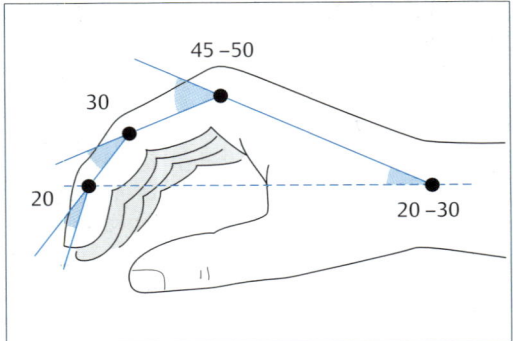

Abb. 4.23 Funktionsstellung der Hand.

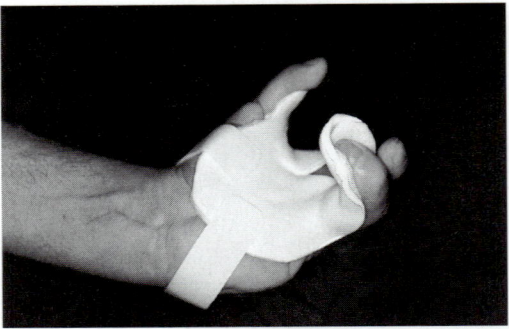

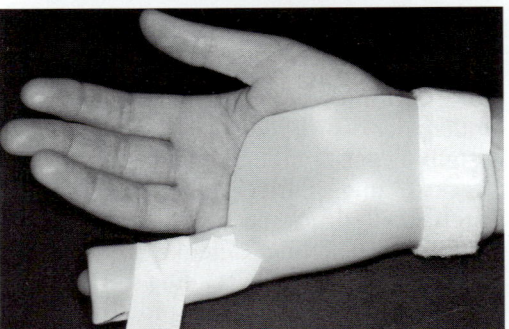

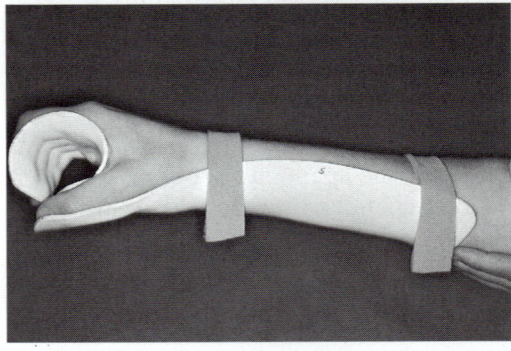

Abb. 4.24a u. b Lagerungsschienen. a Dehnung der 1. Zwischenfingerfalte und des erhaltenen Mittelfingers bei fehlendem Ring- und Kleinfinger, b Dupuytren Kontraktur, c (Nacht-) Lagerungsschiene, z.B. einsetzbar bei cP-, Verbrennungspatienten

ten eine Schiene nach seinen Vorstellungen zu entwerfen und zu bauen (Abb. 4.25).

■ Dynamische Schienen

Dynamische Schienen bestehen aus zwei oder mehreren Teilen, die beweglich miteinander verbunden sind (Abb. 4.26a u. b). Statische Schienen können als Grundschiene fungieren. Die Ergotherapeuten fertigen häufiger dynamische Schienen an als wir Physiotherapeuten. Wir verwenden dagegen oft bereits fertig gestellte Schienen, z.B. redressierende (Quengel-)Schienen (siehe S. 29f.) oder batteriebetriebene Übungsschienen (siehe S. 31).

Ziele

Dynamische Schienen werden eingesetzt, um

- ein oder mehrere Gelenke passiv zu mobilisieren
- paretische oder geschwächte Muskulatur passiv oder unterstützt zu bewegen und zu kräftigen
- Kontrakturen entgegenzuwirken, d.h. Gewebeschrumpfungen oder Verkürzungen zu verhindern
- Verklebungen und Verwachsungen der Sehnen durch kontrolliertes Sehnengleiten zu verhindern

Bei allen dynamischen Schienen ist die Einhaltung der richtigen Zugrichtung besonders wichtig; sonst können Schmerzen und Rotationsfehlstellungen entstehen, bis hin zum Verlust des Faustschlusses und zur Abnahme der gesamten Handkraft. Ist die Zugrichtung an den distalen Gelenken nicht korrekt, kann es zu einer Überdehnung

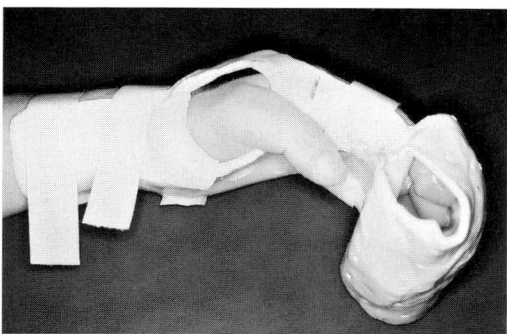

Abb. 4.25 Lagerungsschiene für einen Patienten mit Sklerodermie.

der Kollateralbänder auf der kontralateralen Seite kommen.

Die Zugstärke wird meistens durch Gummibänder bestimmt, die an anderen Fäden befestigt sind. Die Kraft ist abhängig davon, wie lang und dick das Gummiband ist. Je länger und dünner ein Gummiband ist, umso besser lässt es sich dehnen und hat somit eine geringere Zugkraft.

Redressierende Schienen

Zu den redressierenden Schienen gehört u.a. die *Joint Jack Extensionsschiene* (Abb. 4.27). Sie ist in zwei Größen erhältlich und kann sowohl für die rechte als auch die linke Hand verwendet werden. Die Tragedauer richtet sich u.a. nach der Toleranzgrenze der Patienten, d.h., sie versuchen, die Schiene möglichst oft am Tag für immer längere Zeitabschnitte zu tragen. Maximal bis zu 30 Minuten pro Intervall.

Ziel

Streckdefizite im PIP-Gelenk der Langfinger beheben, z.B. nach Weichteilverletzungen oder bei Zustand nach Dupuytrenscher Kontraktur.

Die Schiene namens *Reversed Knuckle Bender nach Bunnell* (für die Extension und Flexion) gehört ebenfalls zu den redressierenden Schienen. Schienen dieses Typs sind in fünf verschiedenen Größen erhältlich und für alle Langfinger einsetzbar. Wir haben die Erfahrung gemacht, dass die Schiene manchmal im Bereich der Zwischenfingerfalten einschnürt, besonders wenn die Patienten sehr kurze Finger haben oder es sich um den Kleinfinger handelt. Manche Patienten tolerieren es, anderen ist es lieber, wenn wir ihnen andere Möglichkeiten anbieten (z.B. selbst angefertigte Quengelschienen).

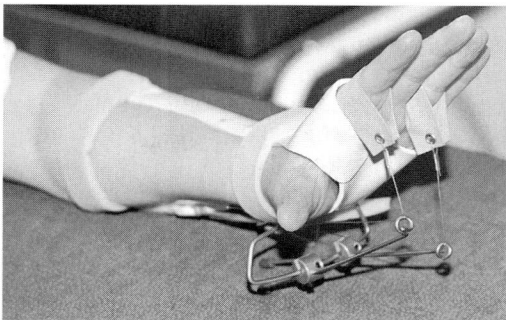

a

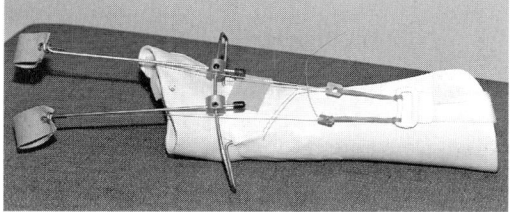

b

Abb. 4.26a u. b Dynamische Schienen.

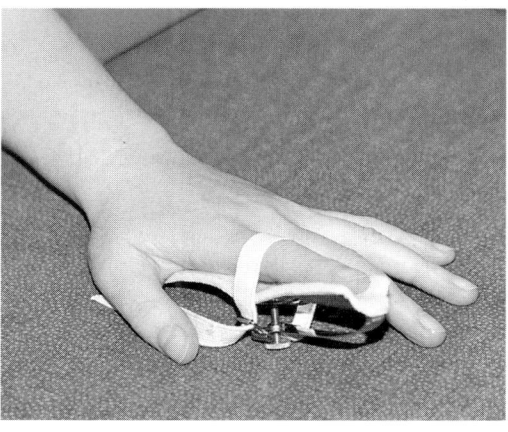

Abb. 4.27 Joint Jack Extensionsschiene.

Die Tragedauer beträgt stündlich 5–10 Minuten. Die Zugkraft wird durch die Anzahl der Gummibänder und der Befestigungsart gesteigert. Zunächst werden die Gummibänder parallel und später über Kreuz angebracht (Abb. 4.**28**).

Ziel

Extensions- oder Flexionsdefizite in den PIP-Gelenken auszugleichen.

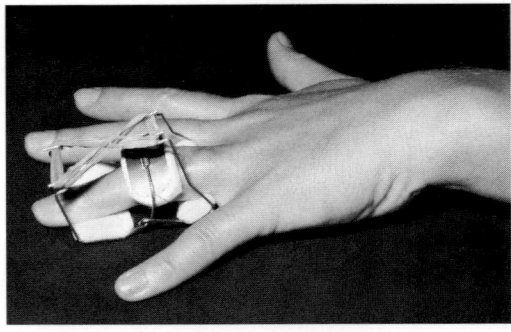

Abb. 4.**28** Reversed Knuckle Bender.

Mitnehmerschlaufen

Mitnehmerschlaufen werden auch als Achterschienen bzw. -schlinge, Omega-Schienen, Bateswelle oder Buddy Splint bezeichnet.

Indikationen

- Adduktionsschwäche
- nach Silastik-Implantaten (siehe Sehnentransplantat S. 131)
- nach Tenolysen oder Arthrolysen (wenn z.B. ein Bewegungsschmerz am Anfang der Bewegung steht)
- immer wenn ein oder mehrere Finger die Bewegung nicht mit ausführen können
- um nach Operationen einer starken Narbenbildung entgegenzuwirken

Ziele

- Den oder die Finger passiv mit in die Bewegung einbeziehen
- Schonhaltungen (z.B. gestreckter Zeigefinger oder abduzierter Kleinfinger) der Finger verhindern zur Erhaltung der Fingerreihe

Wir fertigen diese Schienen aus Beta-Pile II Bändern oder Velcro-Klettverschlussband an, seltener aus thermoplastischem Material. Die Mitnehmerschlaufen dürfen die Gelenkbeweglichkeit nicht behindern. Sie müssen deshalb zwischen den Gelenken verlaufen.

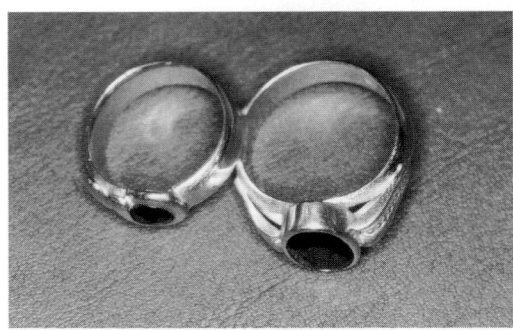

a

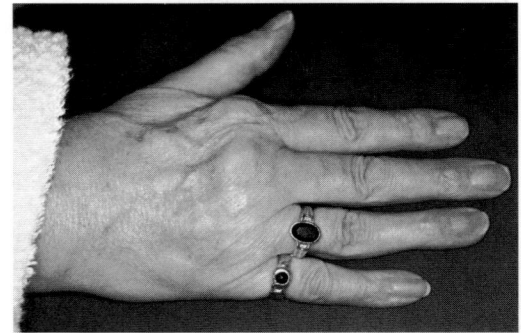

b

Abb. 4.**29a** u. **b** Vom Goldschmied hergestellte Mitnehmerschiene bei Adduktionsschwäche des Kleinfingers.

Benötigen Patienten dauerhaft eine Schiene dieser Art, z.B. Rheumatiker mit einer Abduktionsschwäche, kann der Patient sich aus kosmetischen Gründen zwei Ringe vom Goldschmied verbinden lassen (Abb. 4.**29a** u. **b**). Allerdings muss der Patient dann alle anfallenden Kosten selbst tragen.

Die Übungsschienen gehören zu den dynamischen Schienen, für die auch die Bezeichnung CPM, Continue Passive Motion, verwendet wird (Abb. 4.**30**). Es handelt sich um Übungsschienen, die eine kontinuierliche passive Bewegung ausführen. Diese Geräte bestehen aus einer Schiene, an der ein Motor befestigt ist, und beweglichen Teilen, die distal von den zu bewegenden Gelenken angebracht werden. Die Geschwindigkeit und das Bewegungsausmaß werden individuell unter Beachtung der Gelenkachsen auf den Patienten abgestimmt. Durch die kontinuierliche passive Bewegung erreichen wir eine positive Wirkung auf die Wund- und Narbenbildung, da durch den Zug ein Reiz zur Bindegewebsumwandlung gesetzt wird. Die Anwendungsdauer ist mit dem Arzt abzuklären.

Ziele

- Die postoperative Beweglichkeit erhalten.
- Intra- und extraartikuläre Verklebungen und Kontrakturen vermeiden.
- Die Heilung und Regeneration des Gelenkknorpels unterstützen.

Anwendungsgebiete

- Tenolysen
- Arthrolysen
- Quetschverletzungen
- stabile Frakturen
- Kapsulektomien und
- nach Swanson-Prothesen

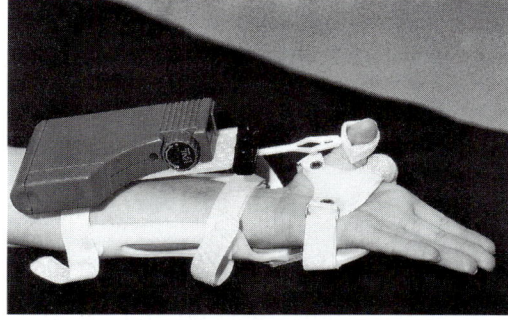

Abb. 4.**30** Beispiel für eine CPM-Schiene.

4.6 Anwendungen

Zusätzlich kann die Physiotherapie in der Handtherapie mit folgenden Anwendungen unterstützt werden:

- Paraffinbad
- Fluidotherapie
- Handbäder mit Zusätzen, Umschläge
- Kälteanwendungen
- Wärmeanwendungen
- Ultraschalltherapie
- Manuelle Lymphdrainage
- Pneumatische Druckmanschette

4.6.1 Paraffinbad

Flüssiges Paraffin befindet sich in einem dafür vorgesehenen Behälter mit einer Temperatur von ca. 50°C. Jeden Abend wird das Paraffin durch Erhitzen sterilisiert und, je nach Häufigkeit der Benutzung, alle 3–4 Wochen erneuert.

Das Paraffinbad darf nur angewendet werden, wenn keine Entzündungen oder offenen Wunden vorhanden sind und die Fäden entfernt wurden. Vor dem Ziehen der Fäden kann alternativ die kontralaterale Seite behandelt oder das von der zweiten Hand abgezogene Paraffin in der operierten Hand mit Wundauflage geknetet werden.

Der Patient wäscht sich vor dem Gebrauch des Paraffinbeckens die Hände (möglichst mit kaltem Wasser) und trocknet sie gut ab. Dann taucht er kurz die betroffene Hand in das Paraffinbad und taucht sie erst dann wieder ein, wenn sich nach kurzer Abkühlungszeit das Paraffin wie eine zweite, weißliche Haut um seine Hand gelegt hat. Den ganzen Vorgang wiederholen die Patienten 3–4-mal. Wie gut sich die Schichten des Paraffins an der Hand bilden, ist abhängig von der Handtemperatur des Patienten. Je niedriger die Temperatur, umso besser bilden sich die Schichten (Abb. 4.**31a–c**).
Paraffin pflegt die Haut, macht sie geschmeidig, fördert die Hautdurchblutung, entspannt das Gewebe und macht das Nar-

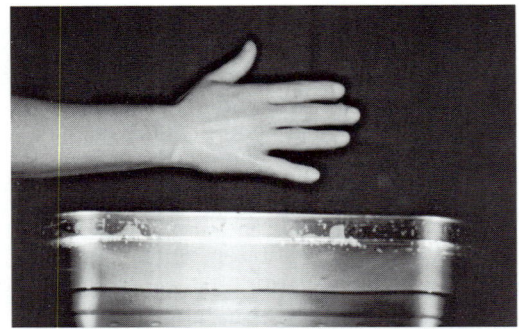

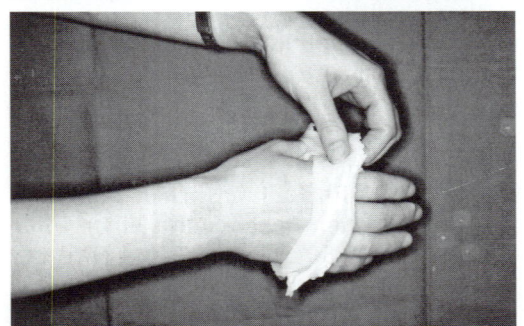

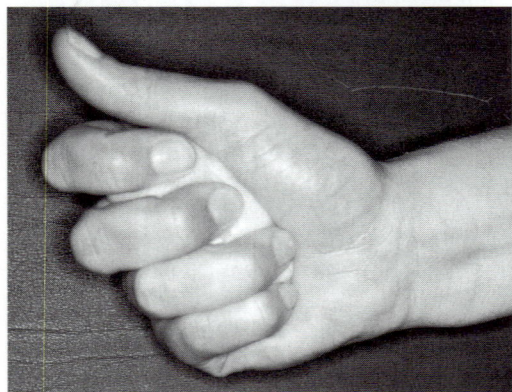

Abb. 4.**31a–c** Anwendung des Paraffinbades.

4.6.2 Fluidotherapie

Es ist eine trockene, milde Wärmezufuhr für die zu behandelnde Hand bzw. den zu behandelnden Arm. Dabei wirbeln kleine Zellulosepartikel um die Hand (Abb. 4.**32**).
Die Fluidotherapie bewirkt eine Muskelentspannung und eine Gewebsdehnung. Sie findet Anwendung nach Amputationen und bei peripheren Parästhesien.

4.6.3 Handbäder und Umschläge

Handbäder und Umschläge können verschiedene Temperaturen aufweisen (kalt, kühl, indifferent, warm oder heiß). Auf jeden Fall muss der Patient sie als angenehm empfinden; sonst baut er eine Antipathie auf, und wir erzielen mit unseren Anwendungen keinen Erfolg – eher das Gegenteil. Für Handbäder und Umschläge können die folgenden Zusätze verwendet werden:

Braunol

Hat eine desinfizierende Wirkung.

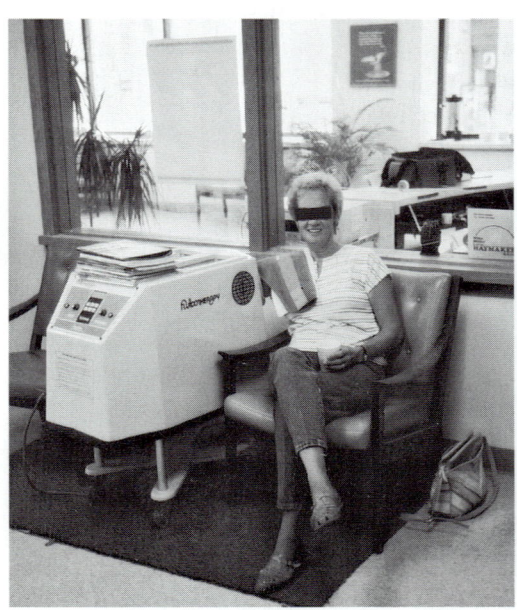

Abb. 4.**32** Fluidotherapie.

bengewebe lockerer und geschmeidiger. Es gibt zwei Arten, das Paraffinbad zu nutzen:
1. Das Paraffin wird von der Hand abgezogen und in der verletzten Hand geknetet. Durch das Kneten verbessert sich die Fingerbeweglichkeit. Es wird oft zur Vorbereitung für die Handtherapie angewendet.
2. Die Hand mit dem Paraffinüberzug wird in einen kleinen Plastikbeutel gehüllt und am Handgelenk gut verschlossen, um die Wärme des Paraffins wirken zu lassen.

Arnika

Die Wirkstoffe der Arnika sind nur teilweise erforscht. Sie ist an verschiedenartigen Heilwirkungen beteiligt. Sie enthält u.a. ätherische Öle, die entzündungshemmend, wundheilungsfördernd und desinfizierend wirken. Arnika eignet sich sowohl für Handbäder als auch für Umschläge. Bei Patienten mit einer sympathischen Reflexdystrophie (SRD) wird Arnika beispielsweise mit essigsaurer Tonerde (s.u.) für ein Handbad kombiniert. Für einen Umschlag bei Schwellungszuständen oder nach Sportverletzungen wird dagegen Speisequark mit etwas Arnikatinktur vermengt.

Essigsaure Tonerde

Wirkt kühlend, auch als Umschläge einzusetzen nach Prellungen oder Verstauchungen.

Eichenrinde

Enthält eine große Menge an Gerbstoffen. Diese Gerbstoffe wirken entzündungshemmend, zusammenziehend auf die Wundränder und entziehen so Bakterien den Nährboden. Der Zusatz fördert die Abhärtung von Amputationsnarben.

Kamille

Sie findet ebenso bei vielen Erkrankungen ihre Anwendung aufgrund ihrer entzündungshemmenden, krampflösenden Wirkung.

4.6.4 Kälteanwendungen

Die im Folgenden aufgeführten Kälteanwendungen sind als Vorbereitung und zur Unterstützung der nachfolgenden Bewegungstherapien zu sehen.
Es handelt sich um lokale Anwendungen, die einen örtlich begrenzten Wärmeentzug bewirken.

Physiologische Wirkung des Eises

- durchblutungsfördernd
- entzündungshemmend
- ödemreduzierend
- schmerzlindernd
- Abnahme der Gewebsspannung
- Abnahme des Muskeltonus
- Verbesserung der Bindegewebsverschieblichkeit

Kontraindikationen

- Sensibilitätsstörungen
- Trophischen Störungen
- Durchblutungsstörungen (Raynaud-Syndrom)
- nach Replantationen und
- bei Patienten, die Eisanwendungen ablehnen. Kälteanwendungen müssen immer für den Patienten gefühlsmäßig angenehm sein.

Anwendungsformen

Kälteanwendungen können verabreicht werden in Form von:
- eisgefüllten Beuteln
- »Eis am Stiel«
- Col-pacs oder Kältepackungen
- kalten Umschlägen (z.B. feucht eingefrorene Handtücher)
- kalten Bädern
- Eistauchbädern

▶ Hinweis: Bitte nie Eispackungen auf die bloße Haut legen, sondern immer ein kleines Papier- oder Handtuch darunter legen. Ansonsten kann er aufgrund von Erfrierungen und eine damit verbundene schwere Schädigung der Haut.

Das sogenannte *Eis am Stiel* wird hergestellt, indem man einen Holzspatel in einen mit Wasser gefüllten Becher steckt und diesen einfriert. Gut eignen sich auch die von mehreren Haushaltsfirmen angebotenen Portions-Eisbehälter. Es eignet sich nur zur Anwendung bei kleineren, klar umrissenen Arealen. Da es während der Anwendung schmilzt, empfiehlt es sich, ein Handtuch oder eine wasserundurchlässige Unterlage darunter zu legen.

Mit *Eis gefüllte Plastikbeutel* lassen sich gut auf die Oberfläche modellieren. Die mit Gel gefüllten *Col-pacs* werden in unterschiedlichen Größen auf dem Markt angeboten. Patienten, die auch gerne zu Hause kühlen möchten, können diese Col-pacs in Apotheken erwerben oder als kostengünstigere Variante, Mehl in einen Plastik- oder Stoffbeutel füllen und einfrieren. Dieses Verfahren hat den Vorteil, dass der mit Mehl gefüllte Beutel im Gegensatz zum Eisbeutel immer wieder verwendet werden kann. Zum Schutz der Haut ebenfalls etwas unter die Unterlage und Haut legen.

▸ Tipp für die Patienten: Salz mit Wasser in einer Plastiktüte verrührt, ergibt eine Art Gel, wenn man es einfriert. Es eignet sich gut zum Kühlen.

Dauer

Im Allgemeinen gilt der Eintritt der Hyperämie als zeitlich begrenzender Faktor für die Dauer der Anwendung. Ein unbedingt zu beachtender Richtwert ist jedoch das Wohlbefinden des Patienten. Wie lange empfindet er die Kälteanwendung als angenehm? Bei der Anwendung von Col-pacs sollten 5 bis maximal 20 Minuten nicht überschritten werden.
Bei Eistauchbädern taucht der Patient kurz in einen mit Eis und Wasser gefüllten Behälter für 5–20 Sekunden und wiederholt diesen Vorgang mehrmals.
Die Anwendungen mit den eingefrorenen Handtüchern werden mehrmals wiederholt, sprich die Tücher gewechselt, mit einer Anwendungsdauer von jeweils ca. einer Minute.
Kalte oder indifferente Bäderanwendungen richten sich ebenfalls nach dem subjektiven Empfinden des Patienten. Die Anwendungszeit sollte jedoch 10 Minuten nicht überschreiten.

4.6.5 Wärmeanwendungen

Die Wärmeanwendungen sind genau wie die Kälteanwendungen als Vorbereitung und Unterstützung der nachfolgenden Bewegungstherapien zu sehen. Besonders im Herbst und Winter empfinden die Patienten die Wärmeanwendungen als sehr angenehm, da die verletzten Hände sehr kälteempfindlich sind. Einige Patienten kommen nur zum Paraffinkneten zu uns ins Krankenhaus, um sich die Hand z.B. nach einem Spaziergang oder Stadtbummel etwas aufzuwärmen.

Wirkungsweise

- durchblutungsfördernd
- schmerzlindernd
- Verbesserung der Dehnbarkeit kollagener Fasern
- Abbau der Gelenksteife
- Beschleunigung der Nervenleitgeschwindigkeit

Je nach Temperatur und Wirkungszeit der Wärmemaßnahmen werden durch die Wärmezufuhr unterschiedliche Effekte erreicht. Die folgenden Aspekte spielen im Hinblick auf die Wirkungsweise eine Rolle:
Neutrale Wärme: Es handelt sich um die subjektive Wohlfühltemperatur. In diesem Zusammenhang ist die Raumtemperatur entscheidend, in der der Patient sich aufhält. Ist die neutrale Wärme gegeben, d.h. der Patient fühlt sich wohl, friert oder schwitzt nicht, dann ist die Muskulatur entspannt und die Schmerzen sind reduziert.

Mit Temperaturen zwischen 40–50°C wird eine *Tiefenwirkung* der Wärme erreicht. Diese ist z.B. erwünscht, wenn kontrakte Gelenke mobilisiert werden sollen.
Zur Schmerzlinderung reicht eine *oberflächliche* Einwirkung der Wärme mit einer Temperatur von bis zu 40°C.
Durch einen *kurzen* Wärmereiz verbessert sich die lokale Hautdurchblutung, während ein *langer* Wärmereiz sowohl die Durchblutung der Haut als auch der Muskulatur för-

dert. Eine besonders gute Wirkung wird mit feuchter Wärmeapplikation erzielt, z.B. in Form von Umschlägen oder Bädern.

Anwendungsformen

- heiße Rolle
- Paraffinbad (siehe S. 31 f.)
- Fango
- Heublumenpackungen
- warme Bäder
- Whirlpool
- Fluidotherapie
- Ultraschalltherapie

Heiße Rolle

Drei Handtücher werden sehr fest zu einem Trichter gewickelt. In diesen Trichter wird 1 Liter kochendes Wasser gegossen. Damit tupft man die zu behandelnden Stellen des Patienten vorsichtig ab. Die feuchte Wärme bleibt lange erhalten, da während des Abtupfens der Handtuchtrichter langsam von außen nach innen abwickelt wird. Am Ende der Anwendung kann das letzte Handtuch zur längeren Wärmeeinwirkung aufgelegt werden.

Fango

Der Begriff Fango stammt aus dem Italienischen und bedeutet Schlamm, Schmutz. Der Fango besteht aus vulkanischem Gestein sowie Paraffin und wird bei ca. 50°C im Fangoofen erhitzt. Die ca. 43°C heißen Fango-Platten werden auf die zu behandelnden Stellen gelegt, und die gut »eingepackten« Patienten lassen die Wärme 20 Minuten einwirken. Die benutzten Fango-Platten kommen zurück in den Fango-Ofen, werden erhitzt und so desinfiziert.

Heublumenpackungen

Diese Form der Wärmeanwendung wird häufig bei Patienten mit chronischer Polyarthrose eingesetzt. Dazu werden die Heublumensäckchen mit ca. 100°C feuchter Hitze bedampft, wodurch sie sich auf ca. 45°–47°C erwärmen. Bevor sie aufgelegt werden, werden sie in einen kleinen Stoffbeutel gehüllt. Die Heublumensäckchen bleiben ca. 20 Minuten auf der zu behandelnden Körperstelle liegen.

Whirlpool (Sprudelbad)

Es ist eine zirkulations- und wundheilungsfördernde Maßnahme. Deshalb darf sie auch bei Patienten mit offenen Wunden oder in Fällen, wo die Fäden noch nicht entfernt wurden, angewandt werden. (Bitte auf saubere Verhältnisse achten.) Die Wassertemperatur sollte 38–40°C betragen, und es besteht die Möglichkeit Zusätze, zu verwenden.

Ultraschalltherapie

Bei der Ultraschalltherapie nutzt man die Anwendung mechanischer Schwingungen im Frequenzbereich oberhalb des Hörschalls aus. Akustische Energie wird in Wärme umgewandelt. Dabei kommt es zu einer Gewebserwärmung in einer Tiefe von 3 cm und mehr, ohne jedoch die darüber liegenden Gewebeschichten einer übermäßigen Wärmezufuhr auszusetzen. Da im Unterhautfettgewebe relativ wenig Energie in Wärme umgesetzt wird, in der Muskulatur aber umso mehr, fördert sie die Wundheilung, wirkt schmerzlindernd und verbessert u.a. die Nervenleitgeschwindigkeit.

▸ Hinweis: Kälte- und Wärmeanwendungen sollten immer angenehm für den Patienten sein und müssen individuell verordnet werden. So empfiehlt es sich nicht, bei jeder Entzündung grundsätzlich Eis als Behandlungsform zu wählen. Empfindet der Patient es z.B. als unangenehm, kann stattdessen »milde Wärme« eingesetzt werden. Wir haben gute Erfahrungen damit gemacht.

▸ Tipp für die Patienten: Im Herbst Kastanien sammeln und im Backofen erwärmen. Wenn man dann in den warmen Kastanien spielt, bekommt man auf sehr angenehme Weise warme Hände. Durch das Greifen der einzelnen Kastanien wird die Fingerbeweglichkeit verbessert. (Die Patienten können diese Maßnahme gut zu Hause selbstständig durchführen.) Eine weitere Möglichkeit sind selbst gemachte oder gekaufte Kirschkern- und Roggenbeutel, die erwärmt ebenfalls eine angenehme Wärme abgeben.

4.6.6 Manuelle Lymphdrainage

Voraussetzung für die Durchführung der Manuellen Lymphdrainage ist eine Zusatzqualifikation. Es gibt zwei Ausbildungsrichtungen der Manuellen Lymphdrainage:

- Manuelle Lymphdrainage nach Dr. Vodder
- Manuelle Lymphdrainage nach Földi

Bei der Manuellen Lymphdrainage handelt es sich um eine spezielle Massagetechnik, bei der durch leichte manuelle Gewebsverformung an der Körperoberfläche der Abtransport der Gewebsflüssigkeit, Lymphe, beschleunigt und gefördert wird. Es werden zur Vorbereitung der Manuellen Therapie die proximalen Abflussbahnen bzw. die sich dort befindenden Lymphknoten zu einer erhöhten Aktivität angeregt. Durch die so entstehende Sogwirkung wird der Abtransport der distalen Lymphflüssigkeit bewirkt.

4.6.7 Pneumatische Druckmanschette

Mit Hilfe von pneumatischen Druckmanschetten (Abb. 4.33) wird versucht, durch

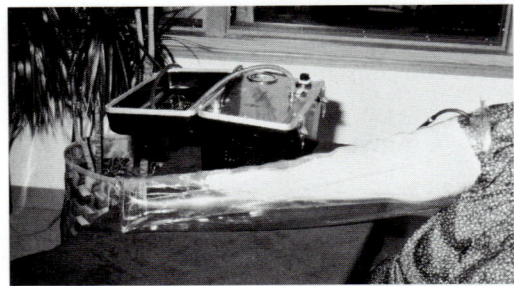

Abb. 4.33 Pneumatische Druckmanschette.

immer wiederkehrenden vorsichtigen Druck von distal nach proximal die Lymphstauung zu beseitigen. Bei der Behandlung mit durch die pneumatische Druckmanschette ausgelösten intermittierenden Druckwellen wird die Hand und der Arm des Patienten in einer Manschette gelagert, die aus drei Kammern besteht. Damit wir die Wirkung der Schwerkraft zusätzlich ausnutzen können, wird der Patient so gelagert, dass die Hand höher als der Ellenbogen und dieser wiederum höher als die Schulter liegt.

Die Manuelle Lymphdrainage kann durch diese Maßnahme nicht ersetzt, sondern nur unterstützt werden. Sie hat den Nachteil, dass sie die im Halsbereich befindlichen Hauptabflusswege nicht frei macht. Wenn mit der pneumatischen Druckmanschette gearbeitet wird, müssen die Lymphbahnen im Halsbereich vorher manuell frei gearbeitet werden, da sonst das Ödem nur verschoben wird.

5 Anatomie der Hand

Holger Bade

Die Anatomie der Hand wird im vorliegenden Kapitel, basierend auf der Systematik ihrer morphologischen Bestandteile, für die Regionen des distalen Unterarms, der Handwurzel, der Mittelhand und der Finger gesondert besprochen. Auf diese Weise kann eine bessere Zuordnung therapeutischer und pathologischer Aspekte im Rahmen der klinischen Praxis vorgenommen werden. Darüber hinaus lassen sich die Strukturen hinsichtlich ihrer normalen und pathologischen Morphologie im topografischen Zusammenhang betrachten und beschreiben.

Die Darstellung der einzelnen Regionen der Hand umfasst deren skelettale Elemente, den Kapsel- und Bandapparat der beteiligten Gelenke, die Regionen und überregionalen Bestandteile des aktiven Bewegungsapparates, die Grundzüge der Blutversorgung und Innervation und beschreibt letztlich die Haut und deren Abkömmlinge im Rahmen einer Oberflächenanatomie, die der besseren Orientierung an der menschlichen Hand zu Hilfe kommt.

5.1 Distaler Unterarm

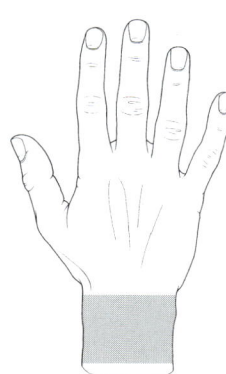

Die beiden Unterarmknochen Speiche und Elle, *Radius* und *Ulna*, bilden zwischen ihren handwurzelnahen Enden, der distalen Radiusepiphyse und dem Ulnakopf, das *distale Radioulnargelenk*. Die Morphologie des Gelenkkopfes, der Circumferentia articularis ulnae, und der Gelenkpfanne, Incisura ulnaris radii, zeigt annähernd eine zum proximalen Radioulnargelenk spiegelbildliche Konfiguration, wobei Radius und Ulna an ihren distalen Enden jeweils einen Griffelfortsatz, *Processus styloideus,* tragen. Im distalen Radioulnargelenk bewegt sich die Incisura ulnaris des Radius um die Circumferentia articularis der Ulna und erlaubt so im Zusammenwirken mit dem proximalen Radioulnargelenk die *Umwendebewegung* der Hand. In *Supination* verlaufen Radius und Ulna parallel und haben den größten Abstand, in *Pronation* überkreuzt der Radius die Ulna und nähert sich ihr an (Abb. 5.**1**). Zwischen dem ulnaren Rand der Radiusgelenkfläche und der Wurzel des Griffelfortsatzes der Ulna spannt sich, von einem palmaren und dorsalen radioulnaren Verstärkungszug gesichert, eine dreieckige Faserknorpelplatte, Discus articularis (Discus ulnocarpalis), aus. Dieser Diskus bildet gleichzeitig die distale Begrenzung der relativ schlaffen Gelenkkapsel des distalen Radioulnargelenks und füllt den Raum zwischen Ulnakopf und ulnarer Handwurzel aus. Die faserknorplige Platte erlaubt die karpale Kontaktaufnahme der Ulna und weist bei älteren Menschen häufig Perforationen auf (Abb. 5.**2**).

Proximal werden beide Unterarmknochen über eine bindegewebige Membran, die *Membrana interossea antebrachii*, verbunden, deren Fasern hauptsächlich von radial-proximal nach ulnar-distal verlaufen. Diese Zwischenkochenmembran bildet ein vergrößertes Ursprungsfeld für die Streck- und Beugemuskulatur der Finger am Unterarm und stabilisiert bewegungsabhängig Radius und Ulna gegeneinander (Abb. 5.**3**).

Klinik: Von klinischem Interesse ist besonders die distale Radiusepiphyse, deren Frakturen (Fractura loco typico) die häufigsten Skelettverletzungen des Menschen darstellen. Begleitet werden die distalen Radiusfrakturen nicht selten von Disloka-

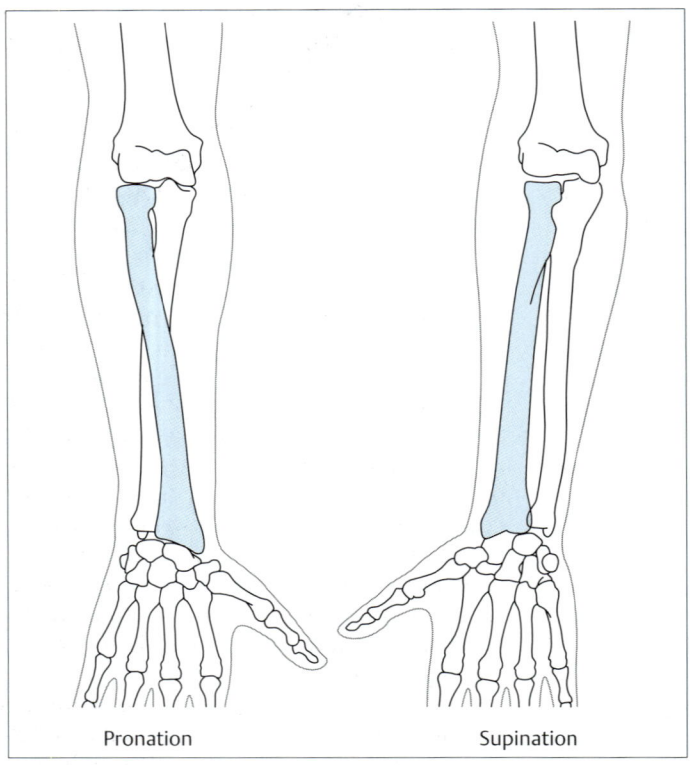

Abb. 5.1 Umwendebewegungen der Hand in den Radioulnargelenken.

tionen oder Luxationen des radialen Frakturelements im distalen Radioulnargelenk mit nachfolgenden arthrotischen Beschwerden und Bewegungseinbußen bei Supination und Pronation des Unterarms.

Am distalen Unterarm wird die *Muskulatur* durch Radius und Ulna sowie die zwischen ihnen gelegene *Membrana interossea antebrachii* einer ventralen Beugergruppe und einer dorsalen Streckergruppe zugeordnet, wobei von den Streckern durch bindegewebige Septen noch eine radiale Muskelgruppe, die *Radialextensoren*, abzugrenzen ist. Sowohl die Beugersehnen als auch die Streckersehnen liegen dabei in einer tiefen und einer oberflächlichen Schicht, wenn sie in ihre *karpalen Sehnenscheiden*, Vaginae synoviales tendinum, eintreten.

Auf der dorsalen Seite des distalen Unterarms liegt die Sehne des *M. extensor carpi ulnaris* am weitesten ulnar. Nach radial folgen die Sehnen von *M. extensor digiti minimi* und *M. extensor digitorum* sowie *M. extensor pollicis longus*. Letztere bedecken in der Regel den tiefer gelegenen Strecker des Zeigefingers, *M. extensor indicis*. Radial des *Tuberculum dorsale radii* verlaufen die Sehnen der Radialextensoren, *M. extensor carpi radialis brevis* und *M. extensor carpi radialis longus*. Bereits auf der Außenseite des distalen Radius wird die Sehne des *M. brachioradialis*

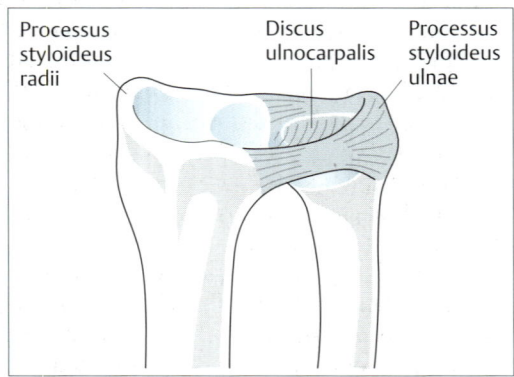

Abb. 5.2 Proximales Handgelenk mit radioulnaren Verstärkungsbändern.

5.1 Distaler Unterarm

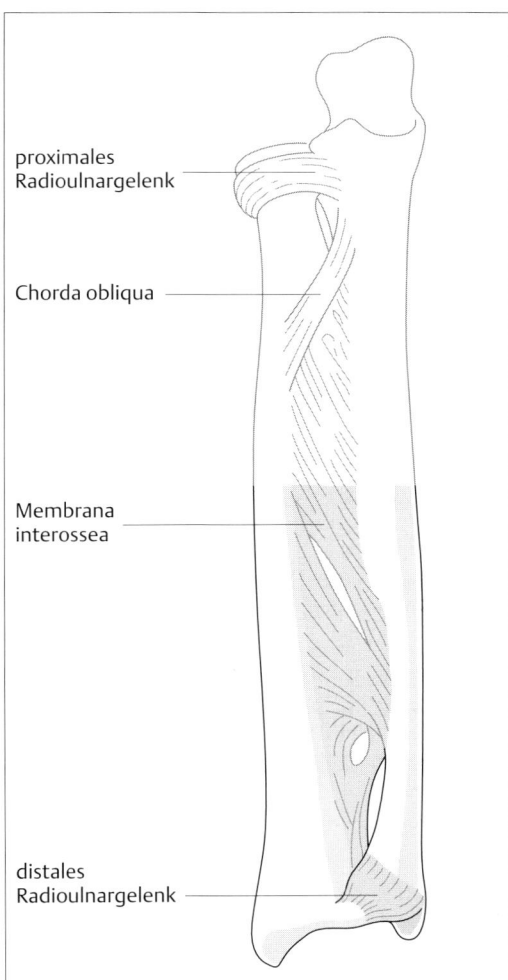

Abb. 5.3 Unterarmskelett mit Membrana interossea antebrachii, Ansicht von ventral.

Die *Gefäßnervenstraßen* des *distalen Unterarms* lassen sich aufgrund ihrer Einbindung in die Blätter der Unterarmfaszie unterschiedlichen Schichten zuordnen. Im dorsalen Bereich des distalen Radioulnargelenks bildet sich unterhalb des Retinaculum extensorum ein arterielles Netz, *Rete carpi dorsale*, das vorwiegend aus der A. radialis rückläufig und oberflächlichen Ästen der A. interossea posterior gespeist wird. Diesem arteriellen Versorgungsnetz zugeordnet, verlaufen die Endäste des N. interosseus posterior. Auf der Faszie des Unterarms vereinigen sich die dorsalen Handvenen radial zur V. cephalica und ulnar zur V. basilica, die häufig von einer gleichstarken Vene begleitet wird. Radial flankiert vom oberflächlichen Ast des N. radialis versorgt der N. cutaneus antebrachii posterior zusammen mit einem dorsalen, rückläufig um die Handwurzel herumziehenden Ast, Ramus dorsalis, des N. ulnaris, die dorsale Haut des radiokarpalen Übergangs.

Die dem Handteller zugewandte Seite des distalen Unterarms zeigt durch die proximale Fortführung des Karpaltunnels und seiner Bindegewebsschichten eine Zweischichtung der arteriellen Versorgung. Die beiden großen Unterarmarterien, A. radialis und A. ulnaris, verlaufen palmar des M. pronator quadratus lateral von den Beugesehnen, wobei die A. radialis sich in die Tiefe nach radial und dorsal wendet. Distal des M. pronator quadratus entlassen beide Arterien eine *R. carpalis palmaris* in die Tiefe. Aus der A. radialis entspringt ein R. palmaris superficialis. Die Arterien werden von den entsprechenden Nerven, N. radialis (R. superficialis) und N. ulnaris, begleitet. Zwischen den Beugesehnen verläuft der N. medianus auf den radialen Abschnitt des Karpaltunnels zu und gibt hier einen palmaren Hautast, R. palmaris, der zusammen mit dem R. palmaris des N. ulnaris und dem N. cutaneus antebrachii lateralis aus dem N. musculocutaneus auf der *Unterarmfaszie*, Fascia antebrachii, verläuft. Der palmare Ast des N. medianus zieht nicht selten dicht neben der Sehne des M. palmaris longus weit nach distal (Abb. 5.**4**).

von den Sehnen der *M. extensor pollicis brevis und M. abductor pollicis longus* überlagert.
Der ventralen Seite der distalen Unterarmknochen liegt der *M. pronator quadratus*, zwischen Radius und Ulna ausgespannt, dicht auf. Dieser Muskel wird von den Sehnen des *M. flexor pollicis longus* und des *M. flexor digitorum profundus* überquert. In der oberflächlichen Beugerschicht verlaufen die Sehnen von *M. flexor carpi radialis* und *M. flexor digitorum superficialis* unter der gut sichtbaren Sehne des *M. palmaris longus* und der Sehne des *M. flexor carpi ulnaris*.

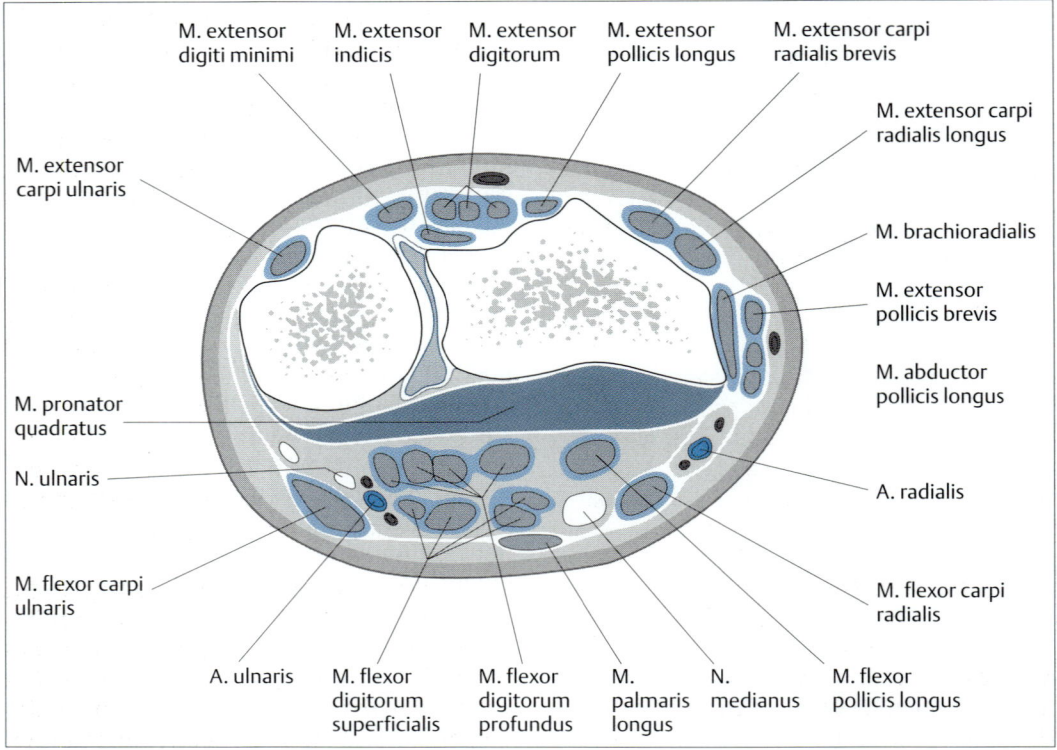

Abb. 5.4 Tansversalschnitt in Höhe des distalen Radioulnargelenks.

Die gut verschiebliche *Haut* des distalen Unterarms weist an der Streckseite und der Beugeseite morphologische Unterschiede auf. Die dorsalseitige *Felderhaut* trägt in der Regel eine individuell unterschiedlich ausgeprägte Behaarung, die nach radial und ulnar auf der Beugeseite in eine dünnere unbehaarte Felderhaut übergeht. Während die palmaren Venen deutlich durch die kutane Deckschicht sichtbar sind, bleiben die dorsalen Venen aus dem Rete venosum dorsale manus nicht zuletzt aufgrund der stärkeren dorsalen Pigmentierung verborgen. Im Gegensatz zu den *stationären Hautfalten* der Beugeseite (Rascetta und Restricta) sind dorsale Stauchungsfurchen über dem proximalen Handgelenk schwach ausgebildet, wobei die proximale Furche über dem ulnaren Griffelfortsatz liegt.

Die *sensible Innervation* der Haut des distalen Unterarms erfolgt auf der radialen Seite durch den R. superficialis des N. radialis und seine Äste, auf der ulnaren Seite durch den R. palmaris und den R. dorsalis des N. ulnaris. Beugeseitig schiebt sich zwischen beide Innervationsgebiete der R. palmaris des N. medianus, der nach proximal durch den N. cutaneus lateralis aus dem N. musculocutaneus abgelöst wird.

Als gut *tastbare Skelettelemente* des Unterarms treten sowohl der distale Radius als auch die distale Ulna hervor. An beiden Unterarmknochen lassen sich die lateralen Regionen im Bereich der Griffelfortsätze, an der Ulna darüber hinaus der ulnare Schaft durch die Haut tasten. Der dorsolaterale Teil des Ulnakopfes, Caput ulnae, ist in der Regel proximal des Handgelenks gut sichtbar.

5.2 Handwurzel und radiokarpaler Übergang

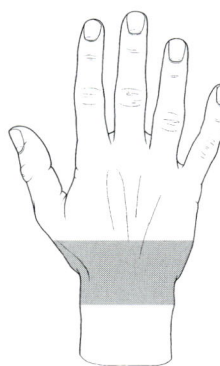

Als *Handwurzel*, Carpus, bezeichnet man den proximalen Teil der Hand, dessen Skelett aus 8 Handwurzelknochen, Ossa carpi, gebildet wird. Die Handwurzelknochen sind in einer proximalen und distalen Reihe zu je 4 Knochen angeordnet. In der proximalen Reihe findet man, von radial beginnend, das *Kahnbein*, Os scaphoideum, das *Mondbein*, Os lunatum, und das *Dreieckbein*, Os triquetrum, mit dem das *Erbsenbein*, Os pisiforme, als Sesambein des M. flexor carpi ulnaris handtellerseitig (palmar) gelenkig verbunden ist. Die distale Handwurzelknochenreihe entsteht durch das radial gelegene große Vieleckbein, Os trapezium, das kleine Vieleckbein, Os trapezoideum, das Kopfbein, Os capitatum, und das ulnare Hakenbein, Os hamatum, mit dem deutlich tastbaren Haken. Jeder der Handwurzelknochen trägt eine Vielzahl von Gelenkfacetten zur Artikulation mit den Nachbarknochen (Abb. 5.**5a** u. **b**).

Klinik: Das Os scaphoideum, kurz Skaphoid genannt, ist einer der beweglichsten Karpalknochen. Die Kahnbeinfrakturen, die zum überwiegenden Teil im mittleren Drittel des Knochens auftreten, erfordern eine besonders rücksichtsvolle Versorgung, um einer Pseudoarthrose oder Nekrose aufgrund einer ineffektiven Blutversorgung vorzubeugen.

Nach palmar ist der Karpus konkav gewölbt und wird von einem Band, Retinaculum flexorum, überspannt. Dadurch entsteht ein osteofibröser Kanal, *Karpaltunnel* oder Canalis carpi, der neben den Beugesehnen der Finger auch den *N. medianus* beherbergt.

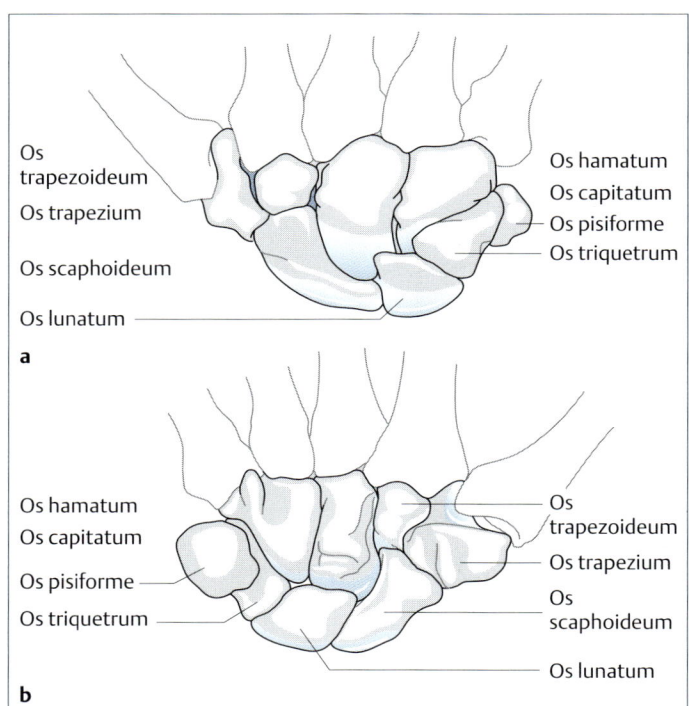

Abb. 5.**5a** u. **b** Handwurzelknochen von **a** dorsal, **b** palmar.

Die dem Unterarm zugewandten überknorpelten Gelenkflächen der proximalen Handwurzelknochen formen in ihrer Gesamtheit einen konvexen Kopf (»karpaler Kopf«) für die gelenkige Verbindung mit dem distalen Radius und dem Discus ulnocarpalis im *proximalen Handgelenk*, Articulatio radiocarpalis. Zwischen der proximalen und der distalen Reihe der Ossa carpi wird *das distale Handgelenk*, Articulatio mediocarpalis, mit einem S-förmigen Gelenkspalt ausgebildet (Abb. 5.**6**). Sowohl zwischen den proximalen als auch zwischen den distalen Karpalknochen spannen sich kräftige interossäre Bänder, die zu einer kräftig ausgeprägten bandhaften Stabilisierung der Handwurzel führen und in ihrer Gesamtheit zum palmaren und dorsalen *intrinsischen* Bandapparat, Lig. intercarpalia, gehören. Diesen interkarpalen Bändern der Handwurzel liegen dorsal und palmar längere Bandzüge auf, die palmar stärker ausgeprägt sind als dorsal. Vor allem die *extrinsischen* oder *radiokarpalen* Bänder bilden auch die Verstärkungszüge des proximalen Handgelenks, das als morphologisches Ellipsoidgelenk *radioulnare Kantenbewegungen* (Radial- und Ulnarduktion) und *dorsopalmare Flächenbewegungen* (Dorsalextension und Palmarflexion) ermöglicht.

Klinik: Häufig steht die Gelenkhöhle des proximalen Handgelenks mit dem distalen Radioulnargelenk über eine Perforation des Discus ulnocarpalis in Verbindung. Auf diese Weise entsteht ein gemeinsamer Erkrankungsraum, der unter Umständen eine schnellere Ausbreitung entzündlicher Prozesse bewirkt. Darüber hinaus wirken sich pathologische Veränderungen des proximalen Handgelenks dann direkt auf das distale Radioulnargelenk im Sinne einer Funktionseinschränkung der Umwendebewegungen der Hand aus.

Die aktiven Bewegungen im distalen Handgelenk, Articulatio mediocarpalis, sind durch den S-förmig radioulnaren Verlauf des Gelenkspaltes auf die dorsopalmare Bewegungsebene beschränkt. Die stark ausgebuchtete Gelenkhöhle weist regelmäßig Verbindungen zu den interkarpalen Gelenkhöhlen auf (Abb. 5.**7a** u. **b**).

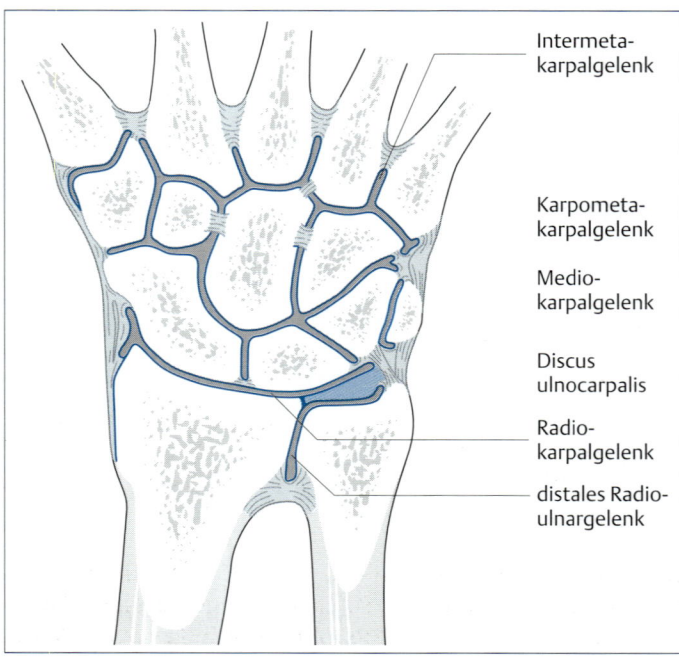

Abb. 5.**6** Hand- und Mittelhandgelenke.

5.2 Handwurzel und radiokarpaler Übergang

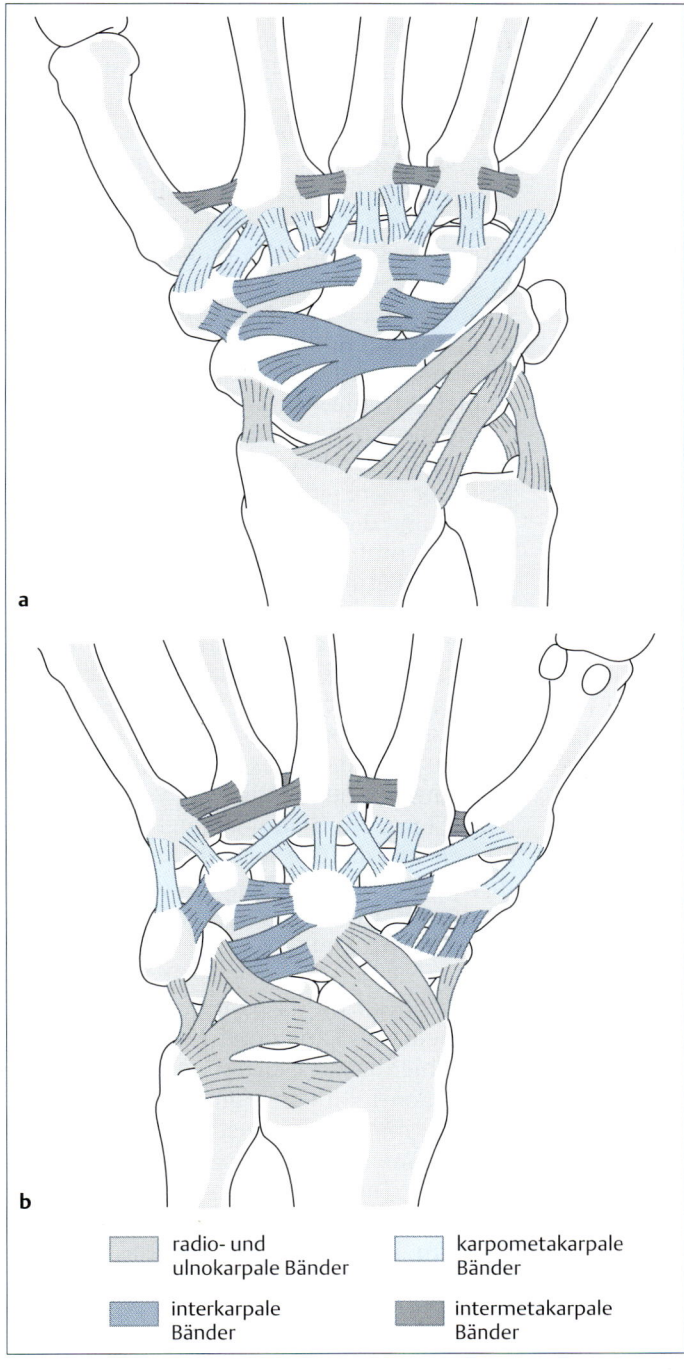

▨ radio- und ulnokarpale Bänder	▢ karpometakarpale Bänder
▨ interkarpale Bänder	▨ intermetakarpale Bänder

Abb. 5.**7a** u. **b** Karpaler und metakarpaler Bandapparat von **a** dorsal und **b** palmar.

Auf Höhe des proximalen Handgelenks bilden tiefe Anteile der *Unterarmfaszie*, Fascia antebrachii, starke, transversal verlaufende Faserzüge, die dorsal als *Retinaculum extensorum* die Strecksehnen umgreifen. Unter dem dorsalen Halteband liegen sechs durch osteofibröse Bandzüge zu *Sehnenfächern* ergänzte Rinnen, in denen ebenso viele Sehnenscheiden verlaufen. Diese *Strecksehnenscheiden* umhüllen eine oder mehrere Strecksehnen, setzen auf diese Weise die bei Dorsalextension auftretenden Reibungen herab und fixieren die Sehnen am Handrücken. Durch das *radiale oder erste Sehnenfach* ziehen der M. abductor pollicis longus und der M. extensor pollicis brevis. Beide Muskeln sind häufig miteinander verschmolzen und dienen der Abduktion von Daumen und Hand. Der M. extensor pollicis brevis streckt darüber hinaus die Grundphalanx des Daumens. Das *zweite Sehnenfach* wird von den Mm. extensor carpi radialis brevis et longus ausgefüllt, die gemeinsam die Dorsalextension der Hand unterstützen. Der M. extensor carpi radialis longus bewirkt außerdem eine leichte Radialabduktion. Das *vierte Sehnenfach* beherbergt den M. extensor digitorum und den M. extensor indicis. Die Muskeln strecken die Hand und die Fingergrundgelenke, der Zeigefingerstrecker adduziert den zweiten Finger und wirkt so der leichten Spreizung durch den gemeinsamen Fingerstrecker entgegen. Der M. extensor digiti minimi erscheint häufig als Teil des vorherigen und spaltet sich innerhalb des *fünften Sehnenfaches*, das er allein durchläuft, in zwei Anteile. Der Kleinfinger kann so durch einen eigenen Strecker zusätzlich gesichert werden. *Das sechste Sehnenfach* beherbergt den M. extensor carpi ulnaris. Dieser Muskel abduziert die Hand kräftig nach ulnar und wirkt den radialen Abduktoren besonders bei der Abspreizung des Daumens entgegen (Abb. 5.**8**).

Klinik: Bei der chronischen Polyarthritis der Hand bildet die entzündliche Veränderung der Sehne des M. extensor carpi ulnaris ein typisches Krankheitssymptom, wobei der Griffelfortsatz der Elle vollständig zerstört sein kann. Bei Entzündung der Strecksehnenscheiden in ihren osteofibrösen Sehnenfächern kann es durch Fibrinausscheidung während der Dorsalextension zu einem knirschenden Geräusch kommen (Tendovaginitis crepitans).

Verstärkt durch tiefe palmare Anteile der Unterarmfaszie, spannt sich zwischen den radialen Handwurzelknochen Skaphoid und Trapezium und dem ulnaren Hamatum das *Retinaculum flexorum* als kräftiger transversaler Bandzug aus. Auf diese Weise entsteht ein osteofibröser Kanal, Canalis carpi oder *Karpaltunnel*, der die Beugesehnen des Unterarms bis auf die des M. palmaris longus in ihren Sehnenscheiden aufnimmt und darüber hinaus dem N. medianus den Übergang in die Hohlhand ermöglicht. Durch Bindegewebszüge vom eigentlichen Karpaltunnel getrennt, verläuft die Sehne des M. flexor carpi radialis. Im Bereich der palmaren Handwurzel verlaufen die Sehnen des M. flexor carpi radialis, des M. flexor pollicis longus und die Sehnen der Mm. flexores digitorum profundus et superficialis unterhalb des Retinaculum flexorum in eigenen *karpalen Beugesehnenscheiden*. Während die Sehnenscheide des langen Daumenbeugers radial im Karpaltunnel liegt, füllt der weite Sack der gemeinsamen Sehnenscheide aller Fingerbeuger den ulnaren Teil des Karpaltunnels aus. Die Sehnenscheide des langen Daumenbeugers verläuft nach distal bis zum Daumenendglied, so dass *karpale und digitale Sehnenscheide* des Daumens eine Einheit bilden. Eine solche Verbindung wird in der Regel auch am fünften Strahl beobachtet.

Klinik: Der im Karpaltunnel verlaufende N. medianus kann durch Kompression unterschiedlicher Genese geschädigt werden. Sensibilitätsstörungen und nachfolgende motorische Ausfälle werden dann im Rahmen eines Karpaltunnelsyndroms auffällig. Durch eine endoskopische (arthroskopische) Spaltung des Retinaculum flexorum kann die Symptomatik beseitigt werden.

Die Gefäßversorgung des Karpus wird auf der Dorsalseite durch die A. radialis, die, um das Os trapezium verlaufend, den Handwurzelrücken erreicht, sichergestellt. Auf diesem Weg durchläuft die A. radialis knochennah eine Grube, Fovea radialis, die

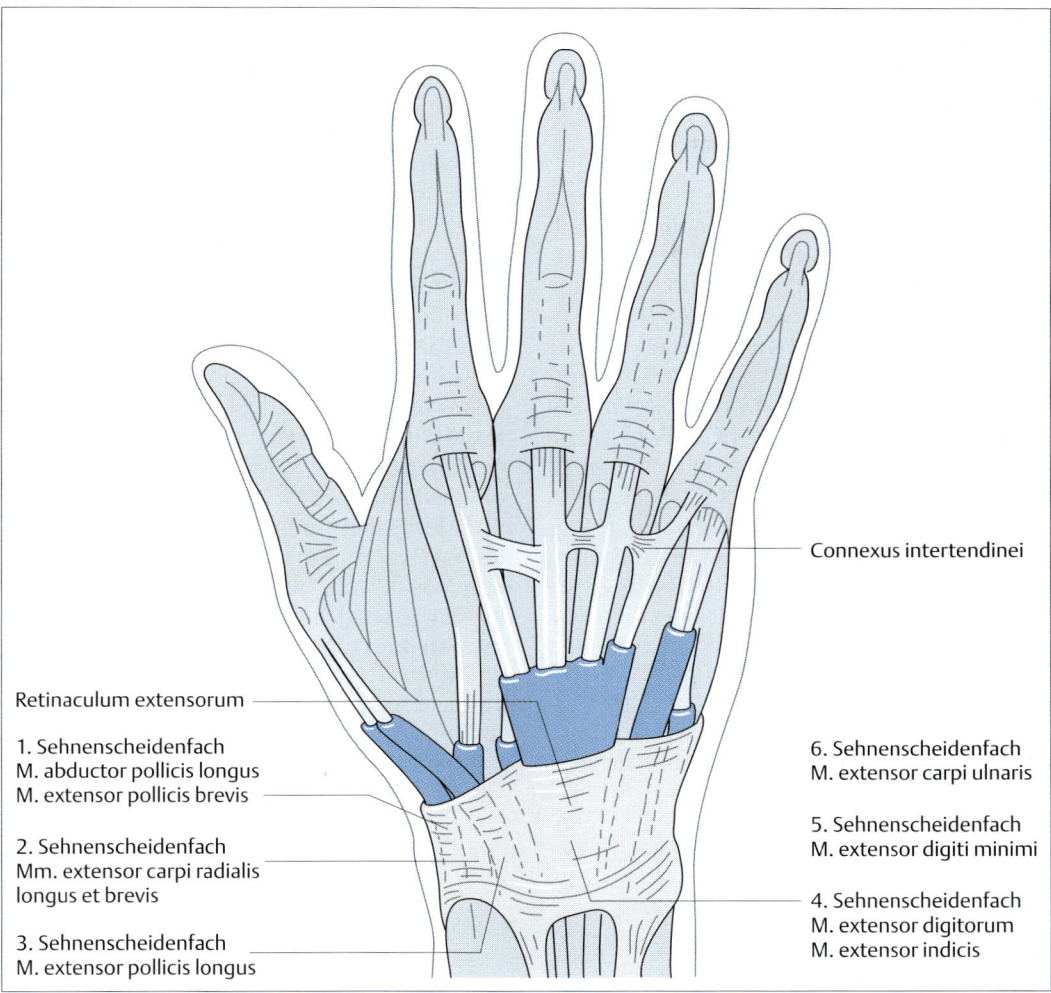

Abb. 5.8 Handrücken mit Strecksehnenfächern.

ulnar von der Sehne des langen Daumenstreckes und radial von den Sehnen des kurzen Daumenstreckers sowie des langen Abspreizers begrenzt wird (Tabatière). Quer nach ulnar entsendet sie einen R. carpalis dorsalis, der unter den Strecksehnenscheiden nach ulnar läuft, um dort mit gleichnamigen Ästen aus der A. ulnaris in Verbindung zu treten. Auf den Bindegewebsblättern, die alle Stecksehnenscheiden als *peritendinöses Gleitgewebe* umgeben, ziehen zwischen den beiden großen Sammelvenen, V. basilica und V. cephalica, kleinere, zum dorsalen Venennetz, Rete venosum dorsale manus, gehörende Venen über die Mitte des dorsalen Karpus.

Auf der Palmarseite des Karpus verläuft die A. ulnaris, begleitet vom N. ulnaris, auf einem Bindegewebszug zwischen Hypothenar und Thenar, Lig. carpi transversum, über das fibröse Karpaltunneldach (Retinaculum flexorum), bedeckt von der Aponeurose des M. palmaris brevis (*Guyon'sche Loge*), nach distal. Der N. ulnaris teilt sich hier in einen oberflächlichen Ast, R. superficialis, und einen tiefen, den Ramus palmaris profundus der A. ulnaris begleitenden Muskelast für die Versorgung der ulnaren kurzen Handmuskeln. Auf der radialen Seite zieht der R. palmaris superficialis der A. radialis durch den kurzen Abduktor des Daumens über den M. flexor pollicis brevis zur Hohlhand (Abb. 5.9).

Die *Haut* der Handwurzel setzt sich, vom Unterarm kommend, kontinuierlich auf den Handrücken und den Handteller fort. Über den beiden Handgelenken zeigen sich palmar vermehrt die Stauchungsfurchen der Felderhaut, die nach distal auf Thenar und Hypothenar deutlich an Dicke zunimmt und im Gegensatz zur Dorsalseite häufig keine Venenzeichnung mehr aufweist. Die Felderhaut des distalen Unterarms geht in die Leistenhaut des Handtellers, Palma manus, über. Die dorsalseitige Behaarung setzt sich über dem Retinaculum extensorum fort, an dessen distaler Begrenzung die Strecksehnen unter der Haut hervortreten. Die *Tabatière*, Fovea radialis, am radialen Rand des Karpus wird von unterschiedlich stark ausgebildeten Anteilen des Rete venosum dorsale manus überbrückt. Palmar spannt sich die Sehne des M. palmaris longus unter der Haut.

Die *sensible Innervation* der karpalen Haut wird wie am distalen Unterarm dorsal durch die Äste des N. radialis und des N. ulnaris und palmar zusätzlich durch den N. medianus sichergestellt. Dorsal ergänzt der N. cutaneus antebrachii posterior aus dem N. radialis das Innervationsgebiet.

Bis auf das Os lunatum und das Os trapezoideum bieten zumindest Teile der palmaren Handwurzel *tastbare Knochenpunkte*. Auf der ulnaren Seite sind dies das Os pisiforme als Sesambein des M. flexor carpi ulnaris und der Haken, Hamulus, des Os hamatum. Radial treten die Rauigkeiten, Tubercula, vom Os scaphoideum und Os trapezium hervor. Dorsal kann zwischen den Strecksehnen das Os capitatum durch Tasten loka-

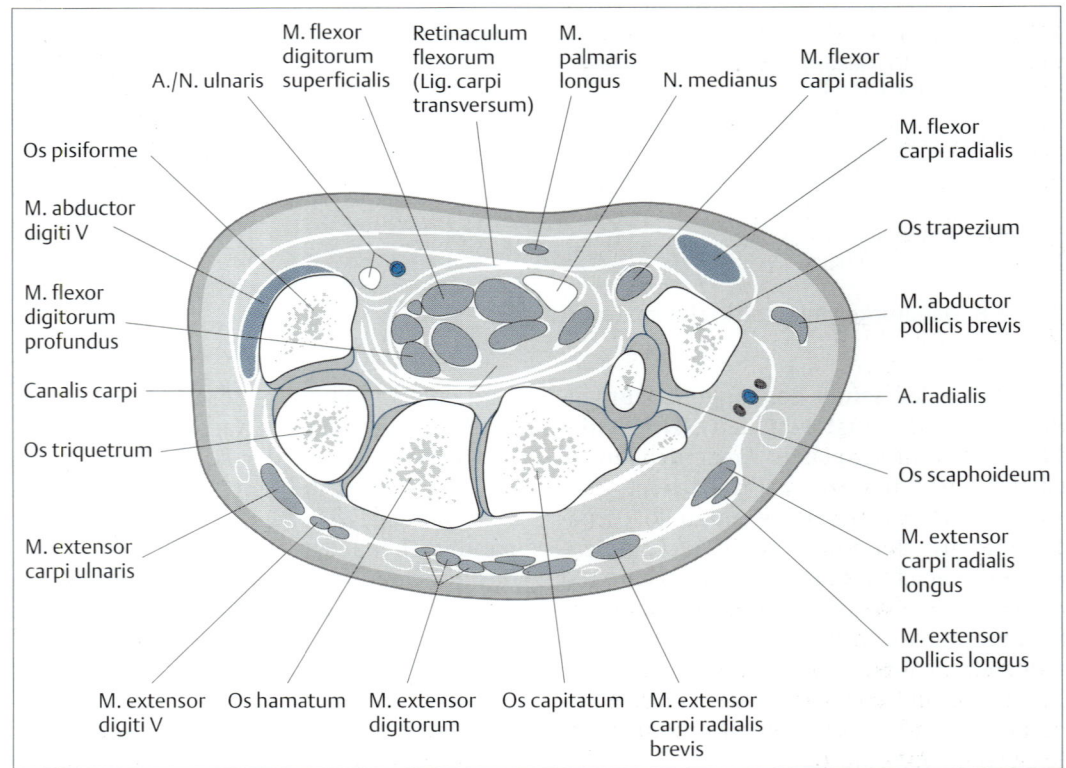

Abb. 5.**9** Transversalschnitt in Höhe des proximalen Karpus.

5.3 Mittelhand

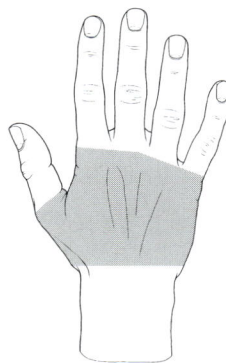

Die 5 Mittelhandknochen, Ossa metacarpi, sind typische Vertreter kleiner Röhrenknochen und setzen sich somit aus *Basis, Schaft,* Corpus und *Kopf,* Caput, zusammen. Die proximal gelegenen Basen der Mittelhandknochen II–V tragen unterschiedliche Gelenkflächen zur Verbindung mit den Karpalknochen und zusätzlich intermetakarpale Gelenkflächen. Die Basis des ersten Metakarpale trägt eine sattelförmige Gelenkfläche. Die Schäfte des Metakarpalia haben einen eher dreiseitigen Querschnitt und die Köpfe sind kugelförmig gestaltet (Abb. 5.**10a** u. **b**).

Der Metakarpus zeigt besonders in seinem distalen Abschnitt eine deutliche Querwölbung, wobei die Mittelhandknochen nach distal divergieren und so den *Hohlhandbogen* fächerförmig vertiefen helfen (Abb. 5.**11**).

Die *Handwurzel-Mittelhand-Gelenke*, Articulationes carpometacarpales, der Finger II–V sind straffe Gelenke, *Amphiarthrosen,* die nur geringgradige Bewegungen zulassen und durch kräftige Bänder, Ligg. carpometacarpalia, dorsal sowie palmar fixiert werden. Die Gelenkspalten bilden in der Regel einen einheitlichen Raum, der nach proximal mit den interkarpalen Gelenkspalten in Verbindung steht und distal durch die intermetakarpalen Gelenkhöhlen der gleichnamigen Gelenke erweitert wird. Bei den Intermetakarpalgelenken, Artt. intermetacarpales, handelt es sich ebenfalls um straffe Gelenke, Amphiarthrosen.

Das erste Handwurzel-Mittelhand-Gelenk, *Daumensattelgelenk* oder Articulatio carpometacarpalis pollicis, stellt ein eigenständiges Gelenk mit sattelförmigen Gelenkflächen des großen Vieleckbeins, Os trapezium, und des ersten Metakarpale dar. Die Gelenkkapsel des Daumensattelgelenks ist relativ schlaff und durch mehrere trapeziometakarpale Bänder verstärkt. Die Gelenkflächenkonfiguration erlaubt die Ab- und Adduktion von 35–40° sowie die Flexion und Extension des Daumens von insgesamt 60°. Die funktionell bedeutsame Opposition des Daumens ist als kombinierte Bewegung aufzufassen und erfordert darüber hinaus eine rotatorische Bewegungskomponente, deren Ausmaß durch eine

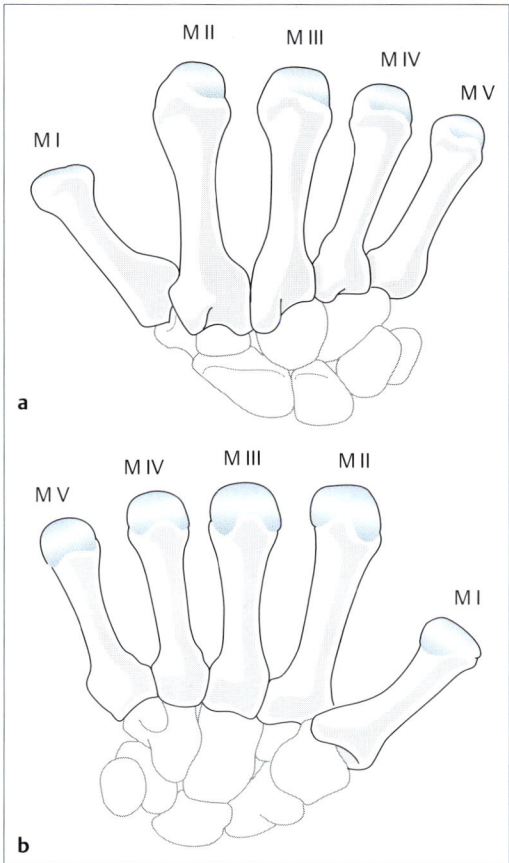

Abb. 5.**10a** u. **b** Mittelhandskelett von **a** dorsal und **b** palmar.

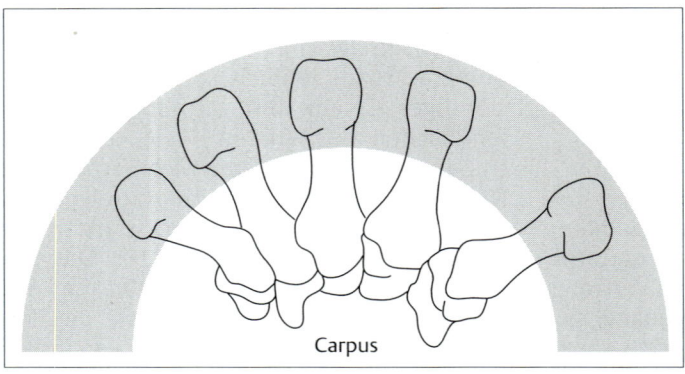

Abb. 5.**11** Schematische Darstellung des metakarpalen Hohlhandbogens.

Subluxation beider Sattelgelenkflächen verstärkt wird. Eine Kombination der Grundbewegungen Abduktion-Adduktion und Flexion-Extension ermöglicht die Kreiselung, Zirkumduktion, des Daumens (Abb. 5.**12**).

> **Klinik:** Die Luxationsfähigkeit des Daumensattelgelenks führt bei chronischer Überlastung frühzeitig zu pathologischen Gelenkveränderungen, die im Rahmen einer Daumensattelgelenksarthrose, Rhizarthrose, auftreten und so mehr oder minder starke Funktionseinbußen der Greifhand verursachen.

Die Mittelhand formt in typischer Weise den Handrücken und die Hohlhand, wobei besonders die Elemente des aktiven Bewegungsapparates das Oberflächenrelief der Handflächen prägen.

Am Metakarpus treten den langen, vom Unterarm kommenden *extrinsischen* Hand- und Fingermuskeln, die mit ihren Sehnen das *Dorsum* und die *Palma manus* durchqueren, die kurzen oder *intrinsischen* Hand- und Fingermuskeln zur Seite. Letztere bilden, von bindegewebigen Septen umhüllt, drei separate Hohlhandräume aus. Aufgrund der Funktionsvielfalt der Randfinger, des Daumens und des Kleinfingers, bilden sich *Daumenballen*, Thenar, und *Kleinfingerballen*, Hypothenar, heraus und umgreifen so eine mittlere Zone, die dem zweiten bis vierten Mittelhandknochen entspricht. Thenar und Hypothenar bilden dabei gleichzeitig ein kräftiges Polster für die Greiffläche der Hand. Obwohl in unterschiedlichen Ebenen angeordnet, gehören alle kurzen Hand- und Fingermuskeln den ventralen oder palmaren Muskeln, den genetischen Beugern, an. Sie werden deshalb auch von den beiden ventralen Handnerven, N. medianus und N. ulnaris, motorisch innerviert (Abb. 5.**13**).

Der *Handrücken*, Dorsum manus, ist durch die zu den Fingern hin divergierenden Sehnen der Strecker gekennzeichnet. Im Gegensatz zur Hohlhand enden die Strecksehnenscheiden nach Unterqueren des dorsalen Haltebandes, Retinaculum extensorum, über den Basen der Mittelhandknochen. Als Bestandteil der Handrückenfaszie entsteht ein peritendinöses Bindegewebe, das durch

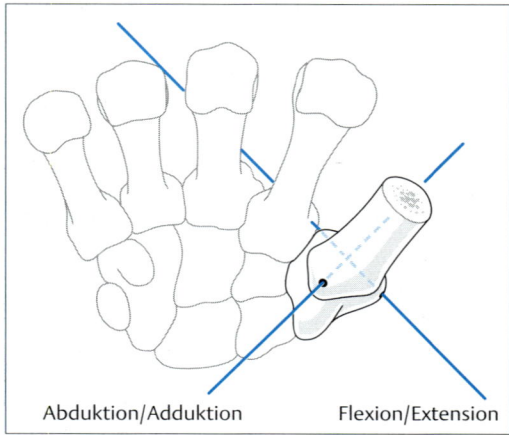

Abb. 5.**12** Bewegungsachsen des Daumensattelgelenks.

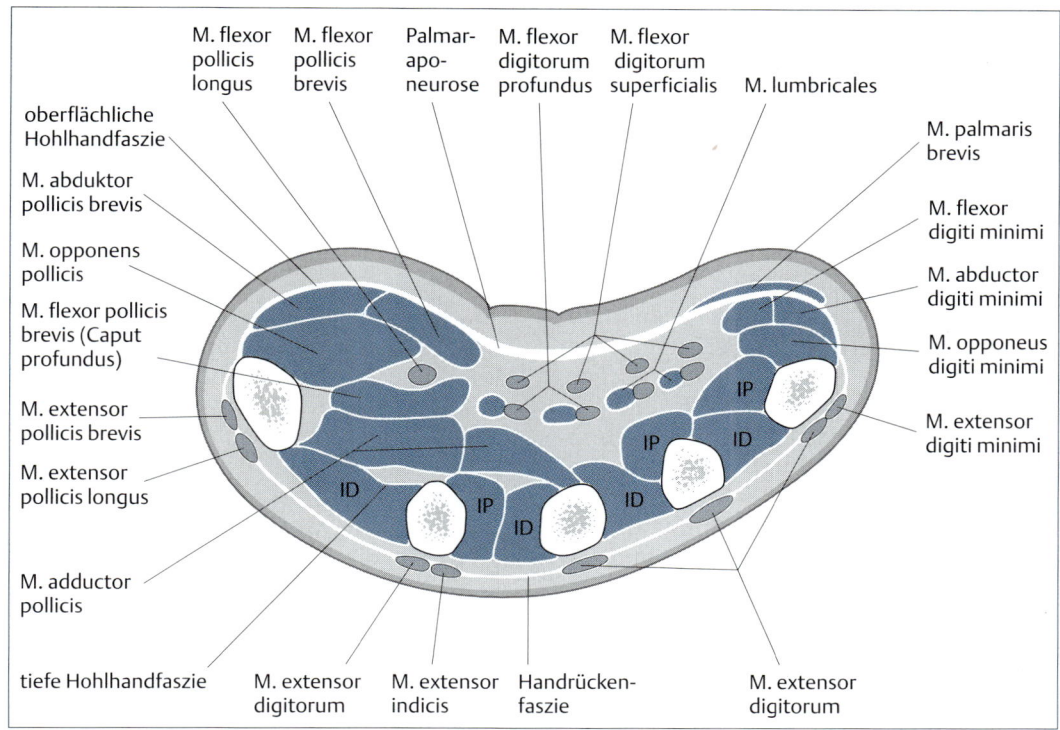

Abb. 5.13 Transversalschnitt in Höhe des Metakarpus.

eine ausgeprägte Schichtenbildung sehnenscheidenähnliche Gleiträume für die mobilen Strecksehnen bereitstellt. Grundlage dieser dorsalen Gleitgewebe ist das tiefe Blatt der Handrückenfaszie, die in Fortführung der Strecksehnenfächer des Retinaculum extensorum Führungsröhren für die extrinsischen Hand- und Fingermuskeln bildet. Proximal der metakarpalen Köpfe kommt es zu einer transversalen Verbindung der Strecksehnen über Sehnenbrücken, Connexus intertendinei, die als straffe Bindegewebszüge zu einer radioulnaren Stabilisierung der Strecksehnen beitragen. Darüber hinaus bewirken diese Sehnenverbindungen eine individuell unterschiedlich ausgeprägte mechanische Kopplung der Streckung der Finger II–V. Der Zeigefinger, Index, verfügt in der Regel über einen zusätzlichen, tiefer gelegenen Strecker, dessen Sehne keine intertendinöse Verbindung aufweist und so eine ausgiebigere Eigenstreckung des Fingers ermöglicht. Als Rudiment eines tiefen, kurzen Streckers, der bei manchen Anthropoiden beobachtet wird, kann der Mittelfinger einen kurzen Streckmuskel tragen, dessen Muskelbauch dann auf dem Handrücken liegt.

Bedeckt von den Strecksehnen, verlaufen die dorsalen Zwischenknochenmuskeln, Mm. interossei dorsales. Diese Muskeln sind aufgrund ihrer dorsalen Lage zum tiefen queren Hohlhandband, Lig. metacarpale transversum profundum, weit in den dorsalen intermetakarpalen Raum verlagert. Der ulnare Handrücken wird vom Abspreizer des Kleinfingers, M. abductor digiti minimi, als Teil des Kleinfingerballens begrenzt. Der radiale Handrücken lässt den ersten dorsalen Zwischenknochenmuskel breitflächig hervortreten und findet seine scharfe Grenze an den Sehnen der beiden Daumenstrecker, M. extensor pollicis longus und M. extensor pollicis brevis, zwischen denen unmittelbar distal des Retinaculum extensorum in der Fovea radialis der Puls der A.

radialis auf dem Os trapezium getastet wird (Abb. 5.**14**).

Die *Hohlhand* beherbergt in mehreren Lagen die extrinsischen und intrinsischen Beugemuskeln und wird radial oder daumenwärts ebenso wie ulnar oder kleinfingerwärts von einem deutlicher differenzierten Daumen- und Kleinfingerballen begrenzt. Die tiefste Schicht der kurzen Handmuskeln bilden die *Zwischenknochenmuskeln*, Mm. interossei. Sie verlaufen in den Zwischenräumen der Mittelhandknochen, Spatia interossea. Diese Muskeln entsprechen kurzen Beugern, die im Fingergrundgelenk zusätzlich Ab- und Adduktionsbewegungen ermöglichen. Die Mm. interossei dorsales entspringen zweiköpfig an den benachbarten Mittelhandknochen und formen auf diese Weise vier Muskelbäuche. Die drei Mm. interossei palmares entspringen von der Ulnarseite des zweiten und den Radialseiten des vierten und fünften Metakarpale und sind schwächer ausgeprägt als die dorsalen Zwischenknochenmuskeln. Von palmar kommend, ziehen alle Interossei zur Basis der Grundphalanx der Finger II bis V und inserieren außerdem in die Dorsalaponeurose dieser Finger (Abb. 5.**15a** u. **b**). Grundsätzlich sind die dorsalen Zwischenknochenmuskeln konvergent zur Mittelfingerachse, die palmaren divergent zur Mittelfingerachse ausgerichtet, so dass die dorsalen abduzierend und die palmaren adduzierend wirken. Der dritte Strahl, nur von dorsalen Interossei besetzt, wird durch den Zug dieser Muskeln in der Mittellinie fixiert. Für die Greiffunktion der Hand ist

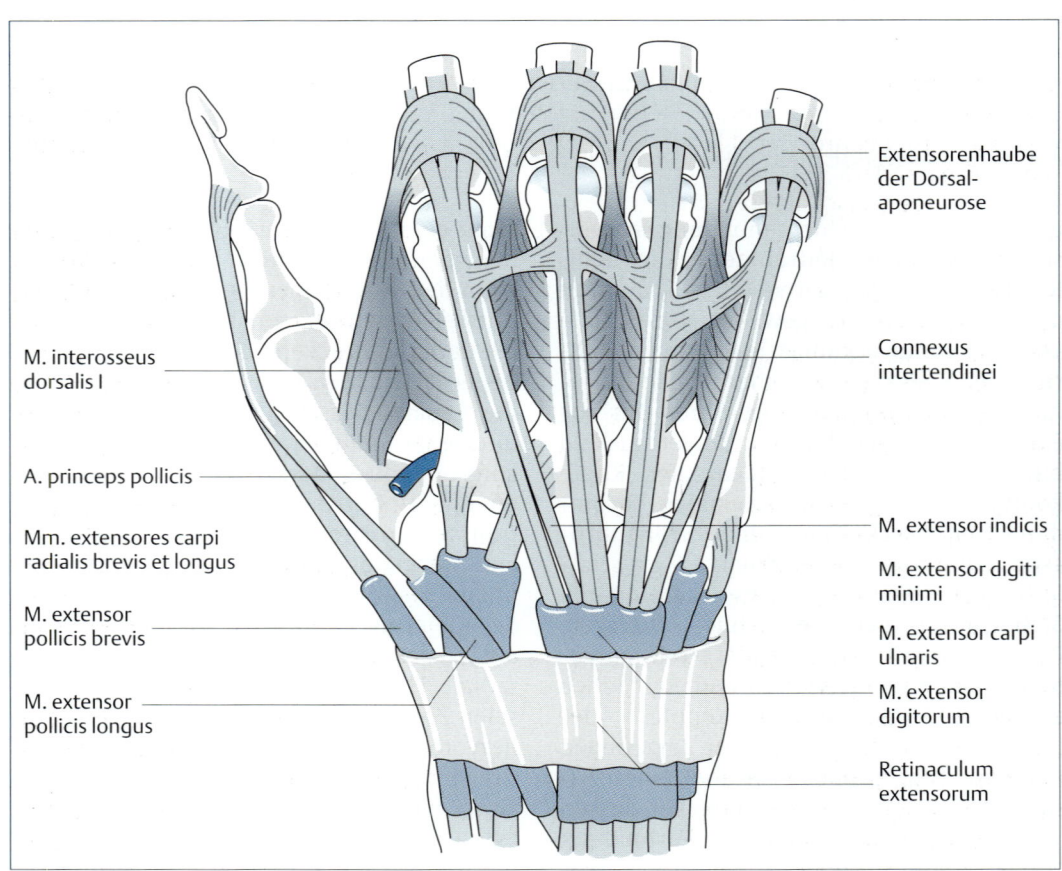

Abb. 5.**14** Strecksehnenapparat und Mm. interossei der Hand.

5.3 Mittelhand

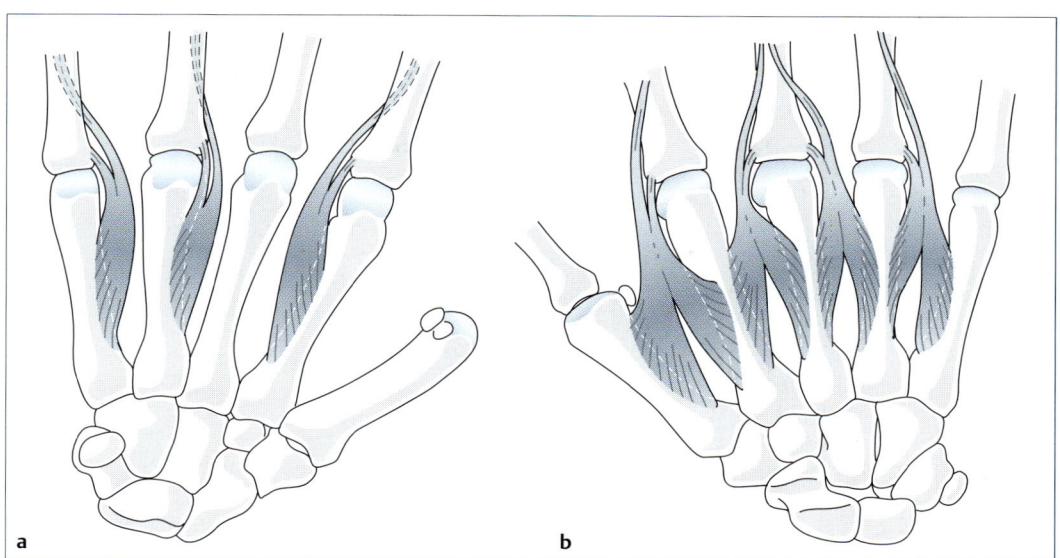

Abb. 5.**15a** u. **b** Metakarpus mit **a** Mm. interossei palmares und **b** Mm. interossei dorsales.

die aufgrund der seitlichen Insertion der Interossei verursachte rotatorische Bewegungskomponente der Finger bedeutsam. Neben dem Daumen besitzt der Kleinfinger ein ausgeprägtes Rotationsvermögen.

Im Gegensatz zu den Zwischenknochenmuskeln verlaufen die vier *Wurmmuskeln*, Mm. lumbricales, palmar des tiefen queren Hohlhandbandes. Sie entspringen am radialen Rand der Sehnen des tiefen Fingerbeugers und strahlen an dieser Seite in die Dorsalaponeurose des zweiten bis fünften Fingers ein. Ihrer Lage nach können sie zwar die Beugung in den Grundgelenken der Finger und deren Streckung in den Interphalangealgelenken unterstützen, zeigen aber elektromyographisch höhere Aktivitäten während der Streckung der Finger in ihren Grundgelenken. Durch den Zug dieser Muskeln kommt es offenbar zu einer vermehrten Freigabe der tiefen Beugesehnen, was wiederum die Fingerstreckung erleichtert. Die Mm. lumbricales variieren hinsichtlich ihres Ursprungs und Ansatzes, wobei die Variationshäufigkeit vom ersten zum vierten Muskel zunimmt. Aufgrund ihres mobilen Ursprungs an den tiefen Beugesehnen werden sie bei Flexion der Finger in den Karpaltunnel hineingezogen, so dass ihre proximalen Anteile die distale Radiuskante erreichen können (Abb. 5.**16**).

Bedeckt werden die kurzen Handmuskeln von der *tiefen Hohlhandfaszie* und der darüber liegenden karpalen Sehnenscheide des tiefen und oberflächlichen Fingerbeugers, die kleinfingerwärts ohne Unterbrechung in die digitale Sehnenscheide übergeht. Der Daumen besitzt eine eigene, die Sehne des langen Daumenbeugers in voller Länge umgebende Sehnenscheide. Die gemeinsame Sehnenscheide des zweiten bis vierten Strahls endet in der Regel auf mittlerer Höhe des Metakarpus und setzt sich nach kurzer Unterbrechung proximal der Fingergrundgelenke in den digitalen Sehnenscheiden fort (Abb. 5.**17**).

Vier kurze palmare Muskeln – M. abductor pollicis brevis, M. opponens pollicis, M. flexor pollicis brevis und M. adductor pollicis – formen den *Daumenballen*, Thenar, und sind gleichzeitig Ausdruck der wesentlich höheren Mobilität des ersten Strahls. Diese das gesamte erste Metakarpale bis auf einen

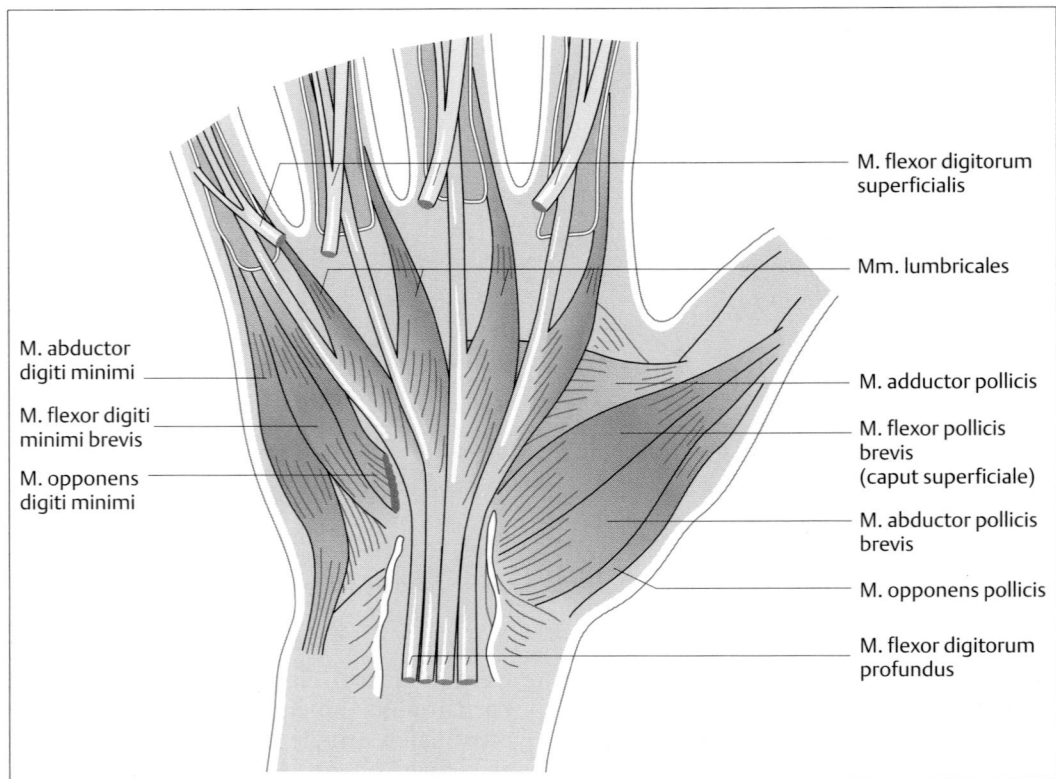

Abb. 5.**16** Metakarpus und Mm. lumbricales.

dorsalen Streifen umgebende Muskulatur ermöglicht dabei nicht nur eine enorme Beweglichkeit des Daumens, sondern stabilisiert auch aktiv die Daumengelenke, vor allem das Daumensattelgelenk. Die Daumenmuskeln entspringen hauptsächlich (Ausnahme: tiefe Köpfe) vom Retinaculum flexorum und von den beiden radialen Handwurzelknochen, Skaphoid und Trapezium. Sie ziehen zum lateralen und medialen Sesambein und zur Gelenkkapsel des Daumengrundgelenks sowie zur Grundphalanx des Daumens. Einzig der M. opponens inseriert am radialen Rand des ersten Mittelhandknochens. Neben den namensgebenden Wirkungen der einzelnen Thenarmuskeln sind ihre rotatorischen Bewegungskomponenten für die Gegenüberstellung des ersten Strahles und damit für die Greiffunktion von Wichtigkeit. Hervorzuheben ist hierbei besonders der kurze Daumenbeuger, M. flexor pollicis brevis, der zwischen seinen beiden Köpfen die Sehne des langen Daumenbeugers führt und den Daumen gegen Widerstand kräftig opponiert (Abb. 5.**18**).

Die drei Muskeln des *Kleinfingerballens*, Hypothenar – M. abductor digiti minimi, M. flexor digiti minimi, M. opponens digiti minimi – entspringen vom ulnaren Rand des Retinaculum flexorum und der so genannten Eminentia ulnaris carpi (Hakenbein, Os hamatum und Erbsenbein, Os pisiforme). Hervorzuheben ist die Wirkung des tiefliegenden M. opponens, der gemeinsam mit den Mm. interossei von der profunden Hohlhandfaszie bedeckt wird. Aufgrund seines schrägen Verlaufs zum lateralen Rand des fünften Metakarpale und der höheren Beweglichkeit des fünften Karpometakarpalgelenks zieht dieser Muskel den fünften

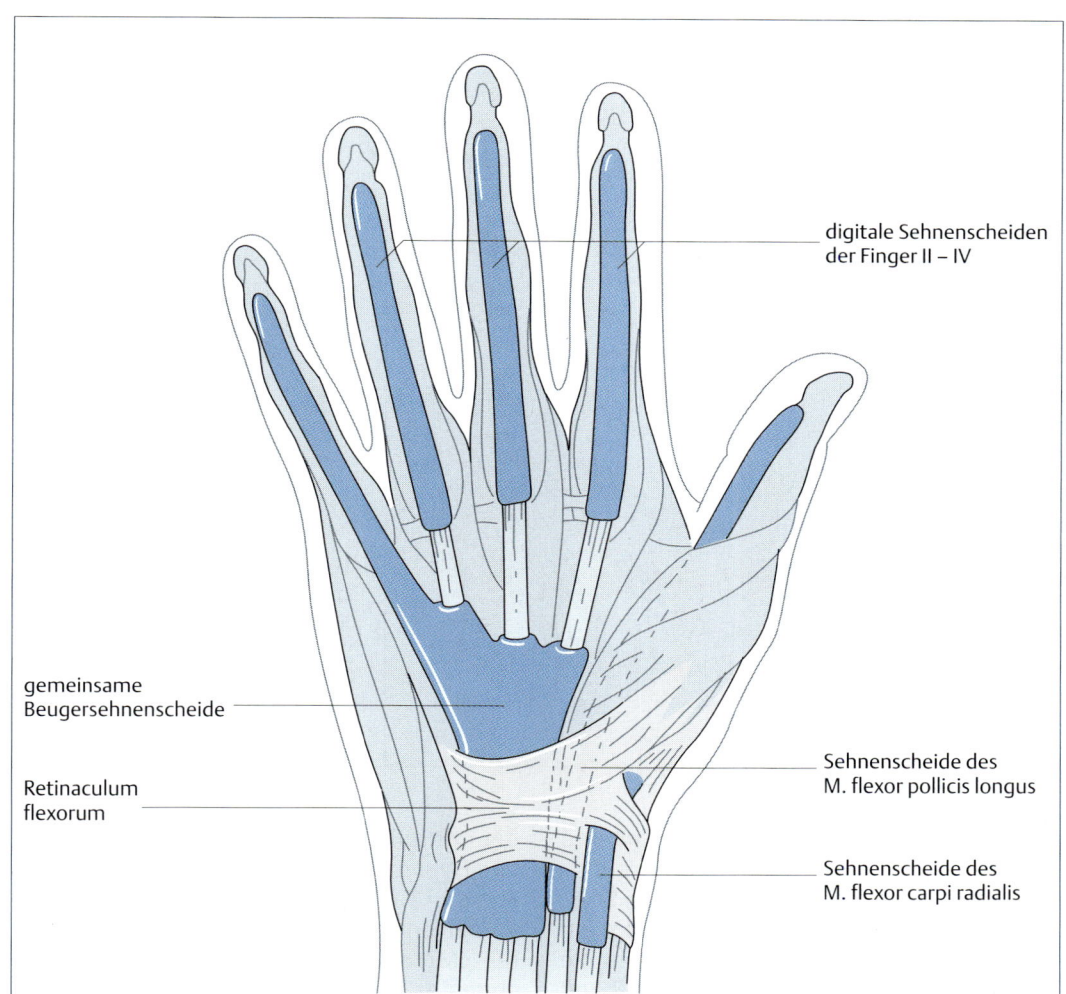

Abb. 5.17 Beugesehnenscheiden der Hand.

Strahl aus der Ebenen der anderen Mittelhandknochen in die Opposition zum Daumen und verstärkt so gleichzeitig die Hohlhandwölbung (Abb. 5.**19**).

Als derbe Deckschicht liegt den kurzen Handmuskeln sowie den Sehnen der Fingerbeuger die *Palmaraponeurose* der Hand auf. Diese Bindegewebsplatte, in die ein inkonstanter M. palmaris longus, auf dem Retinaculum flexorum verlaufend, spannend inserieren kann, befestigt sich proximal an transversalen Verstärkungszügen der Unterarmfaszie und zieht mit Längsfasern zum zweiten bis fünften Finger. Darüber hinaus besitzt die Palmaraponeurose kräftige transversale Bandzüge, deren am weitesten nach distal vorgeschobene Anteile als oberflächliches queres Hohlhandband, Lig. metacarpale transversum superficiale, die Grundlage der so genannten *Schwimmhäute*, Ligg. natatoria, sind. Die Palmaraponeurose steht über sagittale, neben den Beugesehnen zum tiefen queren Hohlhandband ziehende Bindegewebssepten auch mit der tiefen Hohlhandfaszie in Verbindung. Diese Septen bil-

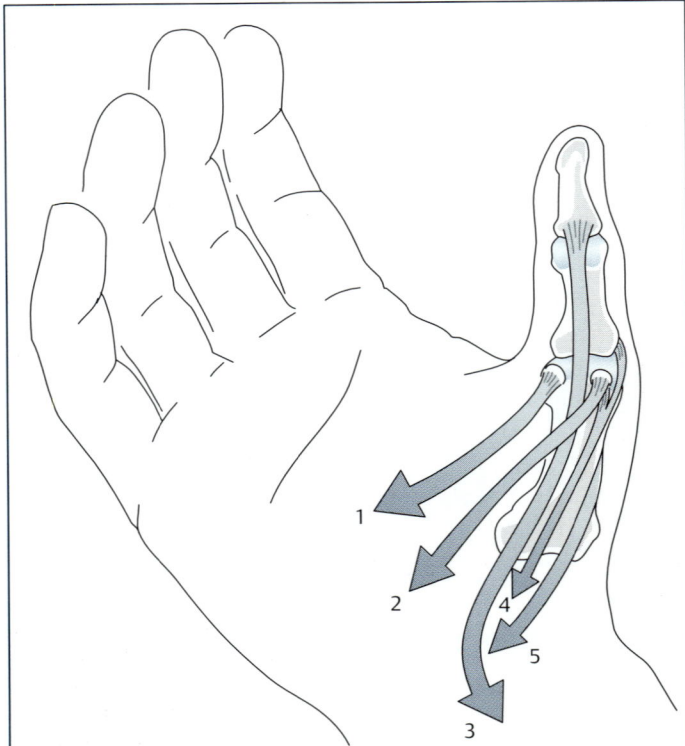

Abb. 5.**18** Funktionsschema der Daumenballenmuskulatur.
1 M. adductor pollicis,
2 M. flexor pollicis brevis (Caput superficialis),
3 M. flexor pollicis longus,
4 M. abductor pollicis,
5 M. opponens pollicis.

den tiefe metakarpale Funktionsräume und verankern außerdem die kutanen Greifflächen des Handtellers am Mittelhandskelett. Die Palmaraponeurose bildet so ein stabiles, die darunter liegenden Weichteile schützendes Widerlager der Greifhand (Abb. 5.**20**).

Klinik: Fibrosierungen und Schrumpfungen vor allem der längsorientierten Faserzüge der Palmaraponeurose führen zur Ausbildung derber Stränge und Knoten, die mit einer Beugekontraktur der Finger einhergehen können. Diese als Morbus Dupuytren beschriebene pathologische Veränderung der Palmaraponeurose führt häufig zu enormen Funktionseinschränkungen der Hand.

Die Palmaraponeurose begrenzt durch bindegewebige Septen in Verbindung mit den Faszien der kurzen Handmuskeln drei weitgehend abgeschlossene Räume im Bereich der Mittelhand: den *Thenar-, Mittelhand- und Hypothenarraum.* Der Thenarraum wird von den Faszien der Thenarmuskulatur begrenzt und reicht nach ulnar bis zum dritten Metakarpale. Der Hypothenarraum, ebenfalls von der entsprechenden Muskelfaszie umhüllt, reicht vom Os pisiforme bis zur Basis der fünften Grundphalanx. Zwischen beiden liegt der Mittelhandraum, *Spatium palmare medianum*, der, proximal am karpalen Sehnenscheidensack beginnend, nach distal in acht Gleiträumen für die Beugesehnen und die Mm. lumbricales sowie die digitalen Leitungsbahnen endet. Die bindegewebige Abgrenzung zu den seitlichen Kammern des Thenar und Hypothenar kann dabei als Fortsetzung des Karpaltunnels aufgefasst werden.

Klinik: Entzündliche Prozesse im Bereich des Thenar- oder Hypothenarraumes bleiben zunächst auf diese bindegewebig aus-

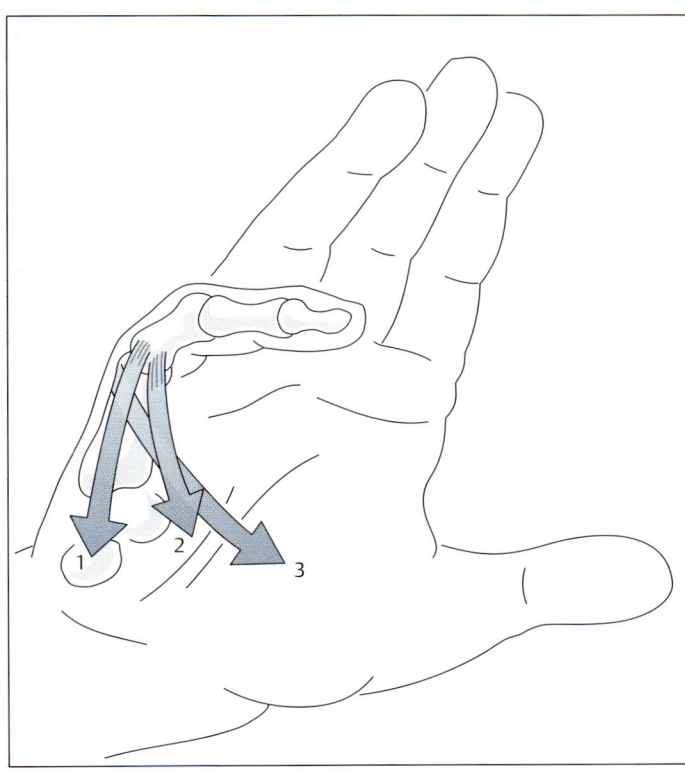

Abb. 5.**19** Funktionsschema der Kleinfingerballenmuskulatur.
1 M. abductor digiti minimi,
2 M. flexor digiti minimi,
3 M. opponens digiti minimi.

gekleideten Räume beschränkt. Entzündungen des Mittelhandraumes können sich nach proximal bis zum Unterarm ausdehnen.

Die *Blutversorgung* des *Handrückens* erfolgt über die A. radialis und die aus ihrem R. carpalis dorsalis hervorgehenden metakarpalen Ästen, Aa. metacarpales dorsales. Die A. radialis und die Aa. metacarpales dorsales verlaufen gemeinsam mit den Strecksehnen in einem Raum, der palmar vom tiefen Blatt und dorsal vom oberflächlichen Blatt der Handrückenfaszie, Fascia dorsalis manus, begrenzt wird. Letztere steht als Fortsetzung der Unterarmfaszie, Fascia antebrachii, mit dem Retinaculum extensorum in Verbindung. Kurz vor Erreichen des ersten Zwischenknochenraumes, durch den die Arterie zur Hohlhand wechselt, gibt sie die erste Mittelhandarterie, A. metacarpalis dorsalis I, ab. Im ersten Zwischenknochenraum, Spatium interosseum primum, entspringen aus dieser Arterie die dorsalen Fingerarterien, Aa. digitales dorsales, für die Dorsalseite des Daumens und des radialen Zeigefingers. Die übrigen metakarpalen Arterien teilen sich im zweiten bis vierten Zwischenknochenraum in jeweils zwei dorsale Fingerarterien. In die Aa. metacarpales dorsales münden Verbindungsäste, Rr. perforantes, der palmaren Metakarpalarterien, Aa. metacarpales palmares.

Da die Strecksehnen auf dem Handrücken in der Regel keine Sehnenscheiden ausbilden, kommt dem Bindegewebe zwischen den Blättern der *Handrückenfaszie* eine besondere Bedeutung zu. Aufgrund des lamellenartigen Aufbaus dieser Faszienschichten erhalten die Strecksehnen ein *peritendinöses Gleitlager*, dessen physiologische und pathologische Eigenarten denen der Sehnenscheiden entsprechen. Auf der oberflächlichen Handrückenfaszie verzweigt sich ein venöses Netz, Rete venosum dorsale manus,

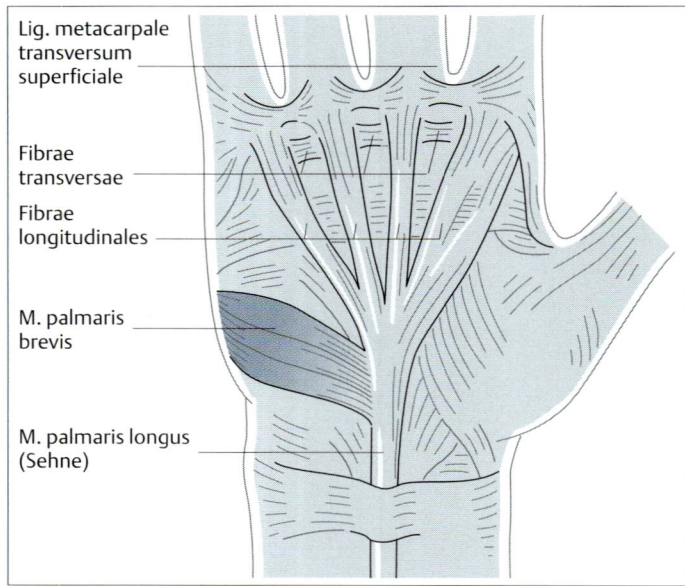

Abb. 5.**20** Palmaraponeurose der Hand.

das als Zufluss- und Sammelsystem die V. cephalica und die V. basilica speist. Mit den Venen verlaufen die sensiblen Äste des R. superficialis des N. radialis und des R. dorsalis des N. ulnaris. Beide Nerven versorgen jeweils die radiale und ulnare Hälfte der Handrückenhaut.

Die *Gefäß-Nervenbahnen* der *Hohlhand* verlaufen in zwei Schichten, einer *subfaszialen* und einer *tiefen*. Die subfaszialen Bahnen liegen in einer dünnen Fett-Bindegewebsschicht zwischen der Palmaraponeurose und den Beugesehnen, die tiefen Bahnen verlaufen auf der tiefen Hohlhandfaszie, bedeckt vom Beugesehnenapparat und dessen Begleitmuskeln.

Die subfaszialen Gefäße werden durch den *oberflächlichen Hohlhandbogen*, Arcus palmaris superficialis, aus der A. ulnaris mit seinen Ästen und Begleitvenen gebildet. Der oberflächliche Hohlhandbogen erstreckt sich auf den Sehnen der Fingerbeuger und kann durch einen R. palmaris superficialis mit der A. radialis in Verbindung treten. Aus der Konvexität des Bogens entspringen die A. digitalis palmaris propria V und drei bis vier Aa. digitales palmares communes. Die gemeinsamen Fingerarterien spalten sich in Höhe der Grundgelenke in jeweils zwei kräftige palmare Fingerarterien, Aa. digitales palmares propriae. Die A. ulnaris versorgt somit in der Regel $3^{1}/_{2}$ ulnare Finger.

Der N. medianus teilt sich bereits im Karpaltunnel in seine Äste, die sowohl zum Daumenballen (ausgenommen M. adductor pollicis, tiefer Kopf des Flexor pollicis brevis) als auch als *Nn. digitales palmares communes* nach distal divergieren und dabei den oberflächlichen Hohlhandbogen unterkreuzen. Aus diesen gemeinsamen palmaren Nerven entspringen Nervenäste für die Lumbricalismuskeln I und II und die Nn. digitales palmares proprii für die Haut der $3^{1}/_{2}$ radialen Finger. Der N. ulnaris teilt sich in Höhe des Erbsenbeins in einen R. profundus für die Kleinfingerballenmuskulatur und einen R. superficialis für den M. palmaris brevis und die Hautäste für die ulnaren $1^{1}/_{2}$ Finger.

Der tiefen Gefäßschicht gehört der *tiefe Hohlhandbogen*, Arcus palmaris profundus, aus der A. radialis an. Ehe die A. radialis die tiefe Hohlhand über das Spatium interosseum I erreicht, gibt sie im Daumenballen die A. princeps pollicis ab. Diese Arterie teilt sich unter dem M. opponens pollicis in zwei

5.3 Mittelhand

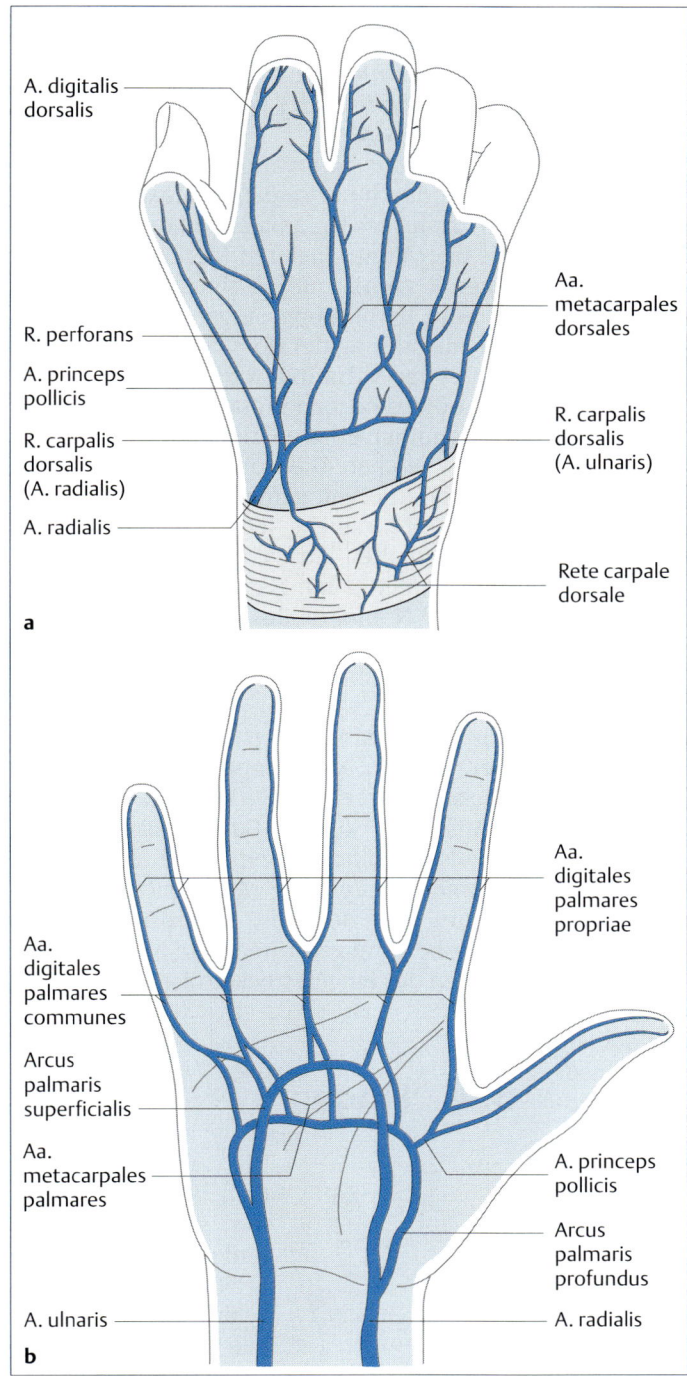

Abb. 5.21a u. b Arterielle Gefäßversorgung von a Handrücken und b Hohlhand.

Aa. digitales palmares propriae für die ulnare und radiale Daumenseite. Der tiefe Hohlhandbogen liegt proximaler als der oberflächliche und ist durch einen R. palmaris profundus an seinem ulnaren Pol mit dem oberflächlichen verbunden. Aus dem tiefen Hohlhandbogen entspringen drei bis vier Aa. metacarpales palmares, die mit jeweils einer A. digitales palmaris communis des oberflächlichen Hohlhandbogens in Verbindung stehen. Die hier geschilderten Gefäßverhältnisse der Hohlhandbögen sind nur bei etwa einem Drittel der Menschen anzutreffen. So kann der oberflächliche Hohlhandbogen auch ausschließlich durch die A. ulnaris, durch eine A. mediana antebrachii, durch drei Arterien gebildet werden oder als offener Bogen in Erscheinung treten. In gleicher Weise variieren der tiefe Hohlhandbogen und die Abgänge der Fingerarterien (Abb. 5.**21a** u. **b**).

Aus einem feinen oberflächlichen *Lymphgefäßsystem* und einem tiefen System wird die Lymphe ähnlich dem venösen Abfluss hauptsächlich durch die Zwischenknochenräume zum Handrücken geleitet. Hier entstehen die mit den Venen nach proximal verlaufenden Lymphbahnen. Kleinkalibrige Lymphbahnen begleiten die Äste der A. ulnaris und A. radialis in der Tiefe der Hohlhand.

Die *Haut* zeigt an Handrücken und Handteller deutliche morphologische Unterschiede, die u.a. als Ausdruck einer differenten mechanischen Belastung aufgefasst werden können. So wird das Dorsum manus von einer relativ dünnen und behaarten Felderhaut bedeckt, die sowohl das dorsale Venennetz der Hand, Rete venosum dorsale manus, als auch die Sehnen des M. extensor digitorum hervortreten lässt. Über den Köpfen der Metakarpalia verdickt sich die unbehaarte Felderhaut, ist jedoch hier wie am übrigen Handrücken gut verschieblich und kann in Falten abgehoben werden. Die Haut des Handtellers ist an der Palmaraponeurose durch kräftige Haltebänder, Retinacula cutis, fixiert und deshalb kaum verschieblich. Durch fibröse Septen entstehen mit Fettgewebe aufgefüllte Kammersysteme im subkutanen Bindegewebe von Thenar und Hypothenar, die beim Zugreifen einerseits zur Polsterung der Weichteile dienen und andererseits die Abscherung der Haut unter der mechanischen Belastung verhindern. Thenar und Hypothenar sind durch eine stationäre Hautfurche, die Thenarfurche (Linea vitalis), voneinander getrennt.

Die sensible Innervation des Handrückens erfolgt durch die beiden Hautäste des R. superficialis des N. radialis und des N. ulnaris, die über dem mittleren Metakarpale durch einen R. communicans ulnaris des N. radialis eine Verbindung eingehen können. Bei der Ausbildung der dorsalen Hautäste werden einige Variationen beobachtet, die von einer überwiegend radialen bis hin zu einer vornehmlich ulnaren Innervation der Finger II bis V reichen. Die Hohlhand wird von den drei Handnerven gemeinsam versorgt, wobei der N. radialis lediglich den radialen Daumenballen, der N. medianus den ulnaren Daumenballen bis zum Metakarpale IV und der N. ulnaris das radiale vierte Metakarpale und den Kleinfingerballen sensibel innerviert (Abb. 5.**22a** u. **b**).

Gut *tastbar* sind von palmar die Köpfe der vier ulnaren Mittelhandknochen und der Rücken des ersten Metakarpale unter den Sehnen des kurzen Daumenstreckers, M. extensor pollicis brevis, und des langen Daumenabspreizers, M. abductor pollicis longus. Die dorsalen Mittelhandknochen sind über ihre gesamte Länge zwischen den Sehnen der Fingerstrecker tastbar.

5.4 Finger

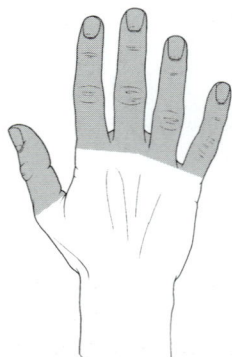

Die Fingerknochen, Ossa digitorum manus, sind kurze Röhrenknochen, die eine proximale Basis, einen Schaft, Corpus und einen distalen Kopf, Caput, unterscheiden lassen. Die Finger II bis V setzen sich aus einer *proximalen, mittleren und distalen Phalanx*

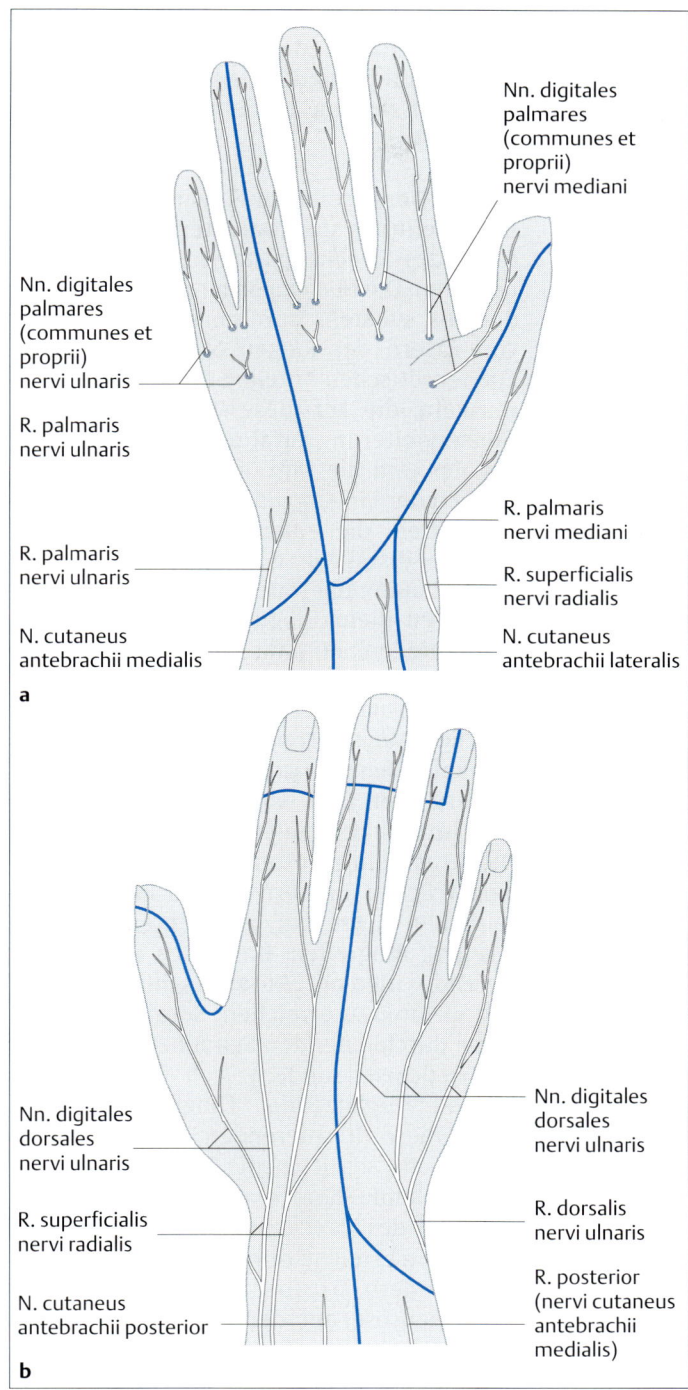

Abb. 5.**22a** u. **b** Hautinnervation der Hand von **a** palmar und **b** dorsal.

zusammen, der *Daumen*, Pollux, besteht aus einer proximalen und einer distalen Phalanx. Die proximalen Phalangen tragen an ihrer Basis eine Gelenkpfanne für die metakarpalen Köpfe. Der Schaft der proximalen Phalanx ist palmar für die Anlagerung des Beugesehnenapparates abgeplattet und nach dorsal konvex gebogen. Der phalangeale Kopf hat die Form einer Rolle. Die mittleren Phalangen der Finger II–V tragen an ihrer Basis eine quergestellte flache Gelenkpfanne, ebenso die distalen Phalangen. Letztere weisen an ihrem Kopf eine Tuberositas phalangis distalis auf, die der Befestigung der Tastballen der Fingerspitzen dient. An den Grundgelenken des Daumens treten regelmäßig ein *mediales* und ein *distales Sesambein* auf. Solche in Muskelsehnen eingelassenen Knochenelemente, Ossa sesamoidea, findet man gelegentlich auch an den benachbarten Grundgelenken (Abb. 5.**23a–c**).

Bei den *Fingergelenken* unterscheidet man die *Grundgelenke*, Articulationes metacarpophalangeales, von den Fingerzwischengelenken oder *Interphalangealgelenken (IP-Gelenke)*, Articulationes interphalangeales. Die Fingergrundgelenke II–V sind morphologische Kugelgelenke, deren Gelenkkapseln werden palmar durch eine faserknorpelige palmare Platte, Lig. palmare, verstärkt. Medial und lateral der metakarpalen Gelenkköpfe ziehen *Kollateralbänder*, Ligg. collateralia, zu den Basen der proximalen Phalangen, deren Ursprung dorsal der Flexionsachse der Gelenke liegt. Auf diese Weise werden diese Bänder mit zunehmender Beugung angespannt und stabilisieren so die flektierten Finger in ihren Grundgelenken. Bei entspannten Kollateralbändern sind in den Grundgelenken *Abduktion* und *Adduktion* um eine dorsopalmare Bewegungsachse ebenso möglich wie eine passive *Rotation*. Das *Daumengrundgelenk* entspricht aufgrund seiner Gelenkflächenkonfiguration, der Anordnung der Kollateralbänder und der Beweglichkeit eher den Interphalangealgelenken.

Das proximale Interphalangealgelenk (PIP) und das distale Interphalangealgelenk (DIP) sind morphologische und funktionelle Scharniergelenke, die ebenfalls Kollateralbänder und palmare Verstärkungen, Ligg. palmaria, aufweisen. In den Interphalangealgelenken findet eine *Flexion* und *Extension* um eine radioulnare Bewegungsachse statt, wobei das Endglied des Daumens eine individuell unterschiedlich ausgeprägte *Hyperextensionsstellung* einnehmen kann (Abb. 5.**24a** u. **b**).

Auf der Dorsalseite der Finger und des Daumens befinden sich charakteristische Strukturen des Streckapparates, die Dorsalaponeurosen. Die *Dorsalaponeurose*, Aponeurosis dorsalis, entsteht durch eine Verknüpfung von Fasern der langen Strecksehnen mit aponeurotischen Anteilen der kurzen Handmuskeln, die auf diese Weise eine Funktionserweiterung erfahren. Die Mm. lumbricales und die Mm. interossei bilden im Bereich der Fingergrundgelenke breite Sehnenplatten, die einerseits mit einem Faserbügel distal vom Grundgelenk die proximale Phalanx überqueren und andererseits mit ihren mehr longitudinal verlaufenden Faseranteilen Kontakt zu der oder den Strecksehnen aufnehmen und so die eigentliche Dorsalaponeurose entstehen lassen. Auf diese Weise erreichen die kurzen Handmuskeln über der proximalen Phalanx den Fingerrücken und werden zu Streckern in den Interphalangealgelenken (Abb. 5.**25**). Die Strecksehnen ihrerseits bilden auf dem Fingerrücken mehrere Faserstränge, die mit seitlichen Zügen das distale Interphalangealgelenk umgreifen, um durch neu hinzutretende mediale Anteile schließlich die Endphalanx zu erreichen. Somit existieren keine durchlaufenden Sehnenzüge auf dem Fingerrücken, sondern sich in mehreren Ebenen ergänzende Längsfasersysteme. Durch diese alternierenden Insertionen und zusätzliche, seitlich in die Dorsalaponeurose einstrahlende Bänder wird eine hohe Lagestabilität des Streckapparates auf dem Fingerrücken erreicht, ohne die Fingerbeugung zu behindern. Darüber hinaus tritt die Dorsalaponeurose auf der Endphalanx durch kurze Bandzüge mit der bindegewebigen Nagelmatrix (Nagelhalfter) in Kontakt (Abb. 5.**26**).

Die Dorsalaponeurose des Daumens weist einige Besonderheiten auf, da hier die beiden Strecksehnen von M. extensor pollicis

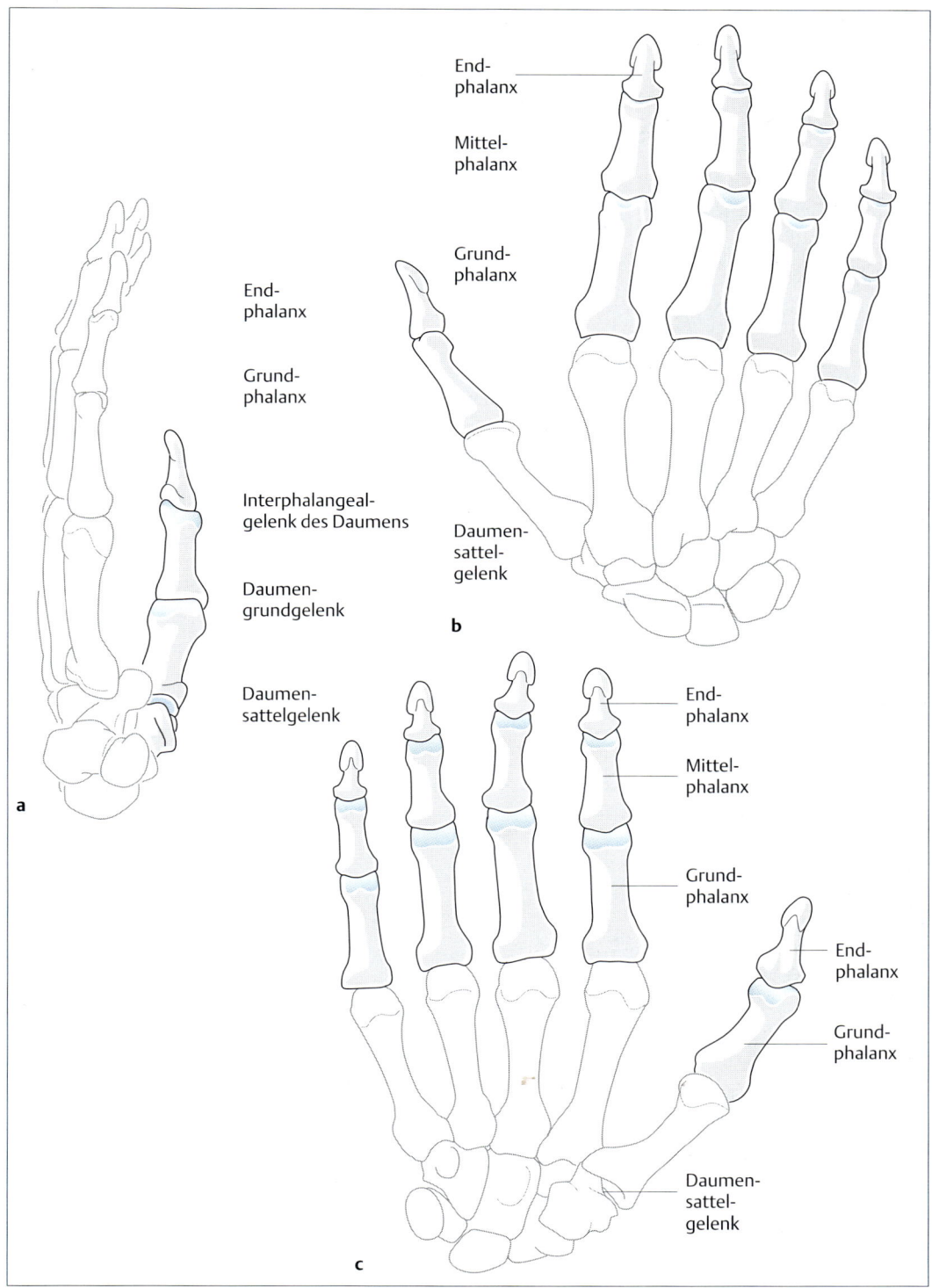

Abb. 5.**23a–c** Fingerskelett der Hand von **a** lateral, **b** dorsal und **c** palmar.

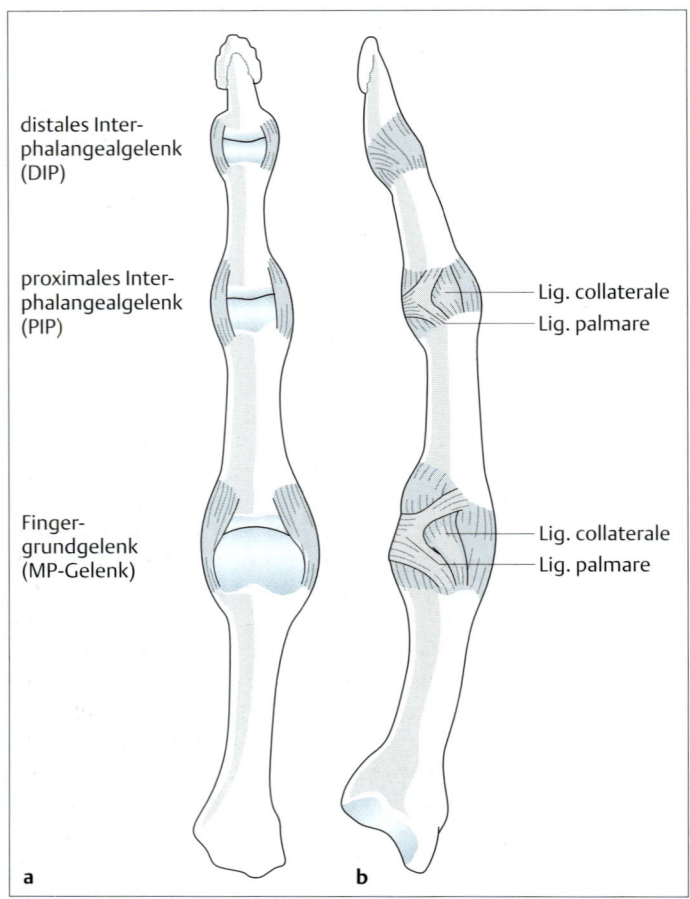

Abb. 5.**24a** u. **b** Phalangealer Bandapparat von **a** dorsal und **b** lateral.

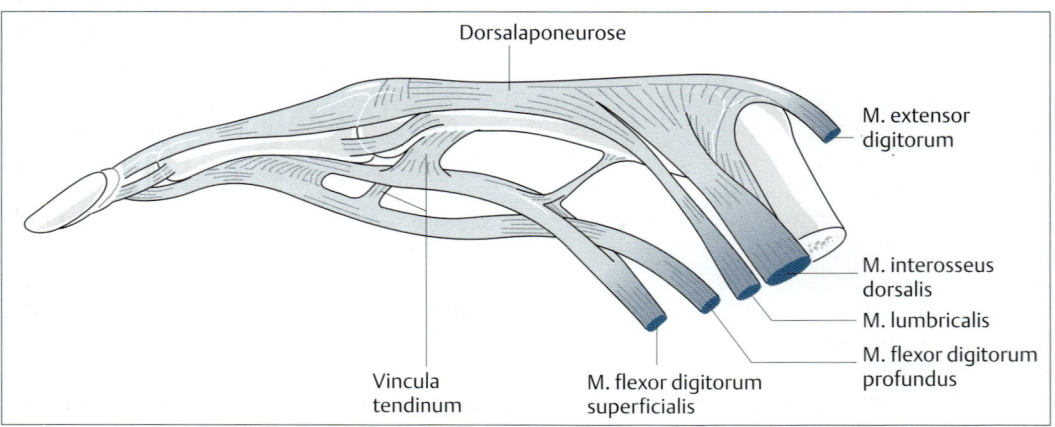

Abb. 5.**25** Phalangealer Streck- und Beugeapparat.

longus und M. extensor pollicis brevis eine Zweischichtung hervorrufen. Während die Sehne des langen Daumenstreckers als ein-
heitlicher Faserzug zum Daumenendglied zieht, lagern sich ihm beidseitig aponeurotische Bandplatten der Daumenballenmus-

5.4 Finger

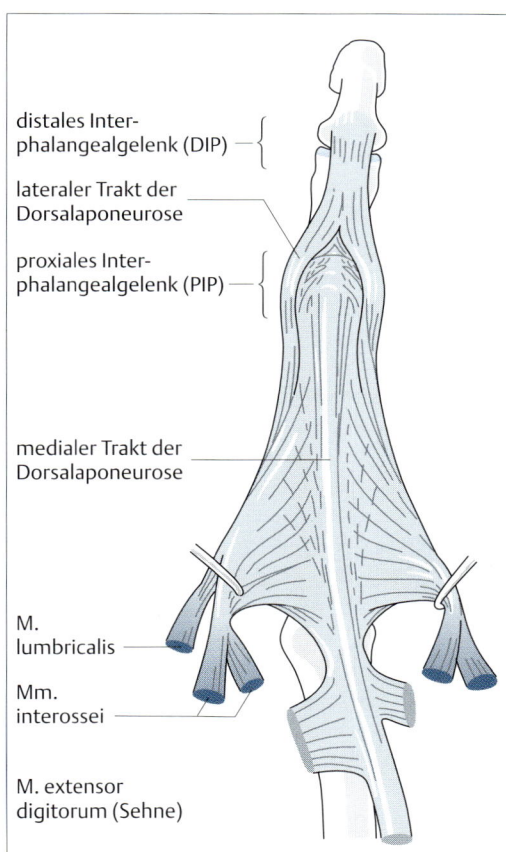

Abb. 5.26 Dorsalaponeurose des Fingers.

Interphalangealgelenk. Hier spaltet sich die Sehne des M. flexor digitorum superficialis in zwei Faserstränge, die an der Mittelphalanx inserieren. Durch diesen Sehnenspalt, *Tendo perforatus*, zieht die Sehne des tiefen Fingerbeugers, *Tendo perforans*, zum Fingerendglied, um dort breitbasig zu inserieren. Die Durchflechtung beider Sehnen bewirkt eine funktionell wichtige Fixierung der längeren tiefen Beugesehnen im Bereich des proximalen Interphalangealgelenks.

Während die *digitalen Sehnenscheiden* des zweiten bis vierten Fingers, von der karpalen gemeinsamen Sehnenscheide getrennt, bis zur Endphalanx verlaufen, tritt die fünfte digitale Sehnenscheide beim Erwachsenen häufig mit der karpalen in Verbindung, so dass sich ein kontinuierlicher Synovialsack am fünften Strahl bis zur Endphalanx ausdehnt. Die äußeren Faserschichten der digitalen Sehnenscheiden sind durch bindegewebige Verstärkungszüge gekennzeichnet. Sowohl in den interartikulären Abschnitten als auch in den Gelenkbereichen verlaufen kollagene Faserzüge ringförmig, Ligg. anularia, oder gekreuzt, Ligg. cruciformia, um die im synovialen Gleitlager gelagerten Beugesehnen zu sichern und so die Stabilität der Beugesehnen und ihrer Sehnenscheiden während der Fingerexkursion zu gewährleisten. Die Beugesehnen selbst werden von arkadenförmigen Bindegewebsbrücken, Vincula, begleitet, die als Meso(-tendineum) die Gefäßversorgung der Sehnen sichern (Abb. 5.27 u. 5.28).

Die morphologischen Verhältnisse am *palmaren Daumen* unterscheiden sich vor allem durch den Verlauf der Sehne des M. flexor pollicis longus von denen an den Langfingern (II–V). Während der kurze Daumenbeuger, M. flexor pollicis brevis, zum radialen Sesambein am Daumengrundgelenk zieht, gelangt die lange Beugesehne des Daumens zwischen dem oberflächlichen und dem tiefen Kopf des kurzen Beugers zum Endglied. Die digitale Beugesehnenscheide des Daumens bildet regelhaft eine Einheit mit der karpalen Sehnen-

keln an, in denen die Sesambeine eingewoben sind. Die darunter verlaufende Sehne des kurzen Streckers bildet über dem Daumengrundgelenk eine Faserhaube (Extensorenhaube), ehe sie an der proximalen Phalanx inseriert. Die Extensorenhaube fixiert und führt die von ulnar schräg einstrahlende lange Strecksehne.

Die Palmarseite der Finger wird morphologisch durch die Beugesehnen, die *synovialen* digitalen Beugesehnenscheiden und die ligamentären Hilfsstrukturen der *bindegewebigen* digitalen Sehnenscheiden gestaltet. Die Sehnen des *oberflächlichen* und *tiefen Fingerbeugers*, M. flexor digitorum superficialis und M. flexor digitorum profundus, verlaufen übereinander bis zum proximalen

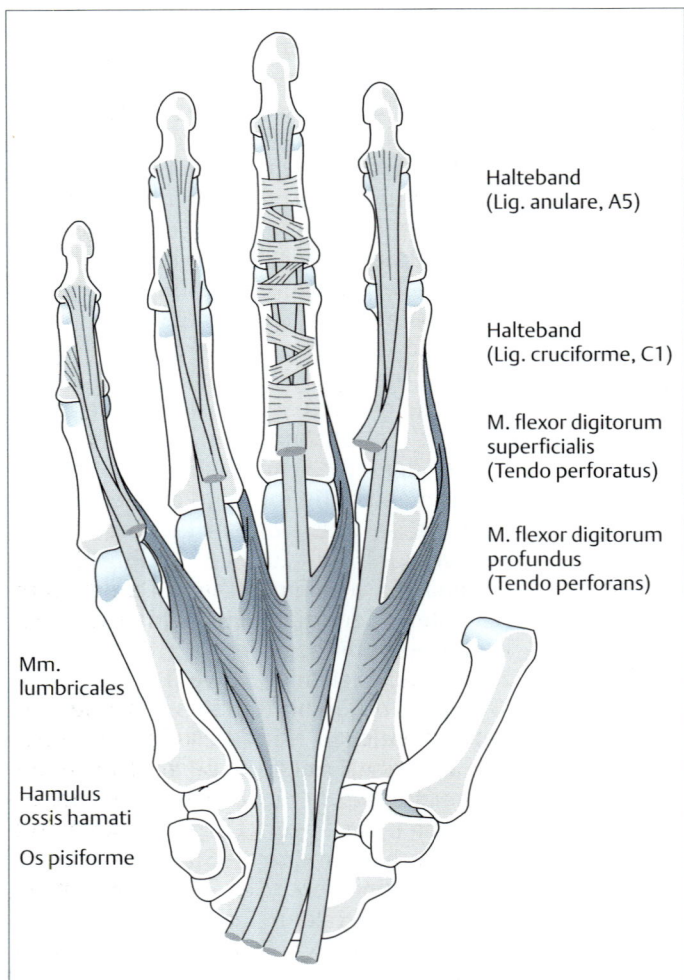

Abb. 5.**27** Phalangeale Beugesehnen mit Haltebändern.

scheide. Auch am Daumen treten ringförmig verlaufende Verstärkungszüge der bindegewebigen Sehnenscheide als Ringbänder, Ligg. anularia, auf. Zwischen dem proximalen und einem distalen Ringband verläuft ein schräges Verstärkungsband, das, von radial nach ulnar ziehend, über das ulnare Sesambein mit der Insertion des M. adductor pollicis in Verbindung steht.

Klinik: Motorische Ausfälle der kurzen und langen Fingermuskeln, verursacht durch Lähmungen der motorischen Nerven, führen zu charakteristischen Ausfallsbildern. Nach einer Schädigung des N. radialis können die Finger im Grundgelenk nicht mehr gestreckt werden. Die Finger sind in ihren Interphalangealgelenken durch den Widerstand der langen Beuger nur unvollständig gestreckt und hängen nach unten: *Fallhand*. Bei Medianusparese können am zweiten und dritten Finger die Mittel- und Endglieder nicht mehr gebeugt werden, der Daumen liegt dem gestreckten Zeigefinger an: *Schwurhand*. Schließlich fallen bei Ulnarisparese die Mm. interossei und die ulnaren Lumbrikalismuskeln aus. Der Tonus der langen Strecker führt dann zu einer Überstreckung in den Grundgelenken bei gleichzeitiger Beugung der Interphalangealgelenke (Übergewicht der langen Beuger): *Krallenhand* (Abb. 5.**29a–c**).

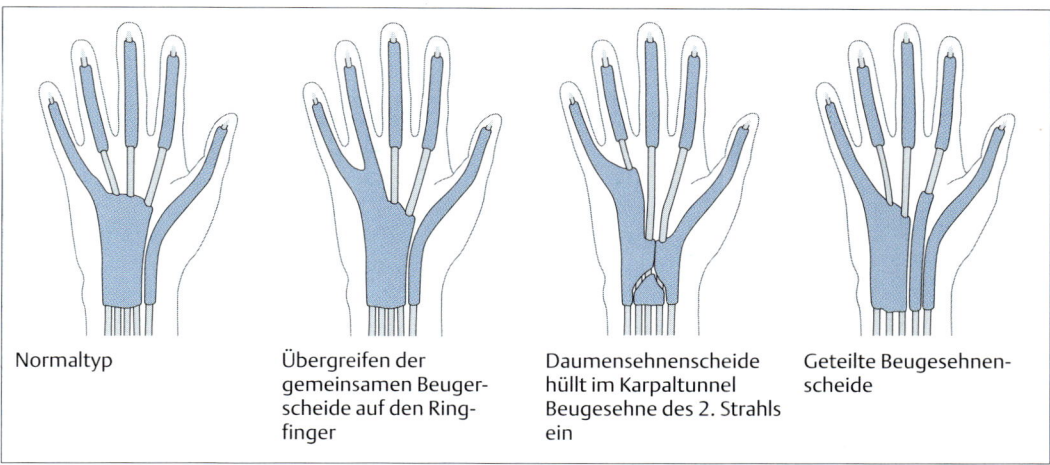

Abb. 5.28 Variationen der Beugesehnenscheiden der Hand. Normaltyp | Übergreifen der gemeinsamen Beugerscheide auf den Ringfinger | Daumensehnenscheide hüllt im Karpaltunnel Beugesehne des 2. Strahls ein | Geteilte Beugesehnenscheide

Die *digitalen Gefäß-Nervenstraßen* verlaufen im Unterhautbindegewebe der Finger an jeder Seite dorsal und palmar als A. digitalis propria und N. digitalis proprius. Auf diese Weise wird jeder Finger von vier Arterien und vier sensiblen Nerven versorgt. Bei den Fingern II bis V sind regelmäßig die palmaren Gefäße stärker ausgebildet und versorgen deshalb das Endglied und die Nagelanlage sowie die distale Mittelphalanx. Die dorsalen Fingerarterien entstammen den Aa. metacarpales dorsales, die palmaren dem Arcus palmaris superficialis und der A. princeps pollicis. Die *Venen* verlaufen unabhängig von den Arterien und sind palmar schwach, dorsal hingegen kräftig ausgebildet. Die Lymphbahnen der Finger sind parallel zu den Venen angeordnet. Der Hauptabfluss der digitalen Lymphe erfolgt über die Lymphbahnen des Handrückens (Abb. 5.30a u. b).

Klinik: Zwischen den dorsalen und palmaren Fingerarterien besteht eine Vielzahl von Anastomosen. Deshalb muss bei Gefäßdurchtrennung sowohl der proximale als auch der distale Gefäßstumpf versorgt werden.
Da den Fingern darüber hinaus eine Oberflächenfaszie fehlt, können sich entzündliche Prozesse aus dem subkutanen Bindegewebe bis auf den Streck- oder Beugeapparat ausdehnen, sich in den palmaren Sehnenscheiden ausbreiten und Knochen und Gelenke zerstören.

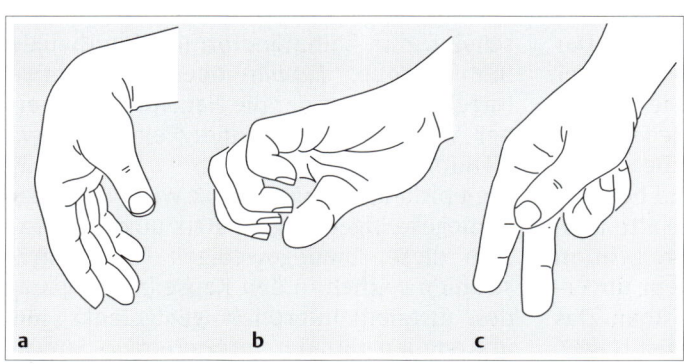

Abb. 5.29a–c Motorische Ausfälle von **a** N. radialis (Fallhand), **b** N. ulnaris (Krallenhand) und **c** N. medianus (Schwurhand).

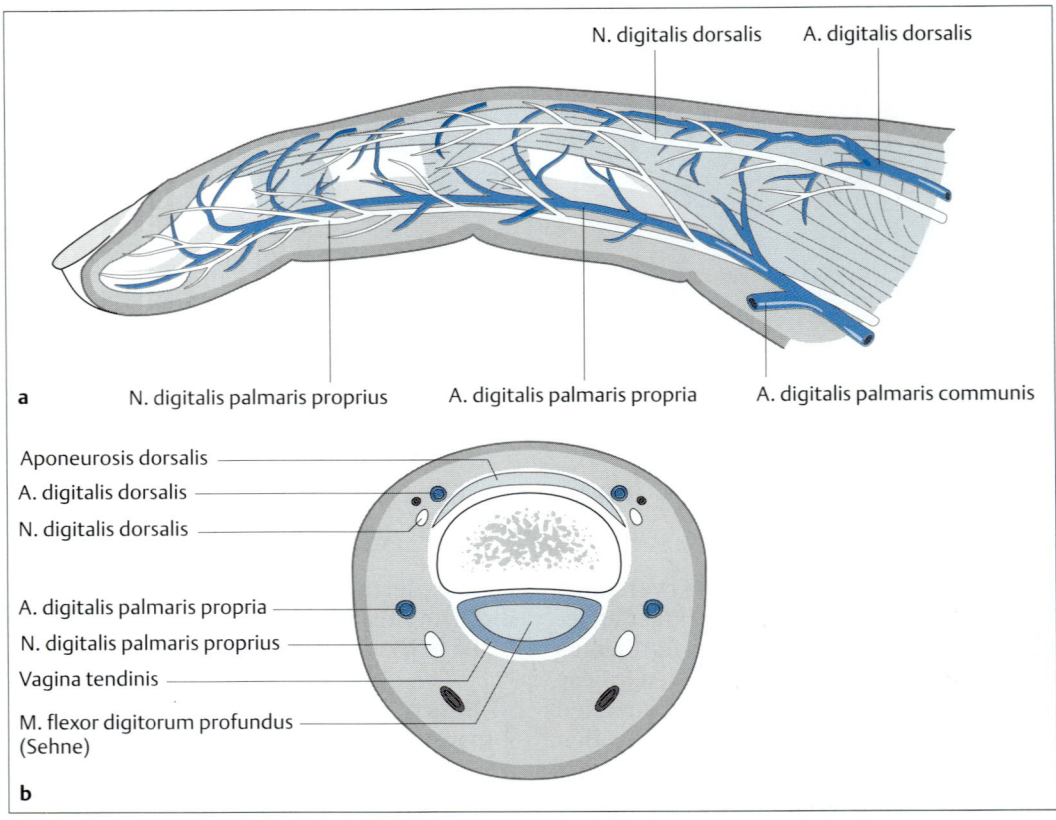

Abb. 5.**30a** u. **b** Arterien und Nerven des Fingers in **a** lateraler und **b** transversaler Ansicht.

Die Langfinger und der Daumen tragen auf den dorsalen Seiten ihrer Endglieder einen *Nagelapparat*, bestehend aus der *Nagelplatte*, Corpus unguis, einer Hornplatte individueller Ausprägung, und dem Bildungs- und Fixierungssystem des Nagels, Matrix unguis. Der Nagel, ursprünglich als Werkzeug bedeutungsvoller, dient vor allem als festes Widerlager der tastenden Fingerkuppe mit ihren subkutanen Tastballen. Der proximale Rand des Nagels steckt in einer etwa 5 mm tiefen *Nageltasche*. Die Ränder des Nagels senken sich in den *Nagelfalz*, Sulcus matricis unguis, der Nageltasche ein, die von einem *Nagelwall* proximal und beidseitig umgeben ist. Das verhornte Plattenepithel des Nagelwalls, Paronychium, geht an der proximalen Grenzfurche in ein unverhorntes Epithel, Hyponychium, über. Das Hyponychium setzt sich unter der Nagelplatte auf dem bindegewebigen Nagelbett bis zum Beginn des freien Randes des Nagels nach distal fort. Auf der Außenseite des Nagels schiebt sich das verhornte Plattenepithel des *Nagelwalles* als *Nagelhaut*, Eponychium, nach distal auf den Nagelrücken vor. Das Eponychium verschließt die Nageltasche und verhindert so das Eindringen von Fremdkörpern. Durch die Nagelplatte scheint die halbmondförmige epitheliale Bildungszone, *Lunula* oder germinative Nagelmatrix, aus der die Nagelplatte mit einer Wachstumsgeschwindigkeit von etwa 0,1 mm/Tag hervorgeht.

Die epitheliale Nagelmatrix wird von einer bindegewebigen Nagelmatrix umgeben. Fasern dieser bindegewebigen Nagelmatrix strahlen seitlich in den Kapselbandapparat des distalen Interphalangealgelenks aus und stehen mit der inserierenden Streck-

5.4 Finger

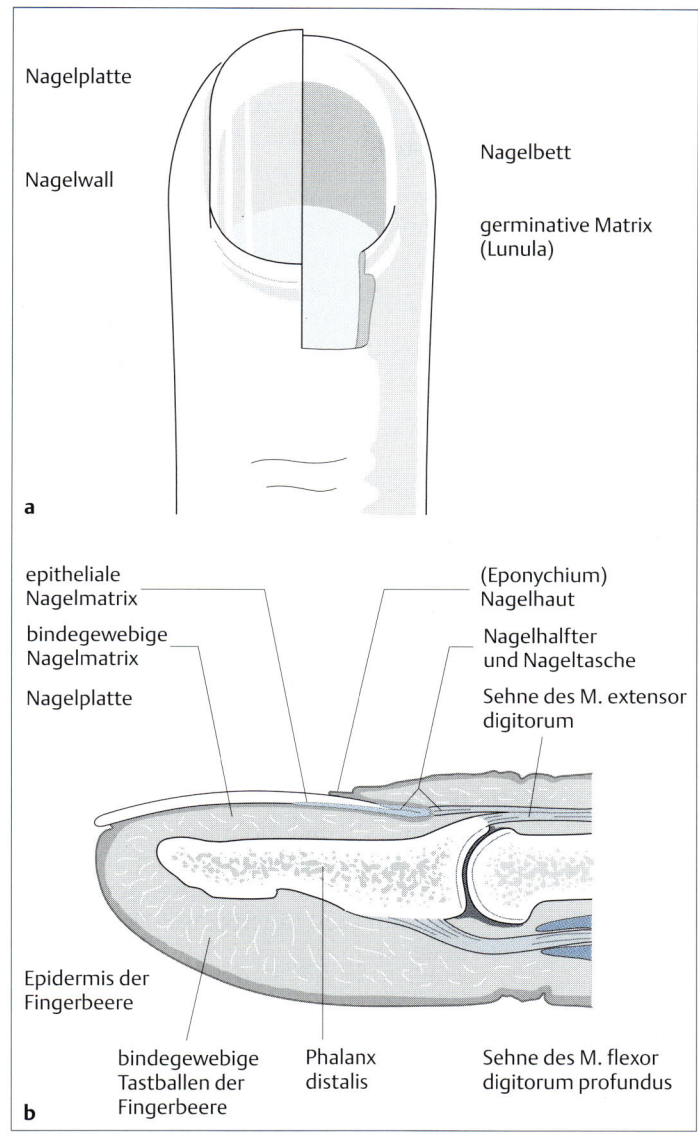

Abb. 5.**31a** u. **b** Nagelapparat des Fingers in **a** dorsaler und **b** sagittaler Ansicht.

sehne in Kontakt (Nagelhalfter), schließlich fixieren Fasersysteme den gesamten Nagelapparat am dorsalen und lateralen Periost des Endgliedes. Die Blutversorgung des Nagelbettes erfolgt über Anastomosen der Fingerarterien, die als *proximaler und distaler Arterienbogen* zur Mitte der Nagelplatte verlaufen. Der Blutabfluss erfolgt über die dorsalen Fingervenen. Dorsale Äste der Fingernerven ziehen in Höhe der epithelialen Nagelmatrix und innervieren das Nagelbett und die umgebenden Weichteile sensibel (Abb. 5.**31a** u. **b**).

Klinik: Voraussetzungen für ein regelrechtes Nagelwachstum sind der intakte Knochen, das Nagelbett und der Nagel selbst. Die Endphalanx bildet für den Nagel eine stabile Leitstruktur. Nagelverlust führt zu einer Fibrosierung des Nagelbettes, so dass der nachwachsende Nagel keinen Halt mehr findet.

Die *Fingerhaut* zeigt eine funktionsabhängige, dorsopalmar differente Morphologie, die vor allem das subkutane Bindegewebslager betrifft. Die Felderhaut des Fingerrückens, über dem proximalen und mittleren Glied häufig behaart, weist eine Reihe von Stauchungsfurchen im Bereich der Fingergelenke auf. Diese Furchen sind in der Regel stationär und bilden kutane Reserven für die Fingerbeugung. Darüber hinaus bewirken sie über den Interphalangealgelenken eine Verdickung des Hautmantels und bilden so ein belastbares Druckpolster für den phalangealen Streckapparat. Am Endglied geht die Kutis in die Hilfseinrichtungen des Nagelapparates über und stellt eine Schutz- und Grenzschicht (Nagelhaut) für die Nagelplatte dar. Die palmare Fingerseite wird durch kräftige Beugefurchen untergliedert und bildet durch subkutane Haltebänder, Retinacula cutis, ähnlich der Hohlhand aus bindegewebigen Kammersystemen bestehende Tastballen. Die subkutanen Kammersysteme der *Fingerballen* bilden die morphologische Grundlage für den taktilen Sinn der Fingerspitzen, der durch das Widerlager der Nagelplatten verstärkt wird.

Die Nn. digitales dorsales zur *sensiblen Innervation* der Fingerrücken entspringen für die radialen zweieinhalb Finger aus dem N. radialis (R. superficialis) und für die ulnaren zweieinhalb Finger aus dem N. ulnaris. Sie ziehen am Zeigefinger und am Mittelfinger lediglich bis zum Mittelglied. Die dorsalen Endglieder dieser Finger, und damit auch ihre Nagelanlagen, werden von palmaren Hautästen des N. medianus versorgt. Der N. medianus versorgt palmar, abgesehen vom Daumenrücken, die radialen dreieinhalb Finger, besonders ihre Tastballen. Der N. ulnaris zieht mit seinen N. digitales palmares proprii zu den ulnaren eineinhalb Fingern, wobei in der Regel das dorsale Endglied des Ringfingers zur Hälfte vom N. digitalis palmaris proprius des N. medianus versorgt wird.

Klinik: Im Unterschied zu den plurisegmentalen Hautnerven lassen sich die Segmentbezüge der Haut der oberen Extremität nur durch den Ausfall der zervikalen und oberen thorakalen Spinalsegmente erschließen. So entsprechen die radialen eineinhalb Strahlen der Hand dem Segment C6, die ulnaren eineinhalb Strahlen dem Segment C8 und die verbleibenden medialen Anteile dem Segment C7 (Abb. 5.**32a** u. **b**).

Die phalangealen Röhrenknochen sind von dorsal mit Ausnahme ihrer Nagelglieder über die gesamte Länge tastbar und werden palmar durch den Beugesehnenapparat und die palmaren Gelenkkapselverstärkungen bedeckt.

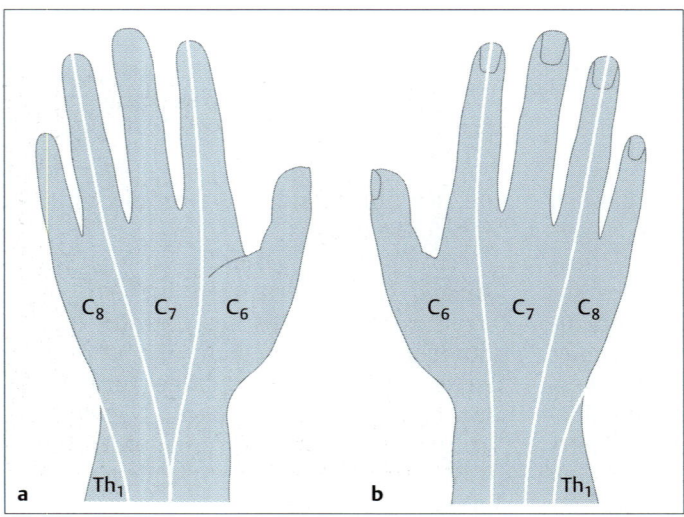

Abb. 5.**32a** u. **b** Segmentzuordnung der sensiblen Handinnervation von **a** palmar und **b** dorsal.

6 Funktionen der Hand

Als Greiforgan unersetzlich, ist die Hand unser bestes Werkzeug. Mit ihrer Hilfe können wir unsere Umwelt nach unseren Wünschen formen und beeinflussen. Ob wir töpfern, kneten, modellieren, schnitzen oder nur Gemüse schneiden – wir benötigen dazu unsere Hände. Ihr Stellenwert wird uns erst bewusst, wenn wir durch eine Verletzung (und sei sie noch so klein) in unserer Handlungsfreiheit eingeschränkt werden.

Die motorischen und sensiblen Funktionen der Hand zielen ganz auf das Greifen ab, wobei die unterschiedlichen Griffmöglichkeiten sehr vielfältig sind. Nach Kapandji (1992) unterscheiden wir die folgenden drei Gruppen:

- Statische Griffe
- Griffe unter dem vorwiegenden Einfluss der Schwerkraft
- Dynamische Griffe.

6.1 Statische Griffe

Die statischen Griffe werden wiederum in folgende Untergruppen aufgeteilt:

- Fingergriffe
- Handflächengriffe
- Symmetrische Griffe

6.1.1 Fingergriffe

Zu den Fingergriffen gehören die *bidigitalen* und *pluridigitalen* Griffe.

Bidigitale Griffe

Bidigitale Griffe sind von zwei Fingern ausgeführte Präzisionsgriffe. Sie ermöglichen das Greifen und Halten kleinster Gegenstände. Es wird zwischen folgenden vier Arten unterschieden:

- Fingerspitzengriff (Abb. 6.1): Zwei Fingerspitzen umfassen einen Gegenstand.
- Fingerbeerengriff: Der Fingerbeerengriff ähnelt dem Fingerspitzengriff, ist jedoch flächiger, da er mit der gesamten Fingerbeere ausgeführt wird, z.B. ein Blatt Papier fassen.
- Fingerbeeren-Fingerseitengriff: Diese Greiffunktion wird auch als Schlüsselgriff bzw. lateraler Griff bezeichnet und meistens von Daumen und Zeigefinger übernommen.
- Interdigitaler Griff: Der Gegenstand wird nur von den Fingern gehalten, der Daumen ist an diesem Griff nicht beteiligt, z.B. eine Zigarette halten.

Pluridigitale Griffe

Die pluridigitalen Griffe befähigen uns zum festen Zugreifen, da neben dem Daumen zwei, drei oder vier Finger zusätzlich eingesetzt werden. Man unterscheidet:

- Tridigitaler Griff: Der Daumen, 2. und 3. Finger bilden diesen Griff. Er ist notwendig z.B. zum Schreiben oder um kleine Verschlüsse aufzudrehen.
- Tetradigitaler Griff: Größere Objekte werden sicher gefasst, z.B. ein Marmeladenglas öffnen.

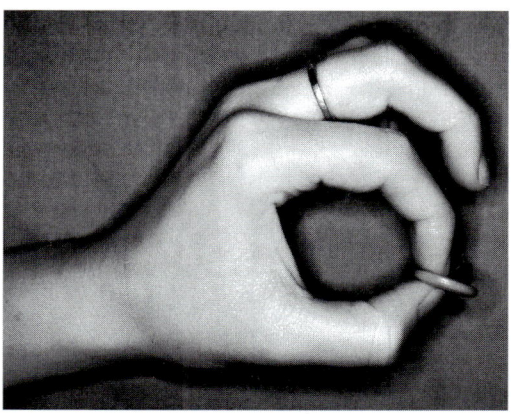

Abb. 6.1 Fingerspitzengriff.

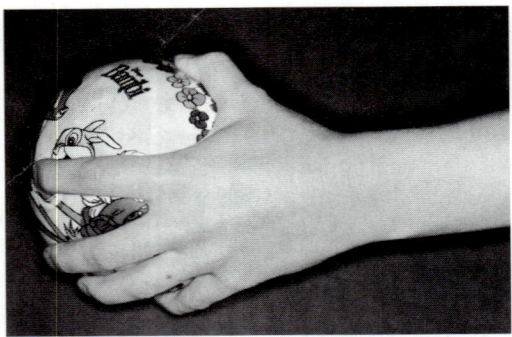

Abb. 6.2 Pentadigitaler Griff.

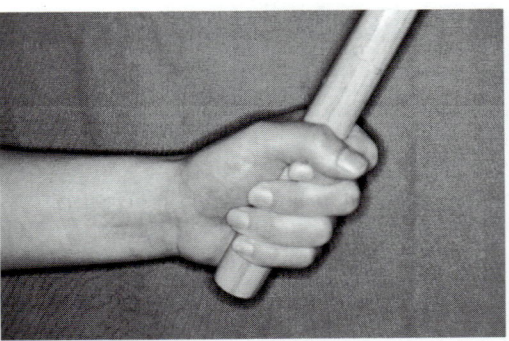

Abb. 6.3 Handflächengriff.

- Pentadigitaler Griff (Abb. 6.2): Alle Finger werden eingesetzt. Der Daumen nimmt dabei verschiedene Oppositionsstellungen ein, z. B. Ball oder Untertasse greifen.

6.1.2 Handflächengriffe

Im Gegensatz zu den Fingergriffen wird bei dieser Greifform der Gegenstand zusätzlich mit der Handfläche umfasst und somit die Stabilität und die Greiffläche des Griffes erhöht. Handflächengriffe können auf zwei unterschiedliche Art und Weisen ausgeführt werden:

- Nur die Langfinger kommen zum Einsatz, z. B. beim Rudern.
- Daumen plus Langfinger kommen zum Einsatz (Abb. 6.3), z. B. ein Werkzeug halten.

6.2 Schwerkraftabhängige Griffe

Charakteristisch für diese Griffe ist, dass sie im Zustand der Schwerelosigkeit (z. B. unter experimentellen Bedingungen) nicht ausgeführt werden können, z. B. das Tragen eines Tabletts, eines Wassereimers usw. Weitere Beispiele sind: Mit den Händen eine Mulde bilden und etwas darin auffangen oder schöpfen.

6.3 Dynamische Griffe

Die dynamischen Griffe zeichnen sich dadurch aus, dass wir während des Greifens gleichzeitig handeln, wie z. B. beim Schreiben, Schneiden, Essen mit Stäbchen oder Spielen eines Instrumentes.

7 Funktionshand

Die Funktionshand (Abb. 7.1) ist die Stellung der Hand, die den Patienten ermöglicht, den Anforderungen des täglichen Lebens gerecht zu werden. Dazu müssen sich die Fingerspitzen des Daumens sowie des 2. und 3. Finger berühren. Diese drei Finger übernehmen die Präzisionsgriffe der Hand. Der 4. und 5. Finger müssen endgradig gebeugt werden. Die beiden Finger dienen den Kraftgriffen und bilden den beweglichen Teil der Hand, so dass neben der Kraftausübung die Hand ganz geschlossen werden kann. Nur dann ist der Patient in der Lage, kleine Sachen, wie z.B. Erdnüsse, in seiner Hand zu halten.

Ist es verletzungsbedingt nicht möglich, die endgradigen Bewegungsausmaße der Gelenke wiederzuerlangen, muss man versuchen, soviel Handfunktion wie möglich für den Patienten zurückzugewinnen. Damit die Patienten alltägliche Aufgaben bewältigen können, ist es im Sinne der Funktionshand nicht erforderlich, Daumen, Zeige- und Mittelfinger *endgradig* beugen zu können. Es ist vollkommen ausreichend, wenn sich die Fingerspitzen berühren. Bei sehr speziellen Anforderungen, wie z.B. Geige spielen, ist die Funktionshand selbstverständlich nicht ausreichend.

Das übergreifende physiotherapeutische Ziel in der Handtherapie ist somit die Erhaltung oder Wiederherstellung der Funktionshand. Kann dieses Ziel während der Therapie nicht erreicht werden, bleibt die Funktion der Hand dauerhaft eingeschränkt. Der Patient kann z.B. kein Kleingeld entgegennehmen, denn kleine Gegenstände werden ihm aus der Hand fallen. Auch größere, schwere Gegenstände, wie z.B. Flaschen, können Schwierigkeiten bereiten und aus der Hand gleiten (Abb. 7.2).

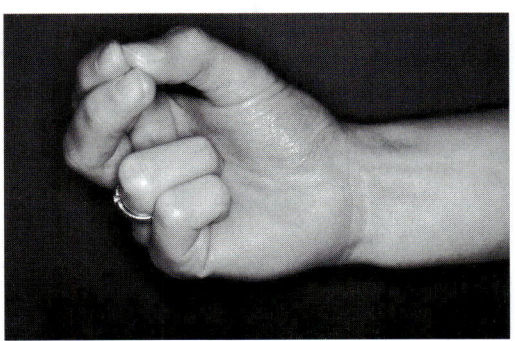

Abb. 7.1 Funktionshand.

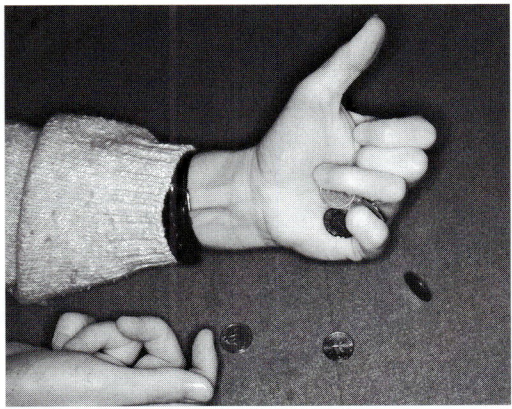

Abb. 7.2 Fehlende Funktionshand durch eingeschränkte Flexion des Ringfingers. Kleine Gegenstände können nur mit Schwierigkeiten und hohem Kraftaufwand gehalten werden.

8 Verbände

Bei den Verbänden ist es wichtig, dass sie so klein wie möglich gehalten werden, um den Patienten eine möglichst große Bewegungsfreiheit zu bieten und sie nicht durch den Verband in ihrer Bewegung einzuschränken. Es sollten nur die betroffenen Gelenke ruhig gestellt werden, d.h. bei einer Verletzung des Handgelenkes sind die Finger frei beweglich. Die Dauer der Ruhigstellung der Hand richtet sich nach den verschiedenen Verletzungsarten, sie sollte aber möglichst kurz sein, da jeder Verband die Beweglichkeit der Hand einschränkt. Selbst bei einem kleinen Pflaster benutzt man seine Hände auf eine andere Art und Weise.

Die Wunden der Patienten werden postoperativ, je nach Bedarf, mit einer Lasche versorgt. Wie allgemein üblich, beginnt die Ödemprophylaxe zu diesem frühen Zeitpunkt. Den meisten Patienten wird eine dorsale Gipsschiene angepasst, die innen gut gepolstert ist. In der Schiene befindet sich das Handgelenk in 20–30° Streckung und die Finger in der *Intrinsic-plus-Stellung,* einer Sicherheitsposition, in der die Kollateralbänder gedehnt sind und sich daher während der Ruhigstellung nicht verkürzen (Abb. 4.21).

Die Gipsschiene wird mit einer elastischen Binde angewickelt. Einige Verletzungen erfordern, wie z.B. Beuge- oder Strecksehnenverletzungen, einen anderen Verband. Die speziellen Positionen der Ruhigstellung erwähne ich gesondert in den jeweiligen Kapiteln.

Am 1. postoperativen Tag erfolgt in der Regel der erste Verbandswechsel. Die Gipsschiene wird mit Polstermaterial umwickelt und dieses mit einem Stülperverband am Gips befestigt. So kann man die Gipsschiene jederzeit schnell ab- und anwickeln.

Kommt der Patient zu uns in die Physiotherapie, ist folgendes zu beachten, wenn der Verband abgenommen werden darf:

- Beim Entfernen der Verbände müssen wir vorsichtig sein, damit wir die Wunden nicht wieder aufreißen, evtl. in einem Braunol-Bad vorsichtig einweichen und anschließend den Verband entfernen.
- Wir arbeiten unter möglichst sterilen Bedingungen (saubere Unterlage, Handschuhe).
- Falls eine sterile Pinzette und Schere benötigt wird, entnehmen wir diese einem speziellen Verbandspäckchen.

Die meisten Wunden werden wie folgt von uns versorgt:

- Die eigentliche Wunde wird mit Salbentüll und einer oder mehreren kleinen Kompressen abgedeckt.
- In einem extra steril verpackten Verbandspäckchen finden wir 4 Gaze-Kompressen für die Zwischenfingerfalten, die Schweißabsonderungen des Patienten aufsaugen und so Mazerationen verhindern, sowie eine Kompresse (10 × 10 cm), um die einzelnen Kompressen der Zwischenfingerfalten am Handgelenk zu befestigen, und eine elastische 6er-Gaze-Binde, um das ganze Verbandsmaterial an der Hand zu befestigen. Die Binden werden in 8er Touren angewickelt. Es darf auf keinen Fall zirkulär gewickelt werden, da sonst Einschnürungen entstehen können.
- Müssen Finger mit verbunden werden, decken wir die Wunde mit Salbentüll und einer kleinen Kompresse ab und sichern alles durch einen Stülperverband.
- Die Verbände dürfen nicht drücken und sind im Zweifelsfall noch einmal zu wickeln, falls der Patient angibt, dass der Verband drückt oder einschnürt.
- Zum Schluss wird die gepolsterte Gipsschiene mit einer elastischen Binde über dem Verband angewickelt.

Manche Patienten möchten ihren Verband länger als nötig behalten. Sie fühlen sich dadurch sicherer, da der Verband der Außenwelt zeigt, dass sie eine Verletzung haben und man vorsichtig mit ihnen umgehen muss. Ein weiterer Effekt ist, dass die Patienten z.B. Fingerstümpfe oder großflächige Narben noch nicht öffentlich zeigen müssen. Es gehört in diesen Fällen viel Fingerspitzengefühl dazu, den Patienten das Tragen des Verbands abzugewöhnen. Vielen Patienten fällt ein stufenweises Vorgehen leichter. So wird der Verband beispielsweise erst zu Hause, dann bei Bekannten und schließlich im gesamten Alltag weggelassen. Man muss deshalb etwas auf den Patienten eingehen und individuell nach Lösungen suchen.

9 Untersuchung

Bei einem *stationär aufgenommenen Patienten* ist die an die physiotherapeutische Abteilung verschickte Behandlungsanforderung die Voraussetzung für die Untersuchung und die Therapie. Sie enthält wichtige Vorabinformationen. Aus dieser Anforderung werden die folgenden Daten des Patienten entnommen:

- Name
- Geburtsdatum (Alter)
- Anschrift
- Beruf
- Hobby
- Diagnose
- Operationstag und Art der Versorgung

Parallel dazu erhalten wir den *OP-Bericht*, der uns noch einmal Informationen über die Versorgung liefert, z.B. welche Sehnennähte verwandt wurden, ob sie spannungsfrei genäht werden konnten, wie stabil die einzelnen Strukturen versorgt wurden oder wie groß das erzielte Bewegungsausmaß z.B. nach einer Tenolyse im OP war.

Die Untersuchung beginnt, sobald der Patient unseren Behandlungsraum betritt. Außer der gesamten Körperhaltung wird beobachtet, wie er seine verletzte Extremität hält oder in die Bewegung mit einbezieht. Trägt er seine Hand, hat er sie schlimmstenfalls in einer Schlinge untergebracht, oder hält er die Hand bereits nach oben?

Bei *ambulanten Patienten* achten wir zusätzlich darauf, ob die verletzte Hand mit eingesetzt wird beim Mantel ausziehen, Tür öffnen usw. Mit welcher Hand begrüßt er uns, mit welcher Hand greift er nach Übungsgeräten, oder wie schenkt er sich eine Tasse Kaffee ein? All diese Details versuchen wir wahrzunehmen.

Anamnestische Aspekte werden in der Regel direkt vom Patienten erfragt. Dazu gehört z.B. der Zeitpunkt des Unfalls, der Unfallhergang, wie er bis zum jetzigen Zeitpunkt versorgt wurde. (In einigen Fällen ist es nicht die erste Operation für den Patienten, oder er wurde zuerst ambulant behandelt.)

Weiter interessiert uns, ob er Schmerzen hat, evtl. Schmerzmittel eingenommen hat, auf der Station bekommt, wenn er danach verlangt, oder vom Arzt für zu Hause verordnet bekommen hat, die er nach Bedarf einnehmen kann.

Fragen zur Dauer oder zu den Symptomen und wie er seine Beschwerden lindern kann, wann sie auftreten, ob zu einer bestimmten Tageszeit oder bei einer bestimmten Tätigkeit. All diese Fragen beantwortet uns der Patient.

Wir fragen auch nach seinem Hobby. Spielt der Patient z.B. ein Instrument, so benötigt er ein endgradiges Bewegungsausmaß, um dieses weiterhin gut spielen zu können. Dieser Patient wird sicher später als andere Patienten mit seiner wiedererlangten Handfunktion zufrieden sein. Spielt der Patient z.B. Flöte, so ist bereits der kleinste Verlust der Fingerkuppe ein Problem, da er die Flötenlöcher nicht mehr richtig verschließen kann. Dieser Patient wird auf Dauer unzufrieden sein oder sein Instrument wechseln müssen. Ein Geigenspieler benötigt die endgradige Flexion aller Finger, und ein Klavierspieler muss die Finger zusätzlich gut spreizen können, um die Oktaven spielen zu können.

Jede Klinik bzw. Praxis hat eigene Erhebungsbögen zur Untersuchung entwickelt und eine eigene Art, wie man die Befunde protokolliert und weiterführt. Grundsätzlich gilt, dass nicht bei jedem Patienten alle Messungen durchgeführt werden müssen. Die Auswahl ist abhängig vom Patienten und welche Informationen wir zur Dokumentation bei der jeweiligen Diagnose benötigen. Wie oft wir eine Untersuchung oder eine kurze Zwischenuntersuchung durchführen, ist auch wiederum abhängig von der Diagnose, dem Heilungsverlauf, der Belastbarkeit, dem Alter und der momentanen Befindlichkeit des Patienten. Einige Patienten möchten, dass nach jeder Behandlung nachgemessen wird. Andere reagieren eher frustriert, wenn keine Besserung zu verzeichnen ist. Alle Befunde werden immer im Seitenvergleich mit der kontralateralen Seite durchgeführt und protokolliert.

9.1 Sichtbefund

- Hautfarbe
- Durchblutung
- Ödeme oder leichte Schwellungen
- Hornhaut oder Schwielen an den Händen
- Narbenverlauf sowie Anzahl und Beschaffenheit der Narben
- Sind noch alle Finger erhalten bzw. welche Finger wurden in welcher Höhe abgetrennt?
- Veränderungen der Nageloberfläche. Sie weisen auch auf Systemerkrankungen hin, wie z.B. Diabetes mellitus, Morbus Raynaud und Herz-/Kreislauf-Erkrankungen.

9.2 Tastbefund

- Verschieblichkeit der Narben
- Ödembeschaffenheit: hart oder weich
- Temperatur der Extremität im Seitenvergleich, ob evtl. die Temperatur bei der Handfläche und den einzelnen Fingern variiert
- Trophik: stark verschwitzt, feucht oder eher trocken. Patienten mit einer Nervenverletzung schwitzen in dem in Mitleidenschaft gezogenen Bereichen nicht

9.3 Gelenkmessung

Die Gelenkmessung wird nach dem 1975 von der *American Academy of Orthopaedic Surgeons* empfohlenen Verfahren als international einheitliche Standardmessung, der Neutral-Null-Methode, durchgeführt.

Im Bereich der Hand werden die Messungen mit Hilfe von kleinen Winkelmessern durchgeführt, von denen mehrere Modelle angeboten werden. Je nachdem, welche Werte wir benötigen, werden folgende Bewegunsmaße ermittelt:

- Extension/Flexion der DIP-, PIP-, MP-Gelenke der Finger sowie des IP- und MP-Gelenks des Daumens
- Opposition des Daumens (siehe unten)
- Ulnare/radiale Abduktion und die Extension/Flexion im Handgelenk
- Pronation/Supination im proximalen und distalen Radioulnargelenk
- Extension/Flexion im Ellenbogengelenk
- Extension/Flexion, Abduktion/Adduktion und Außenrotation/Innenrotation im Schultergelenk

Um sich schnell einen Überblick über die Beweglichkeit der Pro- und Supination zu verschaffen, nimmt der Patient einen Bleistift in die Hand und führt die Bewegung aus. Dadurch haben wir zwar keine genauen Gradzahlen, aber wir erhalten schnell einen Eindruck von der Beweglichkeit der beiden Richtungen.

Den *Fingerhohlhandabstand* messen wir mit Hilfe eines Lineals oder eines Spatels. In der Endstellung wird der Spatel senkrecht an die Fingerspitze angelegt, wobei sein Ende die Handfläche berührt. Der Abstand zwischen Fingerspitze und Handfläche wird auf dem Spatel eingezeichnet. Die so erhaltenen Werte sind nur für den internen Gebrauch gedacht, da genaue Angaben fehlen. Im Gegensatz zur Messung mit einem Lineal sind die Ergebnisse nicht vergleichbar, die Methode spart jedoch Zeit.

Testbewegungen: Der Patient führt die *große* und *kleine Faust* aktiv aus. Wir prüfen die *Oppositionsbewegung* des Daumens, indem wir den Daumen den einzelnen Langfingerspitzen gegenüberstehen lassen. Die Oppositionsbewegung setzt sich aus drei einzelnen Bewegungsabläufen zusammen: der Abduktion, Flexion und Rotation. Diese

Kombinationsbewegung findet in allen drei Gelenken des Daumens statt.

▶ Hinweis: Der Daumen muss die Mittelphalangen der einzelnen Langfinger berühren. Man spricht von einer vollständigen Oppositionsbewegung, wenn der Daumen die Kleinfingerkuppe oder die Basis des 5. Fingers erreicht.

Bei der *Zirkumduktion* des Daumens sind wie bei der Opposition alle drei Gelenke beteiligt, die Hauptbewegung findet allerdings im Sattelgelenk statt.

Wir unterscheiden beim Daumen die Radialabduktion (Abduktion), die in der Frontal-, Palmarebene stattfindet, und die Palmarabduktion (Anteversion), die in der Sagittalebene stattfindet.
Zur Messung der *Abduktion* bzw. der *Öffnungskapazität der 1. Fingerkommissur* stehen drei verschiedene Geräte zur Verfügung:

- Winkelmesser
- Zentimetermaß
- Zylinder

Um mit einem Zylinder zu messen, umfassen die Patienten diesen und versuchen, so weit wie möglich am Zylinder nach unten zu gleiten. Dabei muss die 1. Fingerzwischenfalte ganz am Zylinder anliegen. Zur Messung kann man spezielle Zylinder mit Maßeinheiten erwerben. Wir arbeiten mit normalen Styropor-Zylindern und messen dann mit einem Zentimetermaß den Umfang.

Wenn es notwendig ist, werden die Gelenkmessungen zusätzlich am Ellenbogen und an der Schulter durchgeführt. Meistens genügt es jedoch, die Bewegungen einmal aktiv ausführen zu lassen und zu schauen, ob alle Bewegungsrichtungen frei sind: Anteversion/Elevation, Abduktion/Adduktion, Nackengriff und Schürzengriff.
Bei der Schulter treten die Einschränkungen meistens sekundär auf. Da nach Kapandji die Schulter der Schlüssel zur Hand ist (Kapandji 1992), wirken sich diese Einschränkungen unmittelbar auf die Handfunktion aus. Treten bei der Prüfung der Schulterbeweglichkeit Ausweichbewegungen auf, z.B. die Rotation des Oberkörpers, kann der Patient sich mit dem Rücken zur Wand stellen und die Bewegungen ausführen. Auf diese Art und Weise kann auch der Patient Ausweichbewegungen leichter wahrnehmen und korrigieren.

9.4 Kraftmessung

9.4.1 Grobgriff

Die Kraft können wir mit dem *Jamar Hand Dynamometer*, dem *Intrinsic-Meter* und dem *Vigorimeter* messen. Das Jamar Hand Dynamometer (Abb. 9.1) hat sich als präzises Gerät seinen Platz in der Handtherapie erobert und wird auch von der *American Society for Surgery of the Hand* empfohlen. Der Griff lässt sich in fünf verschiedenen Positionen einstellen. Alle Werte werden in ein Koordinatensystem eingetragen und bei uns in kg angegeben. Bei einer normalen Kraftentwicklung verläuft die sich ergebende Kurve glockenförmig. Dabei sind folgende Aspekte zu beachten:

- In der 2. und 3. Position ist die Kraft der Patienten am größten.
- Die dominante Hand ist um 5–10 % stärker.
- In der Regel haben männliche Patienten mehr Kraft. Versuchsreihen ergaben im Durchschnitt bei gesunden Frauen Werte zwischen 24 und 38,6 kg und bei Männern Werte zwischen 30,4 und 70,4 kg. (Waldner-Nilsson 1997).

Laut der *American Society for Surgery of the Hand* werden die Messungen in zwei Positionen mit jeweils drei Messungen ausgeführt. Dabei werden die gesunde und die verletzte Hand abwechselnd eingesetzt. Der Patient hält seinen Ellenbogen gebeugt und nah am Körper, ohne ihn auf einer Unterlage

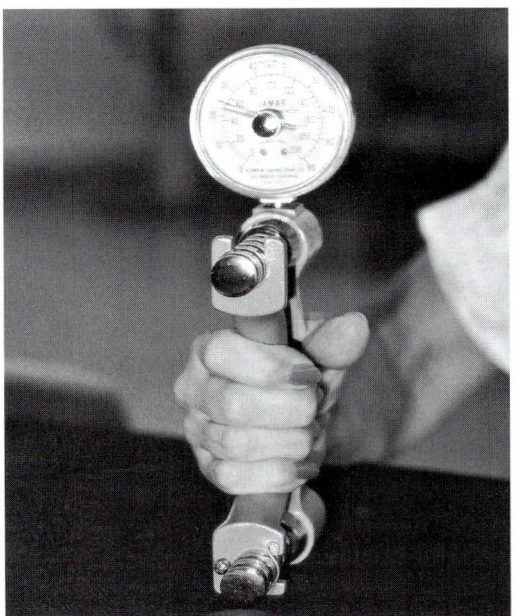

Abb. 9.1 Jamar Hand Dynamometer.

abzustützen. Die Ergebnisse werden addiert, wir bestimmen einen Mittelwert, und dieser wird in der Kurve notiert.

Schnelltest: Wenn man sich kurzfristig einen Überblick über die Kraft des Patienten verschaffen möchte, kann man ihm die Hände über Kreuz zum Händedruck reichen. Die Patienten sollen mit aller Kraft unsere Hände drücken, so bekommen wir einen subjektiven Eindruck. (Vorsicht, wenn es sich um Ringträger handelt oder Sie sehr starke Patienten vor sich sitzen haben – ggf. möglichst weit in die Patientenhand reinschlüpfen.)

9.4.2 Präzisionsgriff

Um die Kraft der Präzisionsgriffe zu messen, benutzen wir den *Pinch-gauge* (Abb. 9.**2**). Wir prüfen die Kraft vom

- Schlüsselgriff bzw. lateralen Griff
- Drei-Punkte-Griff
- Zwei-Punkte-Griff

Wieder werden jeweils drei Messungen abwechselnd mit der gesunden und verletzten Hand durchgeführt, der Mittelwert wird ermittelt und notiert.

Schnelltest: Um die Kraft des Spitzgriffes schnell zu prüfen, bildet der Patient mit seinem Daumen und Zeigefinger einen Ring und versucht, diesen zu halten, während wir mit unserem Zeigefinger versuchen, diesen Ring zu durchbrechen. Wir erhalten wieder einen subjektiven Eindruck von seiner Kraft, aber keine objektiven Vergleichswerte.

9.5 Umfangsmessung

Die Umfangsmessungen können wir einem Zentimetermaß, dem Volumeter oder Fingerringen mit verschiedenen Innenmaßen durchführen. Bei Letzteren handelt es sich um Maßringe, wie sie auch beim Juwelier verwendet werden. Die am häufigsten durchgeführte Messung ist die mit einem Zentimetermaß. Sie liefert uns Informationen über mögliche Atrophien oder Ödeme. Bei der Umfangmessung hat man sich ebenfalls auf bestimmte Maßstellen geeinigt:

- Mitte Oberarm
- 5 cm oberhalb des medialen Epicondylus
- distales Ende des Unterarms
- proximal der MP-Gelenke

Der Durchmesser der Finger wird über den Interphalangealgelenken mit einem Zenti-

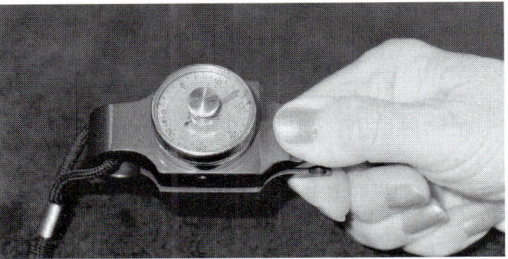

Abb. 9.**2** Pinch-gauge zur Kraftmessung des Schlüsselgriffs.

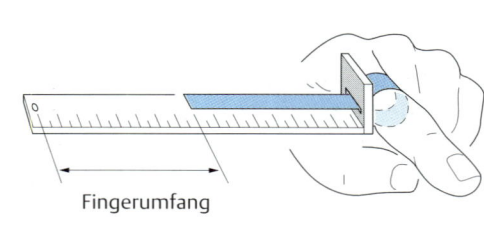

Lineal zur Messung des Fingerumfangs

Materialien
- Lineal
- Thermoplastisches Material, z.B. Otoform
- Dünnes Band

Das Stück Otoform wird in der Mitte mit einem Schlitz versehen und am linken Ende des Lineals befestigt. Anschließend wird ein Band unter dem Lineal festgeklebt, durch den Schlitz bis zur Null gezogen und dort exakt abgetrennt (nur so stimmt das Maß). Zur Messung wird der jeweilige Finger an das Otoformstück gelegt, das Band um den Finger getan und gemessen. Die Differenz zwischen dem Ende des Bandes und der Null entspricht dem Umfang des Fingers.

metermaß gemessen oder mittels Fingerringen, die unterschiedliche Innendurchmesser haben. Da die Messung mit einem Zentimetermaß etwas umständlich ist, kann man sich mit Hilfe eines Lineals ein Messgerät für die Finger selber bauen.

Bei der Volumetermessung (Abb.9.3) handelt es sich um eine Messung des verdrängten Wassers. Wichtig hierbei ist, dass wir das Gefäß bei jeder Messung genau bis zur Höhe des Ausflussröhrchens mit lauwarmen Wasser auffüllen und auf einen ebenen Untergrund achten. Die Patienten müssen vorsichtig ihren Arm in das Gefäß tauchen und die Hand mit der Zwischenfingerfalte des Mittel- und Ringfingers auf dem dafür vorgesehenen Steg platzieren. Das dabei verdrängte Wasser wird in einem zweiten Gefäß aufgefangen und danach mit Hilfe einer Skala in ml-Angaben gemessen und protokolliert. Die dominante Hand verdrängt unter Umständen aufgrund der ausgeprägteren Muskulatur etwas mehr Wasser.

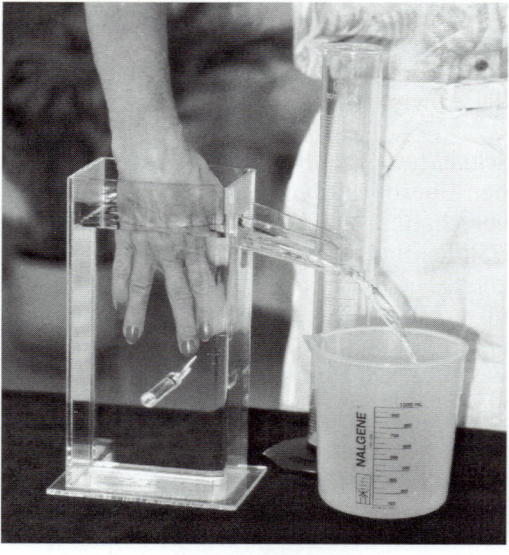

Abb. 9.**3** Volumetermessung.

9.6 Sensibilitätsprüfung

Die Sensibilität ist besonders für unsere Hände sehr wichtig. Wie bereits erwähnt, können wir ohne Augenkontakt Gegenstände und deren Details, wie z.B. Form,

Größe, Lage, Oberflächenbeschaffenheit und Temperatur, erkennen. Unsere Fingerkuppen sind mit einer großen Dichte an Nervenfasern ausgestattet, die wiederum durch einen der größten Bezirke in der Hirnrinde vertreten sind (S. 2).
Bei den Hautrezeptoren werden folgende drei Funktionen unterschieden:

- Schmerz
- Berührung
- Temperatur

Die Gesamtheit dieser Funktionen ist wichtig für unsere Schutzreaktionen. Zu ihnen gehört auch die Wahrnehmung des Oberflächenschmerzes. Diesen Schutzmechanismus kann man mit Hilfe der Spitz-/Stumpfunterscheidung prüfen, indem der Patient abwechselnd mit dem spitzen und stumpfen Ende einer Sicherheitsnadel oder einer Büroklammer berührt wird.

Um das Schmerzempfinden des Patienten zu erfahren, fragen wir gezielt nach. Dabei sind die Lokalisation, Intensität und Qualität des Schmerzes von besonderem Interesse. Schmerzen werden von jedem unterschiedlich empfunden, und jeder Patient geht mit seinen Schmerzen anders um. Diese individuellen Unterschiede sind unter anderem von der Biographie und dem Kulturkreis abhängig. Es werden folgende Fragen an den Patienten gestellt:

- Wann trat der Schmerz zum ersten Mal auf?
- Wodurch oder wie kann man ihn auslösen?
- Wann tritt er auf (Ruhe- oder Belastungsschmerz, abhängig von der Tageszeit)?
- Ist der Schmerz an einer Stelle lokalisierbar oder strahlt er aus?
- Wie äußert sich der Schmerz (brennend, ziehend, stechend, krampfartig usw.)?
- Wie stark sind die Schmerzen? (Wert auf einer Skala von 1 = schwach bis 10 = stark angeben)?
- Was tut der Patient gegen seine Schmerzen? Wie kann er sie beeinflussen?

9.6.1 Semmes-Weinstein-Ästhesiometer

Die Prüfung der Berührung führen wir mit Hilfe des *Semmes-Weinstein-Ästhesiometers* durch. Es handelt sich um einen Testkasten, der aus 20 verschiedenen Untersuchungsstäbchen besteht und 1960 von Semmes und Weinstein vorgestellt wurde. Jeder Stab ist mit einem Monofilament aus Nylon von jeweils unterschiedlicher Dicke versehen und mit einer Nummer markiert. Die von 1,65–6,65 reichenden Nummern repräsentieren den Logarithmus der 10-fachen Kraft in Milligramm, die das Monofilament biegt. Beispielsweise würde sich das dünnste Filament (1,65) verbiegen, sobald es mit einer Kraft von 0,0045 g auf die Haut gedrückt wird. Da sich das Monofilament biegt, sobald eine bestimmte Kraft erreicht ist, die vom Durchmesser des Filaments abhängig ist, kann das Ausmaß des angewandten Drucks konstant gehalten werden (Diday-Nolle u. Breier 1997).
Zum Testen werden die Monofilamente senkrecht, mit langsam zunehmendem Druck, auf die zu testenden Hautstellen gebracht, bis das Filament sich biegt. Der Patient gibt an, wann er etwas spürt.

Auswertung des Tests:
1,65–2,83 normale Sensibilitätsempfindung
3,22–3,61 verminderte Berührungssensibilität
3,84–4,31 verminderte Schutzsensibilität
4,56–6,65 keine Schutzsensibilität
  > 6,65 keine Reaktion

9.6.2 2-Punkte-Diskrimination

Eine weitere Möglichkeit zur Prüfung des Berührungsempfindens ist die 2-Punkte-Diskrimination. Hierbei unterscheiden wir die:

- statische Zwei-Punkte-Diskrimination (*static* 2PD)
- bewegende Zwei-Punkte-Diskrimination (*moving* 2PD)

Static 2PD

Dieser Test gibt uns Auskunft über die Innervationsdichte der sich langsam anpassenden Nervenfasern, die uns die Information über konstanten Druck oder Berührung vermitteln. Es ist der klassische Test zur Bestimmung der funktionellen Sensibilität, der bereits 1835 von Weber beschrieben wurde.

Zum Testen berühren wir die Fingerspitzen mit leichtem Druck abwechselnd mit einem oder zwei Enden des Testinstrumentes (Abb. 9.**4**). Wir vergrößern die Distanz zwischen den zwei Punkten, falls der Patient das Instrument nicht mehr korrekt wahrnehmen kann. Er nimmt in diesem Fall die zwei Punkte als einen Punkt wahr.

Laut der *American Society for Surgery of the Hand* wird der Test wie folgt ausgewertet: Wahrgenommener Abstand zwischen den zwei Punkten:

- < 6 mm   normale,
- 6–10 mm   hohe,
- 10–14 mm   geringe Dichte der Innervation.

Nimmt der Patient noch einen Punkt wahr, so verfügt er über eine Schutzsensibilität.

Steht dieses Testinstrument nicht zur Verfügung, kann ersatzweise der Test mit Hilfe einer aufgebogenen Heftklammer durchgeführt werden. Da der Abstand zwischen den Enden der Heftklammer nicht exakt bestimmt werden kann und somit die Testergebnisse nicht vergleichbar sind, dient diese Alternative nur dazu, sich einen Überblick über die sensible Situation des Patienten zu verschaffen.

Moving 2PD

Dieser Test gibt Auskunft über die sich schnell anpassenden Nervenfasern, die uns Informationen über Bewegungen liefern. Die Duchführung entspricht dem oben beschriebenen static 2PD mit dem Unterschied, dass wir das Messinstrument von proximal nach distal bewegen. Wir können hier ebenfalls das Ende einer Heftklammer verwenden oder einen anderen stumpfen Gegenstand. Der Patient gibt darüber Auskunft, ob und ab welcher Stelle am Finger er die Bewegung wahrnimmt.

Das Temperaturempfinden wird durch Teströhrchen geprüft, die mit heißer oder kalter Flüssigkeit gefüllt sind. Wir beziehen sowohl die verletzten als auch die unverletzten Hautpartien in die Untersuchung mit ein, damit der Patient die Möglichkeit hat, die Stellen mit evtl. verändertem und unverändertem Temperaturempfinden zu vergleichen.

9.7 Durchblutung

Die Durchblutung der Hand bzw. der Finger (Abb. 5.**21**) wird ausschließlich von den Ärzten geprüft. Sie überprüfen die Durchlässigkeit der Arterien mit Hilfe des *Allen-Tests*. Dazu werden die A. ulnaris und A. radialis abgedrückt, und der Patient pumpt seine Hand durch Faustschlussbewegungen blutleer, bis die Handfläche blass ist. Anschließend bleibt die Hand geöffnet und der Arzt unterbricht das Abdrücken. Wenn keine Durchblutungsstörungen vorliegen, füllen sich die Hautareale schnell wieder mit Blut.

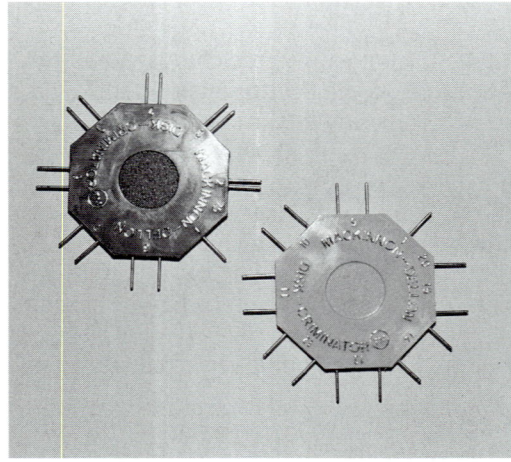

Abb. 9.**4** Instrumente zur Static und Moving 2PD Prüfung.

Die Haut sieht wieder rosig aus. Beide Arterien sind nacheinander zu prüfen. Im Fingerbereich verläuft die Prüfung analog. In der physiotherapeutischen Untersuchung wird die Durchblutung anhand der Hautfarbe (zyanotisch, blass) und der Hauttemperatur ab (kalt, kühl) abgeschätzt.

9.8 Muskelfunktionstest

Die Muskelfunktionsprüfung ist für die Therapeuten zur Überprüfung der Therapiemaßnahmen und für die Ärzte zur diagnostischen Abklärung wichtig. Sie wird durchgeführt nach Durchtrennung von Muskeln, Sehnen oder Nerven und nach Paresen.

In diesem Zusammenhang muss die Entwicklung der Muskelkraft berücksichtigt werden. Sie nimmt in den ersten 20 Lebensjahren kontinuierlich zu, bleibt ca. 10 Jahre auf dem erreichten Niveau und nimmt dann langsam wieder ab. Dieser Kurvenverlauf ist außer vom Alter auch abhängig vom Geschlecht. 1883 fand Galton heraus, dass die Kraft bei Jungen im Alter von 2–19 Jahren schnell, entsprechend dem Körpergewicht, zunimmt, dann langsam und stetig bis zum 30. Lebensjahr. Bei Mädchen verläuft der Kraftzuwachs gleichmäßiger von 9–19 Jahren, anschließend langsamer bis zum 30. Lebensjahr. Bis zum 60. Lebensjahr nimmt die Kraft bei Männern und Frauen zunehmend ab. Im Alter von 40–45 Jahren ist der Kräfteverfall bei Frauen geringer.

Die Muskelkraft ist somit abhängig vom Alter, Geschlecht, aber auch vom konstitutionellen Typus und der Tätigkeit der einzelnen Patienten. Patienten, die körperlich stark beansprucht werden, z.B. auf einer Bohrinsel, haben natürlich ganz andere Kräfte als z.B. ein Büroangestellter.

Es werden nur die von der Erkrankung oder Verletzung betroffenen Muskeln getestet, da es in der Regel nicht erforderlich ist, alle Muskeltests durchzuführen. Wie bei allen Tests wird im Vergleich zur gesunden Seite getestet.
Bei der Durchführung der Muskelfunktionsprüfung müssen wir darauf achten, dass wir:

- Ausweich- oder Trickbewegungen ausschalten
- Widerstände erst am Ende der Bewegung setzen
- durch falsche Fixationsgriffe die Muskulatur nicht in ihrem Bewegungsausmaß behindern

Die Dokumentation erfolgt in einem Prüfungsbogen mit Hilfe einer Skala von M 5–M 0.

M 5 = volles Bewegungsausmaß gegen die Schwerkraft mit maximalem Widerstand
M 4 = volles Bewegungsausmaß gegen die Schwerkraft mit leichtem Widerstand
M 3 = volles Bewegungsausmaß gegen die Schwerkraft
M 2 = volles Bewegungsausmaß unter Abnahme der Eigenschwere
M 1 = schwache Kontraktion ohne Gelenkbeteiligung
M 0 = keine Kontraktion

10 Ziel der Handtherapie

Die Physiotherapie dient der Rehabilitation der Patienten. Die Schweizer Arbeitsgemeinschaft für Rehabilitation definiert den Begriff Rehabilitation wie folgt:
»Unter Rehabilitation versteht man den koordinierten Einsatz medizinischer, sozialer, pädagogischer, beruflicher und technischer Maßnahmen zur Funktionsverbesserung, Schulung und Umschulung sowie Anpassung von Behinderten und ihrer Umwelt, im Hinblick auf das Erlangen der bestmöglichen Funktionstüchtigkeit und Selbstständigkeit im Alltag und eines angemessenen Platzes in der Gesellschaft. Sie umfasst somit alle Maßnahmen, die geeignet sind, die Auswirkungen der Behinderung zu verringern und die soziale Integration der behinderten Menschen zu fördern.« (Baumgartner u. Botta 1997)

Das oberste physiotherapeutische Ziel der Behandlung innerhalb der Handtherapie ist, die **funktionelle aktive Beweglichkeit** wiederherzustellen (S. 71). Alle Ergebnisse, die diesem Ziel nicht entsprechen, behindern den Patienten in seinen täglichen Bewegungen und zwingen ihn, Ausweichmechanismen einzusetzen. Häufig wiederkehrende Ziele, wie z. B. die positive Beeinflussung der Ödemresorption, Narbenbildung usw. und die damit verbundenen Maßnahmen, beschreibe ich ausführlich in den folgenden Abschnitten.

11 Ödem- und Kontrakturenprophylaxe

Nach jeder Verletzung oder Operation entsteht ein Ödem. Es handelt sich um eine vermehrte Flüssigkeitsansammlung im interstitiellen Raum, die sich im Normalfall nach 3–5 Tagen wieder zurückbildet.

Nach einer Operation wird die Wunde je nach Bedarf mit einer Redondrainage, einer Lasche und/oder einem Druckverband versorgt. Das ist die erste Maßnahme zur Ödemprophylaxe.

Im Liegen wird die Hand bzw. der Arm hochgelagert. Die Hochlagerung kann durch eine Manschette, die am Bettgalgen befestigt wird, durch spezielle Lagerungsschienen oder zwei Kopfkissen erfolgen. Hinweis: Die Hand muss sich über Herzniveau befinden, d.h., der Ellenbogen muss höher als die Schulter und die Hand höher als der Ellenbogen gelagert werden. Der Ellenbogen darf sich nur in leichter Beugestellung befinden.

Steht der Patient auf, wird er angehalten, seine Hand möglichst hochzuhalten. Da es den Patienten meistens Schmerzen bereitet, ihre Hand hängen zu lassen, halten sie sie automatisch hoch.

▶ Hinweis: Bei starker Beugung des Ellenbogens ist der Abfluss der Flüssigkeit nicht gewährleistet. Ein zu hoch gehaltener Arm beeinträchtigt die Durchblutung.

Nachdem die Anästhesie im Bereich der Finger nachgelassen hat, darf bzw. soll der Patient die nicht ruhig gestellten Finger bewegen. Ab dem 1. postoperativen Tag fordern wir ihn auf, seinen Ellenbogen und seine Schulter stündlich zu bewegen und Pumpbewegungen der nicht ruhig gestellten Finger mit hochgehaltenem Arm durchzuführen. Diese frühen aktiven Bewegungsübungen fördern den venösen Abfluss und vermindern die Schwellungszustände. Sie dienen außerdem der Kontrakturenprophylaxe.

Hat der Patient trotz aller Vorsichtsmaßnahmen ein stärkeres Ödem ausgebildet, zeigt sich uns meist folgendes Bild: Der Umfang der Hand oder der Finger hat zugenommen, evtl. ist die Hautfaltenbildung aufgehoben, oder es bleibt sogar, nachdem man auf das Ödem gedrückt hat, eine kleine Delle zurück. Es kann ein Temperaturunterschied zur gesunden Seite bestehen, und die Haut glänzt unter Umständen etwas.

Jedes Ödem behindert die Beweglichkeit und bereitet dem Patienten Schmerzen. Es sollte deshalb möglichst schnell und effektiv behandelt werden, da sich die Nachbehandlung sonst verlängert und sich weitere Komplikationen entwickeln können (Kontrakturen u.a.). Es ist unsere Aufgabe, den mit der Ödembildung verbundenen Circulus vitiosus zu durchbrechen. Der Patient hat Schmerzen, hält die Hand ruhig, es entsteht ein Ödem. Daraus resultieren Gewebsreaktionen und Gefäßspasmen, die wiederum Schmerzen verursachen. Damit beginnt der Kreislauf von neuem.

Physiotherapeutische Maßnahmen

Zur Förderung des Rückflusses der Lymphe und des Blutes:

- Pumpbewegungen der Finger bei hochgestreckten Armen
- Übungsgeräte, die Bewegungen oberhalb des Kopfes bzw. eine erhöhte Ausgangsstellung des Armes erfordern
- Roban oder Coban-Verbände (siehe S. 20)
- Fingersocks (siehe S. 20)
- Kompressionshandschuhe (siehe S. 20)
- Manuelle Lymphdrainage (siehe S. 36)
- vorsichtige Eisanwendungen (siehe S. 33)

Vor jeder Behandlung streichen wir die betroffene Extermität und falls erforderlich jeden einzelnen Finger vorsichtig von distal nach proximal aus. Diese Maßnahme regt den Abtransport der Gewebsflüssigkeit an und entspannt, da sie das Wohlbefinden des Patienten fördert. Durch das vorsichtige Massieren der Schwimmhäute in den Zwischenfingerfalten wird ebenfalls die Resorption des Ödems unterstützt.

▶ Hinweis: Es kann für den Patienten sehr unangenehm, unter Umständen sogar schmerzhaft sein.

12 Narbenbehandlung

Wunden können sehr unterschiedlich sein. Eine Rolle spielt z.B. der Verletzungsmechanismus. Neben Schürf-, Schnitt-, Stich-, Biss-, Schuss- und Quetschverletzungen kann es sich auch um Verbrennungen usw. handeln. Auch die Tiefe der Wunde variiert stark, sodass jeweils andere Hautschichten verletzt sind. Jede Verletzug hinterlässt andere Wundränder (glatte oder unregelmäßige). Manchmal sind Knochen oder Sehnen mit verletzt, oder es bilden sich Hämatome in der Subkutis und den umgebenden Hautarealen aus, z.B. nach Quetschverletzungen. Bei so genannten Einspritzverletzungen ist die Wunde verunreinigt, genau wie nach Rasenmäherunfällen und bei anderen komplexen Verletzungen. Nicht jede Wunde hinterlässt eine bleibende sichtbare Narbe, oberflächliche Schürfwunden z.B. heilen ohne Narbenbildung ab.

12.1 Wundheilung

Gewebetypisch verheilen beim Menschen: oberflächliche Wunden der Haut, Sehnen, Nerven und Knochen. Alle anderen Wunden heilen durch Reparation ab, sprich durch die Bildung unspezifischen Bindegewebes.

Die Wundheilung verläuft in drei sich zeitlich unterschiedlich überlappenden Phasen. Es handelt sich um die exsudative, proliferative und reparative Phase. Sie wird von den Faktoren Durchblutung, Immunabwehr, Ernährung, Ödeme und Hämatome beeinflusst.

Durchblutung

Fingerkuppen, die gut durchblutet werden, heilen schneller als z.B. Sehnen, die zu den schlecht durchbluteten Gewebearten zählen.
Bei Patienten mit Durchblutungsstörungen oder mangelnder Durchblutung (Diabetes, Arteriosklerose usw.) verzögert sich die Heilung oder ist sogar beeinträchtigt.
In einer warmen, angenehmen Temperatur heilen Wunden schneller als in einer kalten, unangenehmen. (Patienten halten ihre verletzten Hände automatisch warm, da es für sie angenehmer ist.)

Immunabwehr

Die Immunabwehr spielt bei der Wundheilung eine nicht zu unterschätzende Rolle. Patienten mit AIDS oder Diabetes, Patienten, die nach Chemotherapie, aufgrund ihres hohen Alters oder durch allgemeine Infekte geschwächt sind, weisen eine verlangsamte oder beeinträchtigte Wundheilung auf.
Durch die *Ernährung* kann der Heilungsprozess beeinflusst werden. Die Vitamine A und C sowie Proteine beschleunigen die Kollagensynthese. Vitamin C reduziert das Infektrisiko. Eine Gefährdung der lokalen Gewebsdurchblutung kann aus einem Eisenmangel resultieren.

Ödeme

Durch ausgeprägte Ödeme erhöht sich der hydrostatische Druck der Kapillaren, wodurch die Durchblutung erschwert wird. Alle ödemreduzierenden Maßnahmen verringern den Druck, verbessern die Durchblutung und beschleunigen somit den Wundheilungsprozess.

Hämatome

Hämatome verlängern die Wundheilung und bilden einen Nährboden für Bakterien. Sie begünstigen Infektionen, wenn der Patient nicht widerstandsfähig ist. Allerdings werden Bakterien auch zur Wundheilung benötigt, da sie den Heilungsprozess beschleunigen. Ihr Anteil darf jedoch nicht zu hoch sein.

Auch wenn die äußere Wundheilung abgeschlossen ist, ist die Narbenbildung noch lange nicht beendet. Solange eine Narbe von außen noch rot oder rötlich erscheint, ist die innere Narbenumwandlung bzw. Narbenheilung noch nicht abgeschlossen. Der Heilungsvorgang kann über ein Jahr dauern.

Die Narbenheilung teilt man in zwei Hauptphasen ein:
1. Phase: Die Verbindung innerhalb der Kollagenmoleküle und zwischen den Kollagenfasern wird hergestellt.
2. Phase: Die Struktur der Kollagenbündel wird entsprechend der gewebetypischen Art umgebaut.

Man sagt: »Mit der Narbe steht und fällt das Behandlungsergebnis.« Warum einige Narben nach der Umwandlungsphase Gleitbewegungen erlauben und andere stark mit dem Untergewebe verkleben, ist noch ungeklärt. Ist eine Narbe fest mit dem Untergewebe verwachsen, können Bewegungseinschränkungen daraus resultieren, und die Behandlungsdauer verlängert sich dementsprechend. Besonders nach Strecksehnenverletzungen treten häufig Verwachsungen auf. Deshalb wird frühzeitig, bevor die Fäden gezogen werden, mit der Narbenbehandlung begonnen.

Voraussetzung für die Narbenbehandlung sind sterile Bedingungen (Handschuhe usw.). Sobald der Verband abgenommen werden darf, verschieben wir ganz vorsichtig vom Rand her die Narbe etwas nach links und rechts. Nach der Fädenentfernung bekommt der Patient ein lauwarmes Handbad (meistens in Braunol), die Krusten und die alte Haut werden weitgehend entfernt, und wir beginnen mit der Narbenpflege. Mit speziellen Heilsalben wird die Narbe eingesalbt. Mittels leicht kreisenden Bewegungen wird die Salbe einmassiert und somit die Narbe etwas gelockert. Wir verschieben die Narbe weiter nach links und nach rechts, steigern dabei die Intensität und Dauer der Bewegung.

Nach 3 Wochen ist ein ausreichender Kollagengehalt der Narbe erreicht. Somit verschieben wir die Narbe auch nach oben und unten und führen die Narbenmassage aus verschiedenen Gelenkstellungen aus, da wir so immer eine andere Spannung des Untergewebes als Ausgangsposition vorfinden. Wir versuchen, die Narbe vorsichtig zu dehnen, mit Hilfe unserer Hände und auch langanhaltender mit der Hilfe von Schienen. Man hat herausgefunden, dass man während der Phase der Narbenumwandlung mit einer langanhaltenden leichten Dehnung kontrakte Narben verlängern und mobilisieren kann.

Wir möchten durch die Narbenbehandlung die Narbenumwandlung positiv beeinflussen, Verklebungen mit dem Untergewebe verhindern und wünschen uns weiche, leicht verschiebliche, unempfindliche Narben. Zur Desensibilisierung stehen uns mehrere Möglichkeiten zur Verfügung (siehe Kap. 19).

Die Patienten werden angehalten ihre Narben stündlich oder zumindest 4-mal täglich zu massieren. Damit sie nicht Haut auf Haut reiben, sollen sie dazu eine Salbe verwenden. Eine Salbe oder Creme, die sie zu Hause haben, genügt. Einige verwenden Melkfett usw. Paraffinbäder unterstützen die Narbenpflege, da das Narbengewebe dann lockerer und geschmeidiger wird. Die Haut wird zart und sehr gepflegt.

Bei *hypertrophen Narben* oder *Verbrennungsnarben* versorgen wir die Patienten mit Kompressionshandschuhen, Fingersocks (Digi-sleeves) oder Roban (Coban Wrap, S. 20). Wir können so der Hypertrophieneigung entgegenwirken, die Narben werden weich und elastisch.

▶ Hinweis: Da das Narbengewebe empfindlich und die Gefahr eines Sonnenbrandes somit schneller gegeben ist, sollte man eine Narbe keiner direkten Sonnenbestrahlung aussetzen. Wir raten den Patienten, ihre Hand im Schatten zu halten oder eine Sonnencreme mit hohem Lichtschutzfaktor zum Eincremen zu benutzen.

13 Eigentraining der Patienten

Damit die Behandlung erfolgreich verläuft, muss der Patient auch zu Hause bestimmte Übungen durchführen. Dafür bekommt er von uns ein Hausaufgabenprogramm, das individuell auf jeden Patienten abgestimmt wird. Es kann z.B. enthalten:

- ödemreduzierende Maßnahmen
- Gelenkmobilisationen
- Kälte- oder Wärmeanwendungen (S. 33f.)
- Übungen mit Therapieknete oder dem Theraband (S. 15f.)
- Alltagsbewegungen, wie z.B. Geschirr spülen oder Socken waschen in lauwarmem Wasser

Es ist wichtig, dem Patienten mitzuteilen, wie oft und wie lange er die einzelnen Maßnahmen durchführen soll. Wir haben die Möglichkeit, ihn mündlich zu instruieren oder ihm ein schriftliches Programm mit allen Angaben mitzugeben. Es hat sich bewährt, Übungsprogramme zu allen Maßnahmen auf jeweils einem Zettel festzuhalten und für den betreffenden Patienten die benötigten Übungen anzukreuzen.

Verletzungen und Erkrankungen der Hand

14 Frakturen

Definition

Es handelt sich um eine Unterbrechung der Kontinuität des Knochens.

Ursache

Direkte oder indirekte Gewalteinwirkung.

Symptome

- Schwellung
- Schmerzen
- Druckschmerz
- Achsenfehlstellung
- Rotationsfehlstellung
- sichtbare Knochenstücke bei offenen Wunden

Diagnostik

Zur sicheren Diagnostik gehört die Röntgenuntersuchung in mehreren Ebenen. Bei Fingerfrakturen sollte jeder Finger einzeln in zwei Ebenen mit genauer seitlicher Einstellung geröntgt werden. Nur so kann der Arzt sicher sein, Frakturen oder bestehende Dislokationen nicht zu übersehen.

Frakturformen

Frakturen an der Hand werden aufgrund der Lokalisation, des Frakturtyps und der Weichteilsituation benannt.

Lokalisation: Handwurzel-, Mittelhand- oder Grundgelenksfraktur.

Frakturtyp: Es wird unterschieden zwischen
- Querfraktur: Meistens durch direkte Gewalteinwirkung entstanden (Schlag auf den Knochen)
- Schrägfraktur
- Torsions- oder Spiralfraktur: Beide Arten entstehen durch indirekte Gewalteinwirkung oder Rotationsverletzungen. Die Fragmente sind meistens instabil, so dass es im Verlauf des Heilungsprozesses eher als bei anderen Frakturtypen zu Achsenfehlstellungen oder Rotationsfehlern kommt.
- Trümmerfraktur: Sie entsteht durch starke Gewalteinwirkung (Arbeitsunfälle an Maschinen, Quetschverletzungen, Explosions- oder Schussverletzungen).
- Kompressions- oder Stauchungsfraktur: Diese Frakturtypen sind für spongiöse Knochen typisch. Durch die Einstauchung kommt es zu einem Längenverlust des Knochens.
- Ausrissfrakturen: Kleine Knochenfragmente werden durch über die Sehnenansätze oder Bänder wirkende Zugkräfte herausgerissen.
- Frakturen mit Gelenkbeteiligung: In diesem Fall sind die gelenkbildenen Knochenflächen betroffen. Es wird zwischen uni- und bikondylären Frakturen sowie Mehrfragmentköpfchenfrakturen unterschieden.
- Luxationsfrakturen: Kombination von Fraktur und Luxation. Die Luxation kann in verschiedene Richtungen erfolgen.
- Kommt es bei Kindern, die sich noch im Wachstum befinden, zu einer Basisfraktur des Knochens, so findet sich meistens eine Epiphysenbeteiligung. Salter-Harris teilt diese wie in Tab. 14.1 beschrieben ein.
- Pathologische Frakturen: In diesen Fällen ist das Knochengewebe vorgeschädigt, z.B. durch einen Knochentumor, eine Zyste, Osteoporose u.a. So genannte Spontanfrakturen ohne adäquates Trauma können die Folge sein.
- Ermüdungsfrakturen: Durch Mikrotraumen aufgrund ungewohnter Belastungen kommt es zu einer unvollständigen Kontinuitätsdurchtrennung des Knochens. Die Marschfraktur ist ein typisches Beispiel.

Weichteilsituation: Man unterscheidet zwischen geschlossenen und offenen Frakturen.
- Geschlossene Fraktur: Bei der geschlossenen Fraktur liegt keine Hautverletzung

Tabelle 14.1 Typen der Epiphysenbeteiligung bei kindlichen Basisfrakturen

Typ 1	Epiphysenabscherung
Typ 2	Epiphysenabscherung und metaphysärer Kantenabbruch
Typ 3	Intraartikuläre Epiphysenfraktur
Typ 4	Dislozierte Schrägfraktur durch die Epiphyse, Wachstumsfuge, Metaphyse
Typ 5	Stauchungsfraktur der Wachstumsfuge

vor. Im Inneren können aber trotzdem Sehnen bzw. der Kapsel-Bandapparat verletzt sein.
- Offene Fraktur: Es handelt sich um eine Kombinationsverletzung, bei der es zur Schädigung der Haut, der Sehnen, der Nerven, der Gefäße und/oder der Muskeln gekommen ist. Die Weichteilschädigungen bei offenen Frakturen werden in 4 Grade eingeteilt (Tab. 14.2):

Tabelle 14.2 Klassifizierung des Weichteilschadens bei offenen Frakturen (nach Tscherne und Oestern 1982)

Grad 1	• Durchspießung der Haut mit geringer Weichteilschädigung • unbedeutende Kontamination • einfache Frakturformen
Grad 2	• Durchtrennung der Haut • umschriebene Haut- und Weichteilkontusion • mittelschwere Kontamination • alle Frakturformen
Grad 3	• ausgedehnte Weichteilschäden • häufig Gefäß- und Nervenverletzungen • starke Wundkontamination • ausgedehnte Knochenzertrümmerung
Grad 4	• totale und subtotale Amputation • Durchtrennung der wichtigsten anatomischen Strukturen • vollständige Ischämie

Frakturheilung

Ziel der Frakturheilung ist, den Frakturspalt zu überbrücken. Menschliche Knochen sind zu einer organspezifischen Heilung fähig. Diese Heilung kann *primär* und *sekundär* verlaufen.

Primäre Frakturheilung: Es entsteht keine sichtbare Kallusbildung. Die Bruchstücke liegen so eng voreinander, dass die Gefäße weder vom Periost (außen) noch vom Endost (innen) einwachsen können. Die primäre Heilung wird auch als angiogene Frakturheilung bezeichnet, da die Heilung von den Gefäßen der Osteone ausgeht.

Sekundäre Frakturheilung: Bei der sekundären Frakturheilung bildet sich zwischen den Fragmenten ein Frakturhämatom, das die Lücke zwischen den Bruchstücken ausfüllt. In dieses Frakturhämatom sprießen vom Periost (außen) und vom Endost (innen) Gefäße sowie Bindegewebe ein, und es entsteht ein bindegewebiger Kallus. Als Ergebnis eines Umwandlungsprozesses entsteht der so genannte Fixationskallus, ein regelloses netzförmiges Maschenwerk, welcher durch Längsausrichtung der Strukturen an Stabilität gewinnt.
Ist eine genügende Ruhigstellung der Fraktur gesichert, wird der Knochen sowie das umliegende Gewebe ausreichend durchblutet, und kommen keine Infektionen oder andere Störfaktoren hinzu, so bildet sich der zunächst überschießend gebildete Kallus auf ein Normalmaß zurück.

Ziele

- Überbrückung des Frakturspaltes
- Schmerzfreiheit
- Wiederherstellung des endgradigen Bewegungsausmaßes
- Wiedererlangen bzw. Erhalten der Hand- und Fingerkraft
- Wiedereingliederung in den normalen Tagesablauf

Um diese Ziele zu erreichen und um Komplikationen während des Heilungsprozesses zu vermeiden, ist eine möglichst frühzeitige korrekte Diagnostik, eine vorsichtige, aber sorgfältige Reposition mit stabiler Fixation notwendig. Eine *Früh*mobilisation sollte sich anschließen – getreu dem Leitsatz, die Gelenke *so lange wie nötig, aber so kurz wie möglich* zu immobilisieren. Bezogen auf die nicht ruhig gestellten Gelenke bedeutet das, dass der Patient diese sofort unter unserer Anleitung und selbstständig bewegen darf bzw. soll.

Therapie

Frakturen werden grundsätzlich konservativ oder operativ versorgt. Im Folgenden werden die jeweiligen Behandlungsmöglichkeiten aufgezeigt.

Konservativ: Die Bruchstücke liegen exakt voreinander oder können ohne Probleme reponiert werden. Im Allgemeinen erfolgt eine Ruhigstellung mittels einer dorsalen Unterarmgipsschiene. Bei speziellen Frakturen an der Hand wird eine Hohlhand-Fingergipsschiene oder eine Stacksche Schiene zur Ruhigstellung benutzt. Bei den jeweiligen Verfahren werden nur die betroffenen Finger immobilisiert, damit es an den Nachbarfingern zu keinen Bewegungseinschränkungen oder Adhäsionen kommt.

Operativ: In der Handtherapie gibt es folgende Möglichkeiten, um die Frakturen zu versorgen:

- Kirschner-*Drähte (K-Draht):* Diese Drahtosteosyntheseversorgung wird an der Hand oft verwendet. Eine starke Kompression auf den Bruchspalt kann damit nicht ausgeübt werden, sie reicht aber zur Heilung aus. Die K-Draht-Fixation darf die Frühmobilisierung nicht behindern, d.h. dass die nicht beteiligten Gelenke frei beweglich bleiben. Da sie nach einer gewissen Zeit wieder entfernt werden müssen, ist es für die Ärzte leichter, wenn sie den Sitz der Kirschner-Drähte durch die Haut spüren können. Patienten empfinden es eher als unangenehm. Wir als Therapeuten müssen bei unserer Fixation darauf achten, nicht auf die Drahtenden zu drücken. Die so verursachten Schmerzen sind vermeidbar.
- In seltenen Fällen durchbohren die Kirschner-Drähte von innen die Haut. Bis sie ihren Weg durch die Haut gefunden haben, klagen die Patienten über stechende Schmerzen. Wenn der Draht rausschaut, aber noch nicht entfernt werden kann, empfiehlt es sich, ein schützendes Pflaster oder einen kleinen Verband anzulegen, damit der Patient nicht am Kirschner-Draht hängen bleibt oder die Wunde auf diesem Weg kontaminiert wird.
- *Kirschner-Draht plus intraossäre Drahtnaht:* Durch die Kombination der beiden Verfahren wird eine größere Stabilität der Fraktur erlangt.
- *Schrauben- und Plattenosteosynthese:* Bei Schräg- oder Spiralfrakturen werden die Frakturen optimal mit der Zugschraubenosteosynthese stabilisiert, während bei Quer- oder Defektfrakturen eine Plattenosteosynthese verwendet wird.
- *Herbert-Schraube:* Sie besitzt ein steiles und ein flaches Gewindeende, in der Mitte ist sie glatt. Dadurch sind die Ärzte in der Lage, die Fragmente exakt und unter Kompression zusammenzufügen (Abb. **14.1**). Der Schraubenkopf wird subkortikal im Knochen versenkt, somit muss die Schraube nicht wieder entfernt werden. Zur Anwendung kommt sie u.a. nach Kahnbeinfrakturen.

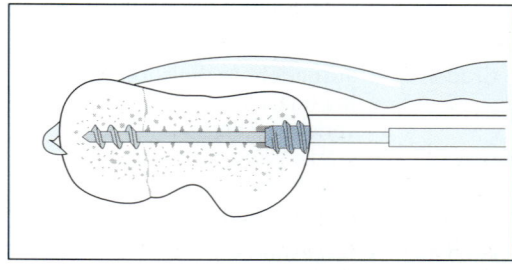

Abb. **14.1** Versorgung des Kahnbeins mit einer Herbert-Schraube.

Komplikationen

Bei der Frakturheilung können sich folgende Komplikationen ergeben:

- anhaltende Schmerzen
- Störung der Ödemresorption
- Gelenkkontrakturen
- Sehnenverklebungen
- Kraftverlust der Hand
- Sympathische Reflexdystrophie
- Pseudarthrosen

14.1 Distale Radiusfrakturen

Patienten mit einer distalen Radiusfraktur werden meistens in der allgemeinen Unfallchirurgie versorgt und weiterbetreut. Daher möchte ich nur kurz darauf eingehen. Grob werden die Frakturen in Extensions- (Gelenkfläche nach dorsal geneigt) und Flexionsfraktur (Gelenkfläche nach palmar geneigt) eingeteilt.

Ursache

Sturz auf die gestreckte oder in seltenen Fällen auf die gebeugte Hand. Es handelt sich sowohl um Arbeits- als auch um Sport-, Freizeit-, Verkehrs oder Haushaltsunfälle. Bis zum 50. Lebensjahr sind Männer und Frauen gleichermaßen betroffen, danach steigt der Anteil der Frauen an. Als Ursache für den Anstieg werden die osteoporotischen Veränderungen während der Menopause angegeben.

Symptome

- Schwellung
- Schmerzen
- Bewegungseinschränkung,
- Stellungsänderung der Hand
- Sensibilitätsstörungen im Bereich des N. medianus

Therapie

Das Ziel der Ärzte besteht darin, unter Beachtung der Achsen- und Längenverhältnisse eine möglichst exakte Wiederherstellung der Gelenkflächen zu erreichen.

Physiotherapie

Die Physiotherapie richtet sich nach der ärztlichen Versorgung (konservativ oder operativ) und enthält die folgenden Maßnahmen:

- Ödemprophylaxe und -reduzierung
- Kontrakturprophylaxe
- Förderung der Beweglichkeit des Handgelenkes
- Maßnahmen zur Wiedereingliederung in den Alltag

Alle frei beweglichen Nachbargelenke werden sofort bewegt. Ist das Handgelenk vom Arzt zur Physiotherapie freigegeben, wird dieses mobilisiert: durch einschleichende, passive Bewegungen, Übungen über der schiefen Ebene, Tischkante, einem Ball oder einer Rolle und Übungen am Aktiv-Trainer. Zur Kraftsteigerung arbeitet der Patient mit einem Theraband oder einer Hantel und am Aktiv-Trainer mit unterschiedlichen Gewichten. Für die Fingerkraft kommen Übungen mit Paraffin oder Therapieknete und verschiedenen Handtrainern dazu.

Komplikation

Als Komplikation besonders bei Frauen tritt häufiger eine sympathische Reflexdystropie auf (siehe S. 176).

14.2 Handwurzelfrakturen

Von den Patienten werden Handgelenkverletzungen häufig nicht ernst genommen, und sie suchen daher manchmal erst sehr spät einen Arzt auf. Aber gerade bei Stürzen auf die gestreckte Hand sollte eine Handwurzelfraktur durch eine genaue ärztliche Untersuchung ausgeschlossen werden (Tab. 14.3).

Tabelle 14.3 Frakturhäufigkeit der Handwurzelknochen

Lokalisation der Fraktur	Häufigkeit (%)
Skaphoideum	78,8
Triquetrum	13,8
Trapezium	2,3
Hamatum	1,5
Lunatum	1,4
Pisiforme	1,0
Kapitatum	1,0
Trapezoid	0,2

14.2.1 Fraktur des Os scaphoideum (Kahnbeinfraktur)

Die Kahnbeinfraktur ist die am häufigsten vorkommende Handwurzelfraktur. In über 90 % der Fälle sind junge Männer zwischen dem 20. und 30. Lebensjahr betroffen. Oft sind es Fußball- oder Handballtorwärter. Die restlichen 10 % setzen sich hauptsächlich aus Kindern und älteren Frauen zusammen. Da die blutversorgenden Gefäße hauptsächlich distal in den Knochen eintreten, wird das proximale Drittel des Knochens schlechter mit Blut versorgt und benötigt somit mehr Zeit, um nach einer Fraktur zu heilen. Leider treten dort am häufigsten Frakturen auf.

Aufgrund seiner anatomischen Lage besitzt das Os scaphoideum 5 Nachbarknochen und ist somit an allen Handgelenkbewegungen beteiligt. Gemeinsam mit dem Os trapezium ist es für die Kraftübertragung zwischen Daumen und Radius verantwortlich.

Ursache

Sturz auf die gestreckte radiale Seite der Hand

Symptome

- Schwellung und Druckschmerz in der Tabatiéré, unmittelbar am Processus styloideus radii
- Schmerzen bei der Stauchung des Daumens
- schmerzhafte radiale Abduktion der Hand

Diagnostik

Genauen Aufschluss gibt die Röntgenuntersuchung in 4 Ebenen. Ist sie nicht eindeutig zu interpretieren, erfolgt eine zweiwöchige Ruhigstellung und anschließend eine erneute Röntgenkontrolle. Tabelle 14.4 zeigt die Einteilung der Kahnbeinfrakturen nach Herbert in 6 Typen.

Tabelle 14.4 Typen der Kahnbeinfrakturen nach Herbert

Typ A1	Fraktur Tuberkulum
Typ A2	Nichtdislozierte Fraktur Kahnbeinmitte
Typ B1	Schrägfraktur
Typ B2	Instabile (dislozierte) Querfraktur Kahnbeinmitte
Typ B3	Fraktur proximaler Pol
Typ B4	Stark dislozierte Fraktur (z. B. transskaphoidale perilunäre Luxationsfraktur)

Therapie

Konservativ: Ruhigstellung im Kahnbeingips mit Einschluss des Daumengrundgelenks. Da nicht eindeutig geklärt ist, ob die Unterarmdrehbewegung die Knochenheilung verzögert oder sogar stört, sind die Versorgungsarten noch sehr unterschiedlich. Einige Patienten bekommen für die ganze Behandlungsdauer einen Oberarmgips, andere werden zunächst mit einem Oberarmgips für 3 Wochen versorgt und bekommen anschließend einen Unterarmgips. Wiederum andere Patienten werden von Anfang an mit einem Unterarmgips versorgt. Die Versorgung ist abhängig vom Arzt und Krankenhaus, in welchem der Patient versorgt wird. Die Dauer der Ruhigstellung richtet sich nach den Röntgenaufnahmen und dem Frakturtyp. Sie variiert zwischen 3–12 Wochen.

Physiotherapie

Nach Beendigung der Ruhigstellung ist die Fraktur übungsstabil. Zum Schutz vor neuen Verletzungen und Überbelastungen erhalten alle Patienten unabhängig von der Erstversorgung eine abnehmbare Unterarmschiene aus Gips oder thermoplastischem Material. Im Vordergrund der Physiotherapie steht, neben allen bekannten Maßnahmen wie Ödemprophylaxe, die Handgelenkbeweglichkeit. Wir versuchen sie vorsichtig und spielerisch zu erarbeiten. Eigenständig übt der Patient am Aktiv-Trainer, rollt über einen Ball oder übt, wenn Widerstandsübungen erlaubt sind, mit Hanteln auf einer schiefen Ebene oder an einer Tischkante. Die Schmerzgrenze des Patienten beachten und akzeptieren.

Operativ: Die operative Versorgung erfolgt mit Hilfe der Herbert-Schraube.
Die Patienten werden mit einer dorsalen Unterarmgipsschiene für 3 Wochen versorgt. Im Anschluss an die Ruhigstellung soll der Patient für 8–10 Wochen größere Belastungen der Hand vermeiden.

Physiotherapie

Die Physiotherapie entspricht der Behandlung nach einer konservativ versorgten Kahnbeinfraktur (siehe oben), hinzu kommt die Narbenbehandlung.

Komplikation: Kahnbeinpseudarthrose

Definition

Von einer Pseudarthrose (falsche Gelenkbildung) spricht man, wenn nach einer Fraktur die knöcherne Überbrückung 6 Monate und länger ausbleibt. Nach Herbert werden die Kahnbeinpseudarthrosen in 6 verschiedene Typen eingeteilt (Tab.14.5).

Tabelle 14.5 Klassifikation der Pseudarthrose nach Herbert (Hoffmann 1997)

Typ	
Typ 1	• Pseudarthrose mit straffer, fibröser Überbrückung • Kein karpaler Kollaps • Keine degenerativen Zeichen
Typ 2	• Pseudarthrose ohne Dislokation • Geringe pathologische Beweglichkeit • Geringer karpaler Kollaps • Radiologisch nicht erkennbare degenerative Veränderungen
Typ 3	• Pseudarthrose mit mäßiger Dislokation • Verstärkte pathologische Beweglichkeit • Resorptive Veränderungen • Deutlicher karpaler Kollaps • Klinisch eingeschränkte Handgelenkfunktion • Radiologisch manifeste Arthrosezeichen
Typ 4	• Pseudarthrose mit erheblicher Dislokation der Fragmente • Starke resorptive Veränderungen • Erhebliche radiokarpale Arthrose • Fixierter karpaler Kollaps • Klinisch zunehmend eingeschränkte Funktion des Handgelenks
Typ 5	• Pseudarthrose mit erheblicher Dislokation und zunehmendem Zerfall des proximalen Fragmentes (ischämische Nekrose) • Fortgeschrittene Arthrose • Fixierter karpaler Kollaps • Klinisch zunehmende Einschränkung der Beweglichkeit des Handgelenks

Ursachen

- Unbehandelte Fraktur
- verzögerte Kallusbildung
- mangelnde Immobilisierung
- Durchblutungsstörungen
- Infekte

Symptome

Eine Kahnbeinpseudarthrose kann über Jahre keinerlei Symptome zeigen. Manchmal werden die Beschwerden durch einen Bagatellunfall ausgelöst. Bei den Beschwerden handelt es sich um:

- Schwellung der radial-dorsalen Handwurzelregion
- Schmerzen im Handgelenkbereich bei Belastungen und Bewegungen

Therapie

Operativ: Die operativen Behandlungsmöglichkeiten richten sich genau wie die sich daraus ergebenden Prognosen nach dem jeweiligen Pseudarthrosetyp. Von der Pseudarthrosensanierung über die Denervierung bis hin zur Handgelenkarthrodese ist alles möglich.

Physiotherapie

Für die Physiotherapie ist die durchgeführte Operation ausschlaggebend, so dass die notwendigen Maßnahmen mit dem jeweiligen Operateur abgesprochen werden. Feste Bestandteile der Physiotherapie (siehe S. 83) sind u.a.:
- Ödembehandlung
- isometrische Spannungsübungen, Verbesserung der Handgelenkbeweglichkeit nach der Gipsabnahme (außer nach einer Handgelenkarthrodese)
- Krafttraining (nach Absprache mit dem behandelnden Arzt)

14.2.2 Fraktur des Os triquetrum (Mondbeinfraktur)

Meist handelt es sich um einen dorsalen Ausriss des Mondbeins, selten ist der Knochenkörper selbst betroffen.

Therapie

Konservativ: Für 1–2 Wochen Ruhigstellung in einer dorsalen Gipsschiene. Bei einer Korpusfraktur ist eine drei- bis vierwöchige Ruhigstellung erforderlich.

Operativ: Sind die Knochenfragmente disloziert, besteht die Indikation zur Operation.

14.2.3 Fraktur des Os trapezium

Therapie

Konservativ: Ruhigstellung für 3–4 Wochen

Operativ: Bei Dislokation operative Behandlung

14.2.4 Fraktur des Os hamatum

Eine Fraktur des Os hamatum findet sich überwiegend bei Golf- und Tennisspielern. Der Schmerz über dem Hypothenar ist ein typisches Anzeichen für eine Hamatumfraktur. Mit Hilfe einer Karpaltunnelspezialaufnahme oder der Computertomografie kann die Diagnose sicher gestellt werden.

Therapie

Konservativ: Ruhigstellung für 4 Wochen

Operativ: Eine operative Behandlung erfolgt, wenn eine Gelenkbeteiligung des Karpometakarpalgelenks IV/V vorliegt oder die Knochenfragmente disloziert sind.

14.2.5 Fraktur des Os lunatum

Man unterscheidet Frakturen des Knochenkörpers und Ausriss- bzw. Abrissfrakturen. Diese Frakturen kommen jedoch äußerst selten vor.

Therapie

Konservativ: Für 3–4 Wochen erfolgt eine Ruhigstellung des Handgelenks.

Operativ: Bei Dislokation der Fragmente.

Komplikation: Lunatummalazie (Morbus Kienböck)

Definition

Es handelt sich um eine aseptische Knochennekrose des Os lunatum. Die Lunatummalazie wurde 1910 von Robert Kienböck beschrieben. Er arbeitete als Röntgenologe in Wien.

Ursachen

- Unerkannte Mondbeinfraktur: Als Berufskrankheit anerkannt bei Arbeitern, die fortwährend Mikrotraumen ausgesetzt sind, wie bei Arbeiten mit dem Presslufthammer oder der Schlagbohrmaschine, wenn die Patienten 2 Jahre vollschichtige Arbeit nachweisen können.
- Minusvariante der Ulna (Hultén-Variante): Auf 60 % der Patienten mit einer Lunatummalazie trifft diese Ursache zu. Durch die Deformation der Ulna wird das Mondbein ungleichmäßigen Druckverhältnissen ausgesetzt.

Symptome

- Zunehmende Schmerzen im Handgelenk, die zunächst nur bei Belastung, später auch in Ruhe auftreten
- Bewegungseinschränkung
- Kraftminderung

Diagnostik

Da sich die Lunatummalazie nicht von anderen Beschwerden im Handgelenk abgrenzen lässt, ist zur sicheren Diagnostik eine Röntgenuntersuchung unverzichtbar. Röntgenologisch wird die Lunatummalazie nach Decoulx in vier Stadien eingeteilt (Tab. 14.6).

Therapie

Ist der Patient unabhängig vom Stadium der Lunatummalazie beschwerdefrei, so werden nur regelmäßige Kontrolluntersuchungen durchgeführt. Bei Kindern und Jugendlichen mit einer Minusvariante der Ulna sollte allerdings eine Kürzung des Radius vorgenommen werden. So kann der nekrotische Prozess zum Stillstand kommen.

Konservativ: Im Frühstadium wird eine Ruhigstellung im Unterarmgips empfohlen. Allerdings variiert die Dauer der Immobilisierung sehr stark. Sie reicht von 3 Wochen bis hin zu 2–3 Monaten. Ziel ist es, ein Fortschreiten der Mondbeinnekrose zu verhindern und die Knochenstruktur teilweise zu normalisieren, um so die Beschwerdefreiheit des Patienten zu erreichen.

Operativ: Aufgrund der unterschiedlichen Pathogenese werden unterschiedliche operative Strategien verfolgt:
- Kürzung des Radius: Die Minusvariante der Ulna soll so ausgeglichen werden und eine Druckentlastung für das Mondbein entstehen.
- STT-Arthrodese (Skaphoid-Trapezium-Trapezoid-Arthrodese): Auch hier möchte man das Mondbein entlasten. Die axialen Kräfte, die auf die radiale Handwurzel wirken, werden umgeleitet. Diese Operation wird bei Patienten im Erwachsenenalter und Stadium I–II durchgeführt, wenn keine Minusvariante der Ulna vorliegt. Im Anschluss daran erfolgt für 6 Wochen eine Ruhigstellung des Handgelenkes mit einer dorsalen Unterarm-

Tabelle 14.6 Röntgenologische Stadieneinteilung der Lunatummalazie nach Decoulx

Stadium I	• Keine Veränderungen oder geringe Verdichtung des Knochens erkennbar • Äußere Konturen erhalten
Stadium II	• Zystische Aufhellung • Beginnende Deformierung
Stadium III	• Zerfall des Mondbeins • Karpaler Kollaps
Stadium IV	• Wie Stadium III • Zusätzlich Handgelenkarthrose

gipsschiene, danach beginnt die Physiotherapie.
- Resektion des Mondbeins: Als Platzhalter dient ein Titanimplantat oder ein Sehneninterponat. Diese Vorgehensweise wird bei erwachsenen Patienten im Stadium II und III gewählt, wenn in der Voruntersuchung (Magnetresonanztomografie) eine totale Avaskularität nachgewiesen wurde.
- Handgelenksarthrodese: Bei Patienten mit starken Schmerzzuständen und Bewegungseinschränkungen (vergl. Stadium IV). Die Handgelenkarthrodese erfolgt mit einer Plattenostheosynthese. Danach erfolgt eine zwei- bis vierwöchige Ruhigstellung.

Physiotherapie

Wir Therapeuten kommen zum Einsatz, um den Patienten die Narbenpflege und Abhärtung zu zeigen, evtl. muss die Fingerbeweglichkeit erweitert und die Fingerkraft aufgebaut werden. Je nach ausgeführter Operation wird das Handgelenk mobilisiert. Bei starken Schwellungszuständen dürfen wir mit allen ödemreduzierenden Maßnahmen arbeiten.

14.2.6 Fraktur des Os trapezoideum

Diese Frakturen sind äußerst selten.

Therapie

Konservativ: Ruhigstellung für 3–4 Wochen

Operativ: Wenn die Knochenfragmente disloziert sind.

Physiotherapie

Die physiotherapeutischen Behandlungen bei Handwurzelfrakturen verlaufen im Allgemeinen nach den selben Richtlinien. Wichtig ist die enge Zusammenarbeit und gute Kommunikation mit den behandelnden Ärzten, um über das Ausmaß der erlaubten Bewegungen bei der jeweiligen Fraktur informiert zu sein. Die Physiotherapie gliedert sich in zwei Phasen: während der Ruhigstellung und nach der Gipsabnahme.

1. Phase: Während der Ruhigstellung
- Schulterbeweglichkeit kontrollieren, evtl. erweitern
- Ödembehandlung
- isometrische Spannungsübungen
- Kontrolle der aktiven und passiven Fingerbeweglichkeit, gegebenenfalls mobilisieren. Dazu prüfen wir:
- Kleine und große Faust
- Daumenbeweglichkeit (soweit erlaubt) und die
- Beweglichkeit der MP-Gelenke. Die Fingergrundgelenke sollten endgradig beweglich sein. Ist dies nicht gegben, muss der Gips korrigiert werden.
- Abduktion und Adduktion der Langfinger

2. Phase: Nach der Gipsabnahme
- Handbad
- Hand- und Hautpflege
- Narbenpflege und Abhärtung (nach offener Reposition)
- Ödembehandlung
- aktive und passive Bewegungsübungen

Da die Langfinger während der Ruhigstellung bewegt werden dürfen und somit meistens keine Bewegungseinschränkungen zeigen, können wir uns verstärkt auf die Mobilisation des Handgelenks konzentrieren. Es weist oft, besonders am Anfang der Behandlung, erhebliche Bewegungseinschränkungen auf.

Wir bewegen spielerisch und leicht unter Beachtung der Schmerzgrenze des Patienten das Handgelenk im zulässigen Bewegungsspielraum passiv durch. Dadurch erweitert sich die Beweglichkeit wie von selbst.

Der Patient übt am Aktiv-Trainer und rollt mit seiner Hand über einen Gymnastikball. Dabei muss der Ellenbogen immer Kontakt mit der Unterlage behalten, sonst rutscht der Patient in die Ausweichbewegung hinein, d.h., er bewegt nicht mehr hauptsäch-

lich sein Handgelenk, sondern seinen Ellenbogen.
Später darf er mit einer kleinen Hantel an der Tischkante oder auf einer schiefen Ebene üben. Diese Übungen dienen auch als Krafttraining. Wir kontrollieren und üben:

- Flexion und Extension
- Pro- und Supination
- ulnare und radiale Abduktion im Handgelenk

Mit Hilfe der speziellen Techniken der Manuellen Therapie kann man im Hinblick auf die Mobilisation gute Fortschritte erzielen.

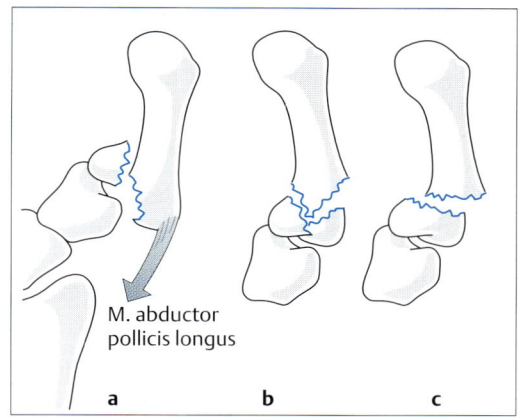

Abb. 14.**2a–c** Basisfrakturen am Mittelhandknochen I. **a** Bennett-, **b** Rolando-, **c** Winterstein-Fraktur (nach Thomine 1988).

14.3 Mittelhandfrakturen

Die Mittelhandfrakturen werden unterteilt in:

- Köpfchenfraktur
- subkapitale Metakarpalfraktur (Halsfraktur)
- Schaftfraktur (Quer-, Schräg- oder Torsionsfraktur)
- Basisfraktur

Die Basisfraktur des Mittelhandknochens I unterscheiden wir wie folgt (Abb.14.**2a–c**):

- Bennett-Fraktur (intraartikuläre Luxationsfraktur des Sattelgelenkes)
- Rolando-Fraktur (T- oder Y-förmige Trümmerfraktur)
- Winterstein- oder Pseudo-Bennett-Fraktur (extraartikulärer Schrägbruch)

Ursache

Meistens direkte Gewalteinwirkung (nach Schlägereien u.a.)

Symptome

- Schwellung des Handrückens
- Schmerzen
- Bewegungseinschränkungen
- Achsenfehlstellungen

Diagnostik

Es werden Röntgenaufnahmen in 3 Ebenen angefertigt mit dorsal-palmarer, schräger und seitlicher Einstellung.

14.3.1 Köpfchenfrakturen

Operativ: Versorgung mit K-Drähten, kleinen Schrauben oder Platten.
Dank dieser Osteosynthesenversorgung darf die Physiotherapie am 1. postoperativen Tag mit der Frühmobilisierung beginnen.

14.3.2 Subkapitale Fraktur

Die subkapitale Fraktur gehört zu den häufigsten Frakturformen der Hand, da der Hals die schwächste Stelle des Knochens bildet. Am häufigsten ist der V. Mittelhandknochen betroffen.

Therapie

Konservativ: Durch den palmaren Zug der Mm. interossei kommt es bei dieser Frakturform zu einer beugeseitigen Abkippung des Köpfchens. Bei einer Abkippung bis 50° wird in der Regel eine konservative Behandlung durchgeführt. Die Patienten werden mit einer dorsalen Unterarmgipsschiene versorgt, so dass die Finger frei beweglich bleiben. Nach dem Abschwellen der Hand (ca. 1 Woche) wird der Gips entfernt. Eine funktionelle Behandlung schließt sich an. Nach 4 Wochen ist die volle Belastung der Hand wieder möglich.

Operativ: Versorgung mit intramedullären K-Drähten. Die Patienten bekommen eine dorsale Unterarmgipsschiene, wobei sich die Hand in der Intrinsic-plus-Stellung befindet. Die MP-Gelenke sollen frei beweglich sein.
Bei der operativen Versorgung besteht die Gefahr der Strecksehnenverklebung und der Einsteifung des MP-Gelenks.

14.3.3 Schaftfraktur

Konservativ: Im Allgemeinen erfolgt eine dreiwöchige Ruhigstellung in einer dorsalen Unterarmgipsschiene, wobei die Finger frei beweglich bleiben. Die Patienten werden angeleitet, frühzeitig ihre Finger (am 1.–2. postoperativen Tag) zu bewegen. Besonderen Wert legen wir auf die MP-Gelenke, da sie am ehesten von Bewegungseinschränkungen betroffen sind.

14.3.4 Basisfraktur des Mittelhandknochens I

Die intraartikuläre Luxationsfraktur des Sattelgelenks an der Basis des ersten Mittelhandknochens wird nach dem Dubliner Chirurgen Edward H. Bennett (1837–1907) als Bennett-Fraktur (Abb. 14.2a) bezeichnet. Er beschrieb sie 1882.

Ursache

Sturz auf den flektierten Daumen. Dabei wird der Daumen entsprechend dem Verlauf der Längsachse gestaucht, und es entsteht ein dreikantiger Bruch an der Basis des Mittelhandknochens I. Durch den Zug des M. abductor pollicis longus wird der Schaft nach proximal und durch den Zug des M. adductor pollicis in Richtung Hohlhand gezogen, während ein kleines dreieckiges Knochenstück am ulnaren Rand der Basis verbleibt.

Therapie

Operativ: Die Bennett-Fraktur wird operativ mit Hilfe von K-Drähten oder Schrauben versorgt. Die Hand wird 3 Wochen in einer dorsalen Schiene ruhig gestellt, wobei sich der Daumen in Oppositionsstellung befindet.
Nach 6 Wochen werden die K-Drähte entfernt, die Schrauben brauchen nicht entfernt zu werden.

Physiotherapie

Nach Ablauf der ersten postoperativen Woche dürfen wir für den Zeitraum der Therapie die Schiene entfernen und mit Bewegungsübungen ohne Belastung beginnen. Die Fraktur ist übungsstabil, nicht aber belastungsstabil versorgt.

▶ Hinweis: Die Schmerzgrenze des Patienten ist zu beachten.

- Ödemreduzierung, falls Ödeme vorhanden sind
- Schulter- und Ellenbogenbeweglichkeit prüfen
- Handgelenksbeweglichkeit kontrollieren und evtl. verbessern
- Beweglichkeit der Langfinger kontrollieren (DIP-, PIP- und MP-Gelenke), gegebenenfalls mobilisieren
- Beim Bewegen des Daumenendgelenks fixieren wir unterhalb des Gelenks und behalten während der Übungen am Anfang die Oppositionsstellung des Daumens bei
- Daumen den Langfingern gegenüberstellen, ohne große Kraftanstrengung
- Handbäder
- Narbenpflege und -abhärtung

Nach Entfernung der K-Drähte beginnen wir mit dem Aufbau der Handkraft mittels:

- Steckspielen
- Übungen mit Klammern
- Übungen am Aktiv-Trainer mit zunehmenden Gewichten u. a.

Der Daumen wird, falls er noch Defizite aufweist, weiter mobilisiert.

14.4 Fingerfrakturen

Die Fingerfrakturen zählen zu den häufigsten Frakturen im Bereich der Hand. Es wird unterschieden zwischen Frakturen im Bereich der

- Endphalanx mit Nagelkranz-, Nagelschaft- und Basisfraktur sowie der
- mittleren und proximalen Phalanx

Ursachen

- meistens direkte Gewalteinwirkung, z. B. Hyperextensionstrauma
- indirekte Gewalteinwirkung, z. B. axiale Stauchungen
- Defektverletzungen durch Fräsen oder Kreissägen

Symptome

- Schwellung (extreme Schwellung, wenn das Endglied betroffen ist und oft ein subunguales Hämatom)
- Schmerzen
- Achsenfehlstellungen

Bei Schaftfrakturen der Mittel- und Grundphalanx kommt es zu Achsenabweichungen in Richtung Handrücken oder zur Beugeseite hin durch die jeweils stärker wirkenden Muskelzügel.

14.4.1 Frakturen der Endphalanx

Frakturen der Endphalangen verlaufen in den meisten Fällen ohne Komplikation. Es erfolgt für 5–10 Tage eine Ruhigstellung in einer Fingergipsschiene.

Wichtig: Alle nicht betroffenen Finger müssen frei beweglich sein. Früher wurde häufig der verletzte Finger gemeinsam mit einen Nachbarfinger fixiert und ruhig gestellt. Diese Vorgehensweise hatte fatale Folgen im Hinblick auf die Fingerbeweglichkeit.

Im Anschluss an die Ruhigstellung wird der Patient mit einer Stackschen-Schiene zum Schutz der Fingerkuppe versorgt. Das PIP-Gelenk muss dabei frei beweglich sein.

Liegt z. B. nach einer Nagelkranzfraktur ein subunguales Hämatom vor, wird in der Nagelmitte unter Betäubung ein kleines Stück Nagel entfernt (Trepanation) und so eine Drainage gelegt.

▶ Hinweis: Jede kleinste Beeinträchtigung der Endphalanx macht sich bei den Patienten bemerkbar. Wenn die Greiffunktion oder der Tastsinn beeinträchtigt ist, setzen die betroffenen Patienten bereits nach kurzer Zeit den jeweiligen Finger nicht mehr ein. Daher sollte auch die kleinste Narbe (falls vorhanden) gut desensibilisert werden.

Falls eine operative Versorgung notwendig ist, erfolgt diese meistens durch eine K-Draht-Fixation, z. B. nach Frakturen mit Dislokation oder intraartikulären Frakturen mit knöchernem Ausriss der Streckersehne (EDC).

14.4.2 Frakturen der Mittel- und Grundphalanx

Liegt keine Dislokation der Fragmente vor, wird der Patient genau wie bei der Versorgung des Endgelenkes mit einer Schiene versorgt. Ist die Fraktur ausreichend stabil, darf der Patient von Anfang an ohne Kraftanstrengung seine Finger bewegen.

▶ Hinweis: Da die Kraft der Beuger überwiegt, muss besonders im PIP-Gelenk auf die Streckung geachtet werden, da sie schwieriger zu erarbeiten ist.

Kommt es zum Abrutschen der Fraktur, ist eine Operation nötig. Gipsversorgung für 3 Wochen, bis der knöcherne Durchbau röntgenologisch zu erkennen ist, evtl. für weitere 8–10 Tage eine abnehmbare Schiene als Schutz.

Physiotherapie

- Ödembehandlung, Versorgung mit Fingersocks oder Roban
- Gelenkmobilisation, wobei jedes Gelenk einzeln mobilisiert wird, mit Fixation unterhalb des jeweiligen Gelenkes (siehe S. 117)
- Kräftigungsübungen
- Narbenbehandlung (falls Narben vorhanden)
- Paraffinkneten
- Therapieknete
- evtl. Versorgung mit einer Mitnehmerschlaufe (Koppelung des verletzten Fingers an den gesunden Nachbarfinger)
- Versorgung mit Streck- bzw. Beugequengeln nach stabilem knöchernem Durchbau der Fraktur

Die Prognosen der Frakturen sind gut. Liegt allerdings eine Fraktur kombiniert mit einer Luxation vor, wird die Prognose schlechter. Die Gelenke sind und bleiben verdickt, was zu einem optischen Defizit führt und evtl. zu leichten Bewegungseinschränkungen.

15 Distorsionen, Luxationen und Bandverletzungen

Definitionen

Distorsion: Es handelt sich um eine Zerrung oder Verstauchung der Gelenkkapselbänder. Durch Überdehnungen kommt es zu Einreißungen und Teilrupturen des Bandapparates.

Um das Ausmaß der Gewalteinwirkung und deren Folgen zu verstehen, ist es wichtig, die Anatomie der einzelnen Gelenke zu kennen. Die Scharnier- und Kugelgelenke der Hand sind durch Bänder und Nachbargelenke unterschiedlich stabilisiert. Siehe hierzu S. 58 f. Anatomie der Fingergelenke.

Vor allem Finger- oder Handverletzungen, verursacht durch Sportunfälle oder leichte Stürze, werden häufig nicht ernst genommen. Die Patienten legen zum Kühlen eine Eiskompresse auf, verwenden Sportsalben und warten ab, ob der Schmerz nachlässt und sich alles normalisiert. Würden die Patienten ihren so genannten Bagatellunfall ernster nehmen, wären die Voraussetzungen für die Therapie günstiger und die daraus resultierenden Behandlungsergebnisse besser.

Luxationen: Bei einer Luxation bzw. Verrenkung wird die Kontinuität zwischen den gelenkbildenden Knochen vollständig aufgehoben. Die Gelenkkapsel wird dabei meistens vollständig zerrissen. Die Verletzung ist z.T. mit knöchernen Bandausrissen oder Frakturen (Luxationsfraktur) verbunden. Es wird zwischen *vollständigen* bzw. *kompletten* und *unvollständigen* bzw. *Subluxationen* unterschieden. Im Gegensatz zu den kompletten Luxationen berühren sich bei den Subluxationen die Gelenkflächen z.T. noch. Der Kontakt ist nicht vollständig aufgehoben.

15.1 Bandverletzungen und Luxationen der Handwurzel

Da die Anatomie im Bereich des Handgelenks sehr komplex ist, sind bei Verletzungen meistens mehrere Strukturen betroffen. Am häufigsten kommt die perilunäre Luxation vor, die zusätzlich mit einer Fraktur des Os scaphoideum (De Quervainsche Luxationsfraktur) oder Frakturen der anderen Handwurzelknochen verbunden sein kann.

Bei den ligamentären Beschwerden im Bereich des Handgelenks ist besonders die skapholunäre Dissoziation von Bedeutung. Diese skapholunäre Dissoziation ist die Folge einer Ruptur oder Insuffizienz des Bandapparates. Es wird zwischen einer akuten und chronischen Form unterschieden.

15.1.1 Akute skapholunäre Dissoziation (SLD)

Ursachen

- Sturz auf die gestreckte Hand
- Ballsportarten (Aufprall des Balles auf die Hand)

Es kommt zur Zerreißung der palmaren Bänder, hauptsächlich des Lig. interosseum zwischen Kahn- und Mondbein. Zusätzlich können das Lig. radioscapholunatum, Lig. radioscaphocapitatum und das dorsale skapholunäre Band betroffen sein. Die Folge ist eine Verschiebung der Achsen der Karpalknochen zueinander und somit eine Vergrößerung des skapholunären Winkels auf über 70°. Normalerweise beträgt dieser Winkel zwischen 30–60°. Die skapholunäre Dissoziation kann in Kombination mit einer Kahnbeinfraktur auftreten.

Symptome

- Druckschmerz
- Bewegungsschmerz im entsprechenden Bereich der Handwurzel

Diagnose und Therapie

Neben Röntgenaufnahmen in mehreren Ebenen wird bei bestehender Verdachtsdiagnose eine Arthroskopie durchgeführt. Bestätigt sich die Diagnose einer SLD, wird das Os scaphoideum gegen das Os capitatum mit Hilfe eines K-Drahtes fixiert. Es schließt sich eine vierwöchige Gipsruhigstellung an.

15.1.2 Chronische skapholunäre Dissoziation

Ursache

Die Instabilität entwickelt sich langsam über Jahre. Sie kann traumatisch bedingt sein oder durch degenerative Veränderungen hervorgerufen werden.

Symptome

- Kraftverlust
- Schmerzen beim Aufstützen der Hand
- Knackgeräusche bei Bewegungen des Handgelenks

Therapie

Operative Versorgung des Patienten. Die nachfolgende Physiotherapie ist abhängig von der durchgeführten OP und muss jeweils mit den behandelnden Ärzten abgesprochen werden.

15.1.3 Perilunäre Luxation

Rund um das Os lunatum, perilunär, kommt es zu verschiedenen Bandzerreißungen. Diese Bandrupturen können isoliert oder mit Frakturen kombiniert (De Quervainsche Luxationsfraktur) auftreten.

Ursachen

- Sturz auf die gestreckte Hand (perilunäre dorsale Luxation)
- Sturz auf die gebeugte Hand (perilunäre palmare Luxation)

Es kann zur spontanen Reposition kommen und dadurch zu einer erschwerten Diagnosestellung.

Symptome

- Schwellung
- Druckschmerz über dem Os lunatum
- Schmerzen bei Bewegung
- evtl. Sensibilitätsstörungen im Bereich des N. medianus

Therapie

In den meisten Fällen erfolgt eine operative Versorgung der zerrissenen Bandstrukturen.

15.1.4 De Quervainsche Luxationsfraktur

Hierbei kommt es zu einer Fraktur des Kahnbeines. Am Os lunatum verbleibt der proximale Teil des Os scaphoideum, der distale Teil luxiert mit der Handwurzel nach dorsal.

Therapie

Wegen der Gefahr der Reluxationen wird bei dieser Diagnosestellung immer operiert. Osteosyntheseversorgung des Kahnbeins (Herbert-Schraube siehe Frakturen S. 92), Naht aller Bandstrukturen und Fixation der Handwurzelknochen in der anatomisch korrekten Lage. Im Kahnbeingips Ruhigstellung für 4 Wochen. Danach Versorgung mit einer abnehmbaren Schiene und Beginn der Physiotherapie.

Physiotherapie

Nach 4 Wochen darf vorsichtig mit der Physiotherapie im Handgelenk begonnen werden, da die Gefahr besteht, dass die Kirschner-Drähte bei zu starker Belastung brechen. Vor Beginn der Therapie überprüfen wir, ob eine Ödemprophylaxe erforderlich ist und die Beweglichkeit der nicht ruhig gestellten Gelenke gefördert werden muss. Behandlung siehe Kahnbeinfraktur (siehe S. 94).

Nach ca. 7 Wochen werden die Kirschner-Drähte entfernt, und die Physiotherapie darf intensiviert werden.

15.2 Distorsionen und Luxationen der Karpometakarpalgelenke

Da die Karpometakarpalgelenke IV und V mehr Bewegung zulassen im Vergleich zu den Karpometakarpalgelenken II und III, sind diese häufiger von Luxationen betroffen. Handelt es sich um eine Luxation der Karpometakarpalgelenke II bis V, spricht man von einer Serienluxation. Sie ist die Folge einer sehr starken Gewalteinwirkung (Motorradunfall). Isolierte Luxationen sind relativ selten, meistens kommen sie als Luxationsfraktur vor (siehe Bennett-Fraktur S. 100).

Ursachen

- starke Gewalteinwirkung (z.B. Motorradunfall)
- in Kombination mit Quetschverletzungen

Symptome

- Schwellung
- Schmerzen
- tastbare Stufe am Handrücken

Unter Umständen ist die Stufenbildung durch starke Ödeme nicht zu erkennen. Von der Seite betrachtet ist jedoch die verstärkte Wölbung im Seitenvergleich zur nicht verletzten Hand auffällig.

Diagnose

Zur Diagnosestellung sind Röntgenaufnahmen mit seitlicher Einstellung notwendig, um die Stufenbildung genau zu erkennen.

Therapie

Die Reposition kann sowohl konservativ als auch operativ mit Kirschner-Drähten durchgeführt werden. Die Hand wird für 10 Tage ruhig gestellt. Nach 6 Wochen werden die Kirschner-Drähte entfernt. Unbehandelt können Luxationen bei den Patienten Beschwerden verursachen, die im weiteren Verlauf als letzten Ausweg eine Arthrodese erforderlich machen.

Physiotherapie

Während der Ruhigstellung sollen die Patienten die nicht betroffenen Gelenke selbstständig, aktiv bewegen bis zur Entfernung der Kirschner-Drähte. Nur in Problemfällen muss die Physiotherapie verordnet werden. Die folgenden Maßnahmen kommen typischerweise zum Einsatz:

- Aktive und vorsichtige passive Mobilisation der Gelenke
- Patientenübungsprogramm: Aktiv-Trainer, über einen Ball das Rollen üben, Wasserrohre zusammen schrauben, Steckspiele usw.
- Ist die Stabilität der Gelenke ausreichend, kann mit Übungen zur Kraftsteigerung begonnen werden. Dazu eignen sich z.B. das Paraffinkneten und Übungen mit Therabändern (siehe S. 15, 31).

15.2.1 Luxation des Sattelgelenks

Am häufigsten ist die Luxationsfraktur nach Bennett (siehe S. 100). Außerdem können

Luxationen und Subluxationen auftreten. Band- und Kapselverletzungen des Daumensattelgelenks werden möglichst frühzeitig versorgt, um eine spätere Bandplastik zu vermeiden, da natürlich nach einer Bandplastik die zu erwartende Beweglichkeit schlechter ist als nach der primären Versorgung.

Symptome

- Ödem
- Druckschmerz
- Fehlstellung im Gelenk

Therapie

Auch in diesem Fall wird eine geschlossene Reposition angestrebt. Liegt allerdings ein Repositionshindernis vor, erfolgt eine operative Versorgung der Luxation.

15.3 Distorsionen und Luxationen der Fingergrundgelenke

15.3.1 Distorsionen der Fingergrundgelenke

Ursache

Überdehnung der Strukturen

Symptome

(siehe 1.2.1)

Therapie

Die Patienten kühlen mit Eis und fangen möglichst früh mit Bewegungsübungen an. Tipp für zu Hause: Quarkumschläge mit essigsaurer Tonerde und Arnika (siehe 1.2.1).

15.3.2 Seitenbandrupturen der Fingergrundgelenke

Am häufigsten ist der Zeigefinger mit Beteiligung des ulnaren Seitenbandes betroffen, gefolgt vom Kleinfinger mit Beteiligung des radialen Seitenbandes.

Ursache

Hängenbleiben, z. B. an Türen, Schränken, Hosentaschen usw., wobei die Bänder durch die gebeugten MP-Glenke vorgedehnt sind.

Symptome und Diagnostik

Es zeigt sich im Seitenvergleich eine deutliche Instabilität. Der Test wird in maximaler passiver Flexion der MP-Gelenke durchgeführt, da die Seitenbänder dann gespannt sind.
Röntgenkontrolle in drei Ebenen, um knöcherne Ausrisse auszuschließen.

Therapie

Für 3 Wochen Ruhigstellung in einer Gipsschiene in der Intrinsic-plus-Stellung. Danach schließt sich die funktionelle Behandlung an.

Physiotherapie

Typische Ziele und Maßnahme sind:

- Ödemreduzierende Maßnahmen
- Mobilisation der Gelenke
- Schmerzlinderung. Da die Schmerzen monatelang anhalten, klagen die Patienten z. T. sehr lange über Beschwerden.

15.3.3 Luxationen der Fingergrundgelenke

Genau wie bei den Seitenbandrupturen ist auch bei den Luxationen oder Subluxationen der MP-Gelenke der Zeigefinger am häufigsten betroffen, gefolgt vom Kleinfinger. Dies ist bedingt durch ihre anatomische Randposition.

Ursache

Starke Hyperextension

Symptome

- Typische Fehlstellung
- Mittelhandköpfchen ist in der Hohlhand tastbar und evtl.
- Sensibilitätsstörungen durch Dehnung des radialen Gefäß- und Nervenbündels

Therapie

Konservativ: Für 2 Wochen wird der Patient mit einer Unterarm-Fingergipsschiene versorgt, die Bewegungen zulässt. Der Patient übt eigenständig.

Operativ: Reposition der Gelenke nach Beseitigung bestehender Hindernisse und Naht der palmaren Platte. Ebenfalls für 2 Wochen Versorgung mit einer Unterarm-Fingergipsschiene, aus der der Patient bewegt.

15.4 Distorsionen und Luxationen des Daumengrundgelenks

Ursache

Die häufigste Ursache ist ein Sturz auf den abduzierten Daumen oder das Hängenbleiben mit dem Daumen während eines Sturzes, was wiederum zu einer Hyperabduktion im Gelenk führt und somit zu einer teilweisen oder vollständigen Ruptur des *ulnaren* Seitenbandes. Diese Unfallmechanismen treten gehäuft beim Rad fahren, Ski fahren (so genannter Skidaumen) oder Ball spielen auf.
Eine teilweise oder vollständige Ruptur des *radialen* Seitenbandes wird durch eine Hyperadduktion im Gelenk verursacht. Dieser Fall kommt jedoch relativ selten vor, z. B. bei einem Sturz oder wenn man mit dem Daumen irgendwo anschlägt. Durch eine Hyperextension und axiale Gewalteinwirkung kann es zu einer Luxation des Daumengrundgelenks oder zu einer Subluxation kommen. Dabei handelt es sich meistens um eine Luxation nach dorsal. Sehr selten sieht man eine Hyperflexion als Unfallmechanismus. Die Verletzungsmechanismen können auch kombiniert auftreten.

Bei allen Verletzungen am Daumen ist das wichtigste Ziel, dass die Stabilität des Gelenks wieder erreicht wird. Hat der Patient einen instabilen Daumen, kann dieser als Gegenspieler zu den Langfingern keinen Gegenhalt mehr aufbauen, und der Patient ist nicht mehr in der Lage, Gegenstände z. B. Flaschen, richtig zu halten oder einen kraftvollen Spitz- oder Schlüsselgriff auszuführen.

15.4.1 Rupturen des ulnaren Seitenbandes

Symptome

- ulnare Instabilität des Daumens
- Druck- und Dehnungsschmerz

Diagnostik

- Mittels Röntgendiagnostik werden knöcherne Abrisse ausgeschlossen.
- Ist die seitliche Aufklappbarkeit 30° größer als auf der nicht betroffenen Seite, sowohl in Streckung als auch in 30°-Beugestellung, so wird eine operative Versorgung notwendig. Allerdings werden auch die klinischen Beschwerden des Patienten als Indikation zur OP-Indikation betrachtet.

Therapie

Konservativ: Bei eindeutiger Instabilität ist die konservative Behandlung erfolglos, da die Bandenden selten voreinander liegen. Das gerissene Seitenband kann unter die Aponeurose des M. abductor pollicis longus

geschlagen oder in den Gelenkspalt interponiert sein. Daher ist meistens der operative Eingriff notwendig.
Handelt es sich allerdings um eine Distorsion, d.h. die Stabilität des Daumens ist erhalten geblieben, erfolgt eine Schienenruhigstellung für 3 Wochen. Aus der Schiene heraus darf der Patient beugen.

Operativ: In der Regel wird eine Bandnaht durchgeführt. Handelt es sich dagegen um knöcherne Ausrisse, wird eine transossäre Ausziehnaht oder eine Fixation mit Hilfe von Kirschner-Drähten vorgenommen. Anschließend erfolgt eine Ruhigstellung für 3 Wochen. In dieser Zeit darf der Patient aus der Schiene heraus bewegen.
Eine Bandrekonstruktion ist bei schmerzfreien Instabilitäten, eine Bandplastik nach älteren Läsionen oder Subluxationstendenz ohne Arthroseanzeichen und eine Arthrodese bei Subluxationsstellung des Gelenkes mit vorhandenen Arhtrosezeichen oder bei einer bestehenden Arthrose notwendig.

Physiotherapie

Die wichtigsten Ziele der Physiotherapie nach einer Ruptur des ulnaren Seitenbandes sind, das Grundgelenk zu stabilisieren und schmerzfreie Bewegungen zu ermöglichen. Die folgenden Maßnahmen sind für die Behandlung typisch:

- Ödemresorption fördern
- Daumenendgelenk mobilisieren und die Muskulatur kräftigen
- Narbenpflege
- Übungsprogramm für den Patienten erstellen (Steckspiele, Flexionsstab)

▶ Tipp für zu Hause: Tätigkeiten, die den Heilungsprozess unterstützen, sind Näharbeiten, z.B. sticken, einen Hefeteig ansetzen und die Teigränder am Backblech mit dem Daumen andrücken usw.

15.4.2 Luxation des Daumengrundgelenks

Ursachen

Es handelt sich fast immer um dorsale Luxationen (siehe oben).

Therapie

Das luxierte Gelenk wird reponiert. Stört ein Hindernis die Repositon, z.B. die lange Beugesehne, Anteile der Gelenkkapsel usw., wird dieses vor der Reposition operativ beseitigt.

15.5 Distorsionen und Luxationen der End- und Mittelgelenke der Langfinger

Im folgenden Text geht es um Distorsionen und Luxationen im Bereich der End- und Mittelgelenke der Langfinger. Da die End- und Mittelgelenke sich in ihrem anatomischen Aufbau entsprechen, bezieht sich der folgende Text auf beide Gelenktypen. Auf die Verletzungen der Grundgelenke wird in einem sich anschließenden Abschnitt eingegangen.

15.5.1 Distorsionen der End- und Mittelgelenke der Langfinger

Ursache

Überdehnung der Strukturen des Kapsel-Bandapparates

Symptome

- Schwellung
- Druckempfindlichkeit über dem Gelenk
- Bewegungsschmerz

▶ Hinweis: Bei Distorsionen im Bereich der End- und Mittelgelenke der Langfinger ist eine gute Stabilität des Gelenkes erhalten.

15.5 Distorsionen und Luxationen der End- und Mittelgelenke der Langfinger

Diagnostik

Durch den Grad der Aufklappbarkeit der Gelenke im Seitenvergleich bekommt der Arzt Auskunft über das Ausmaß der entstandenen Verletzung. Die Röntgenaufnahmen in 2 Ebenen erleichtern die Diagnosestellung und zeigen, ob eine knöcherne Beteiligung vorliegt.

Physiotherapie

Das Ziel der Therapie sind gut bewegliche Finger bei Schmerzfreiheit und ausreichender Gelenkstabilisation.
Die Patienten werden angeleitet, mit Eis zu kühlen und, sobald die Schmerzen es zulassen, die Finger aktiv zu bewegen. Zur Erreichung des endgradigen Bewegungsausmaßes zeigen wir den Patienten, wie sie jeweils unterhalb ihrer Gelenke die Finger fixieren und isoliert das jeweilige DIP- und PIP-Gelenk bewegen (siehe S. 117). Die Gelenke bleiben unter Umständen lange oder sogar für immer verdickt, da sich in den Bändern und/oder der Kapsel Narben bilden.

▶ Tipp für zu Hause: Quarkumschläge mit essigsaurer Tonerde und Arnika fördern die Resorption des Ödems.

15.5.2 Rupturen der Kollateralbänder

Ursache

Seitliche Gewalteinwirkung (das radiale Seitenband ist häufiger betroffen als das ulnare).

Symptome

- Druckschmerzen über dem Seitenband
- Schwellung
- beim seitlichen Aufklapptest Dehnungsschmerzen

Therapie

Konservativ: Bei einer Teilruptur soll der Patient mit Eis kühlen und frühzeitig mit eigenständigen Bewegungen anfangen. Handelt es sich um eine vollständige Bandruptur, wird der Patient für eine Woche mit einer Fingergipsschiene versorgt und darf in dieser Zeit das betroffene Gelenk nicht bewegen.

Operativ: Durchführung einer Bandnaht.

Physiotherapie

Sobald die Fingergipsschiene entfernt worden ist, gelten sowohl für die konservative als auch für die operative Therapie die folgenden typischen Ziele:

- Ödeme reduzieren
- schmerzfreie und optimale Beweglichkeit bei gleichzeitiger Stabilisation der Gelenke
- Beuge- und Streckkontrakturen vermeiden
- Seitenbänder vor weiteren Verletzungen schützen

Der Patient darf mit Eis kühlen, muss seinen Arm hochlagern. Wir streichen die Finger aus, versorgen sie mit Roban oder Fingersocks und versuchen, durch leichten seitlichen Druck auf die Gelenkspalte die Ödemresorption anzuregen.
Um unsere Ziele zu erreichen, ist es wichtig, möglichst frühzeitig mit den Bewegungen anzufangen. Auf das Erreichen der endgradigen Streckstellung ist besonders zu achten. Passive Extensionsübungen, die bei gleichzeitiger leichter Traktion des Gelenkes durchgeführt werden, helfen dabei.
Vorsicht: Nicht zu intensiv und zu lange die Übungen durchführen, sonst verstärken sich die Ödeme und dadurch bedingt die Schmerzen.
Zum Schutz vor weiteren Verletzungen bekommt der Patient eine Mitnehmerschlaufe, oder die Finger werden durch einen Zweifinger-Tapeverband miteinander verbunden.

15.5.3 Rupturen der palmaren Platte

Ursache

Durch Gewalteinwirkung kommt es zur Ruptur der palmaren Platte (mit und ohne knöchernen Ausriss), die mit einer Luxationsfraktur kombiniert sein kann.

Symptome

- Hyperextension der Gelenke
- Schmerzen
- Schwellung

Therapie

Wichtig ist, die Stabilität des Fingers wieder zu erreichen, denn ansonsten besteht die Gefahr, dass der Patient eine Schwanenhalsdeformität ausbildet. Auch in diesem Fall ist wieder die konservative oder operative Vorgehensweise möglich.

Konservativ: Für zwei Wochen Versorgung mit einer Gipsschiene, die die Beugung erlaubt, die endgradige Streckung aber durch einen Ausleger verhindert. Die Patienten bewegen ihre Finger eigenständig.

Operativ: Versorgung aller geschädigten Strukturen.

Physiotherapie

Die Physiotherapie ist erforderlich, wenn ein Patient zu wenig bewegt oder Angst hat, die betreffende Hand einzusetzen. Durch mangelnde Bewegung kann es zu Kontrakturen kommen, und nachfolgende Operationen wie Arthrolysen können notwendig werden. Zu den typischen Zielen und Maßnahmen gehören:

- ödemreduzierende Maßnahmen
- Mobilisation der Gelenke

Nach 6 Wochen dürfen die Patienten nach ärztlichem Dafürhalten wieder Sport treiben.

15.5.4 Luxationen der End- und Mittelgelenke der Langfinger

Bei den Luxationen im Bereich der Langfinger wird unterschieden zwischen der dorsalen, palmaren und lateralen Luxationsrichtung:

- **Dorsale Luxation:** Durch Einwirkung einer axialen Gewalt, verbunden mit einer Hyperextension, kommt es zur distalen Ruptur der palmaren Platte, so dass das Mittelglied nach dorsal luxiert. Unter Umständen reponieren die Patienten das Gelenk spontan am Unfallort durch Zug in Längsrichtung.
- **Palmare Luxation:** Aufgrund einer dorsalen Gewalteinwirkung auf den Finger und/oder durch einen einwirkenden Rotationsmechanismus bei flektiertem Mittelgelenk luxiert das Mittelglied nach palmar. Es kommt zur Ruptur eines Kollateralbandes und der palmaren Platte sowie zur Schädigung des Mittelzügels. Vorsicht: Daraus kann sich eine traumatisch bedingte Knopflochdeformität entwickeln.
- **Laterale Luxation:** Eine seitliche Gewalteinwirkung führt zur Ruptur eines Kollateralbandes und der palmaren Platte.

Symptome

- Typische Fehlstellungen der Gelenke
- Schwellungen
- Schmerzen

Therapie

Konservativ: Reposition und Versorgung mit einer dorsalen Gipsschiene für 1–2 Wochen je nach Luxationstyp.

Operativ: Ist eine Sehne oder ein Teil der palmaren Platte zwischen die Gelenkflächen gerutscht, kann die Reposition erst nach vorheriger Entfernung des Repositionshindernisses und der Wiederherstellung aller rupturierten Strukturen erfolgen.

Physiotherapie

Sowohl bei der konservativen als auch bei der operativen Therapie darf der Patient, nachdem die Finger abgeschwollen sind, nach 2–3 Tagen mit Bewegungsübungen aus der Schiene heraus beginnen. Bei der operativen Vorgehensweise kommt außerdem die Narbenbehandlung hinzu.

▶ Hinweis: Ödembehandlung mit Eis, Roban, Fingersocks usw. Da die Gelenke so klein sind, ist auch das kleinste Ödem ein großes Hindernis für die Fingerbeweglichkeit.

16 Sehnenverletzungen

16.1 Beugesehnenverletzungen

Definition

Die oberflächlichen und/oder tiefen Beugesehnen sind teilweise oder vollständig durchtrennt.

Ursachen

- Schnittverletzungen, z.B. durch ein Messer, eine Säge, eine Glasscherbe, einen Dosenrand usw. (meistens mit Begleitverletzungen wie Nervendurchtrennungen, Arterienverletzungen oder Knochenbrüchen)
- Quetschverletzungen
- Bissverletzungen
- Extreme Zerrungen. Dabei kann es zu einer geschlossenen Ruptur oder einem
- knöchernen Ausriss an der Basis des Endglieds kommen.

Symptome

Fehlende Flexionsfähigkeit der Finger:

- Ist nur die *tiefe Beugesehne* durchtrennt, kann der Patient das Mittelgelenk beugen. Das Endgelenk kann nicht flektiert werden, es befindet sich in der Streckstellung.
- Ist dagegen nur die *oberflächliche Beugesehne* von der Durchtrennung betroffen, ist der Beugtonus vermindert, sodass die Bewegung nicht endgradig ausgeführt werden kann.
- Wenn *beide* Beugesehnen betroffen sind, kann weder das Mittel- noch das Endgelenk gebeugt werden.
- Bei einer Teildurchtrennung der betroffenen Sehnen ist die Bewegung gegen Widerstand nicht oder nur unter Schmerzen möglich.

Diagnostik

Die Diagnose wird, wenn die Verletzung es zulässt, aufgrund der fehlenden Funktion der entsprechenden Beugesehne gestellt. Manchmal kann sie erst intraoperativ gestellt werden. Es kann sich um eine Teildurchtrennung der Sehnen handeln, wenn die Flexion bei der Prüfung gegen Widerstand nicht möglich oder schmerzhaft ist. Im Zweifelsfall wird operiert.

Therapie

Man unterteilt die Beugesehnen in 5 Zonen (Abb. 16.1). Da in jeder Zone die anatomischen Verhältnisse und somit der Verlauf der Beugesehnen unterschiedlich sind, kann es bei gleichartigen Verletzungen zu unterschiedlichen Behandlungsergebnissen kommen.

Die Zone 2 wurde 1944 als besonders kritische Zone von S. Bunnell zum so genannten »Niemandsland« erklärt. Aufgrund der schlechten postoperativen Ergebnisse

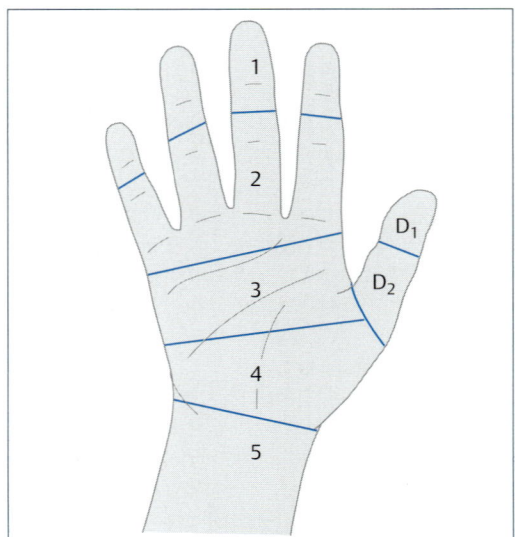

Abb. 16.1 Zoneneinteilung bei Beugesehnenverletzungen.

sollten in diesem Bereich keine primären Sehnennähte durchgeführt werden. Heute spricht man von einem »Nichtjedermannsland«, d.h. dass verletzte Beugesehnen auf jeden Fall auch primär von einem erfahrenen Handchirurgen versorgt werden sollten.

Eine primäre Versorgung der verletzten Strukturen wird heute angestrebt, sofern es die Wundverhältnisse zulassen. Für die Operateure ist es wichtig, Kenntnis über die Fingerstellung zum Zeitpunkt des Unfalls zu erhalten. Aufgrund des Unfallmechanismus wissen die Operateure, in welchem Bereich sie die Sehnenstümpfe finden und in welcher Richtung sie die Wunde weiter eröffnen müssen. Wurde die Beugesehne in Flexionsstellung durchtrennt, ist der Sehnenstumpf distal der Wunde zu finden. Wurde dagegen die Sehne bei gestrecktem Finger durchtrennt, ist der Sehnenstumpf proximal der eigentlichen Wunde zu finden (Abb. 16.**2**).
Die Operateure bemühen sich, eine End-zu-End Naht durchzuführen, um einen Längenverlust der Sehne zu verhindern bzw. so gering wie möglich zu halten. Meistens erfolgt eine Beugesehnennaht nach Kirchmayr-Kessler (Abb. 16.**3**).

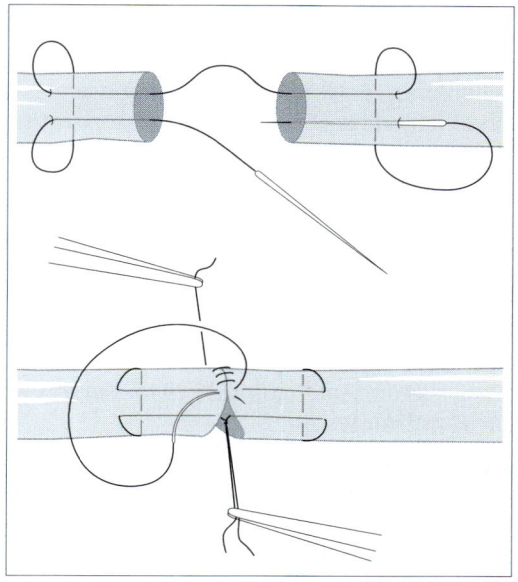

Abb. 16.**3** Naht nach Kirchmayr-Kessler.

Die Ringbänder, besonders A2 und A4, müssen genäht oder rekonstruiert werden, um einen »Bogensehnen-Effekt« der Sehnen zu verhindern (die Sehne nimmt dann den kürzesten Weg). Ist aufgrund verletzter Ringbänder die Führung der Beugesehne nicht mehr gegeben, vermindern sich die Kraftübertragung und das Bewegungsausmaß.

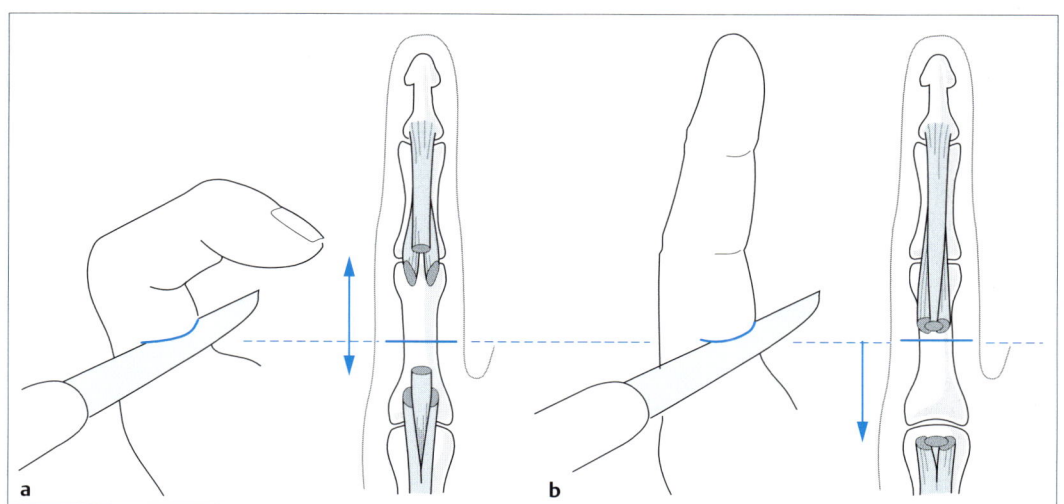

Abb. 16.**2a** u. **b** Operative Eröffnung des verletzten Fingers in Abhängigkeit vom Unfallmechanismus. Durchtrennung der Beugesehne **a** in Flexion **b** in Extension.

Konzepte zur Nachbehandlung

Bei der Beugesehnenbehandlung wird zwischen vier verschiedenen Vorgehensweisen unterschieden. Die jeweilige postoperative Versorgung wird im Abschnitt Physiotherapie beschrieben. Die vier Konzepte sind:

1. Controlled Passive Motion nach Kleinert et al.
Dies ist die bekannteste und am meisten angewandte Behandlungsweise. Das therapeutische Konzept wurde 1967 auf dem 22. Kongress der *American Society for Surgery of the Hand* vorgestellt.

2. Early Active Movement of Flexor Tendon
Die Rate der postoperativen Rupturen ist bei dieser Vorgehensweise relativ hoch (2–4%).

3. Hoffmann-Elliot-Prinzip
Es handelt sich um eine modifizierte Frühbehandlung. Bei motivierten und kooperativen Patienten haben wir gute Erfolge mit dieser Vorgehensweise erzielt. Beugekontrakturen der PIP-Gelenke treten selten auf.

4. Passive Behandlung
Diese Behandlung wenden wir bei Kleinkindern und Erwachsenen mit geringer Therapietreue an. Für diese Vorgehensweise ist charakteristisch, dass die Patienten nicht selbstständig üben und die Hand zwischen den Therapieeinheiten ruhig gestellt ist.

Ziel

Unser übergeordnetes Ziel bei allen Behandlungsweisen ist, eine gleitfähige Sehne zu erreichen und Verklebungen zu verhindern, um dem Patienten eine problemlose Eingliederung in seinen Alltag zu ermöglichen.

Informationen für die Physiotherapie nach primärer Beugesehnennaht

Für die Physiotherapie wichtige Fakten werden durch Rücksprache mit dem Operateur in Erfahrung gebracht oder dem OP-Bericht entnommen. Vor Beginn der Behandlung werden die folgenden Informationen eingeholt:

- Art der Verletzung: Liegen Begleitverletzungen vor (Nerven, Gefäße, Knochen)?
- Art der Versorgung:
- Welche Sehne/n wurde(n) genäht?
- Welche Nahttechnik?
- Sind die Nähte spannungsfrei? (evtl. Längenverlust der Sehne/n)
- Wurden Ringbänder rekonstruiert?

16.1.1 Physiotherapie nach primärer Beugesehnennaht: Versorgung nach Kleinert

Postoperative Versorgung: Der Patient wird mit einer dorsalen Unterarm-Gipsschiene (Abb. 16.**5**) versorgt, die distal an den Fingerkuppen endet. Die Gelenke befinden sich in folgenden Stellungen:
Handgelenk: 20–30° Flexion
Metaphalangeal-Gelenke: 60–70° Flexion
Interphalangeal-Gelenke: Vollständige Extension ist möglich.

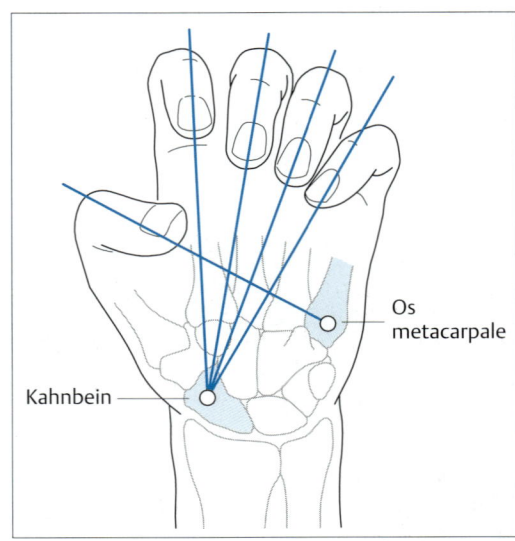

Abb. 16.**4** Zugrichtung der Gummibänder Richtung Skaphoid (Langfinger) und Richtung Basis Os metacarpale V (Daumen).

Die Fingernägel oder Fingerkuppen der operierten Finger werden mit einer Nylonschlaufe versehen, an der jeweils ein Gummiband befestigt ist. Als Alternative zu den Nylonschlaufen, oder falls eine Schlaufe im Verlauf der Behandlung reißt, kann ein kleiner Haken oder eine Öse auf die Fingernägel geklebt werden.

Die Gummibänder werden in Richtung *Skaphoid* mit Hilfe einer Sicherheitsnadel am Verband befestigt. Sie entsprechen den verlängerten Längsachsen der Finger, die sich beim Beugen der Finger auf Höhe des Skaphoids treffen würden. Die Gummizügel sind in entspannter Flexionsstellung straff, aber nicht zu stramm gespannt (Abb. 16.4).

Physiotherapie (1. Phase)

1. postoperativer Tag bis zur Gipsabnahme (nach ca. 3 Wochen):
Die Behandlung beginnt am 1. postoperativen Tag. Bevor mit den Übungen begonnen wird, ist es wichtig, dem Patienten seine Verletzung, die Rekonstruktion und den weiteren Behandlungsverlauf zu erklären. Somit weiß er, wann er seine Hand wieder einsetzen kann, was ihn in den nächsten Wochen erwartet. Er wird auch darüber informiert, dass es zu einer Ruptur der Sehnennaht kommen kann, wenn er sich nicht an die therapeutischen Richtlinien hält.

Ödembehandlung: Der Patient wird aufgefordert, seinen Ellenbogen und seine Schulter endgradig durchzubewegen und seinen Arm etwas hochzulagern, wenn er im Bett liegt oder am Tisch sitzt (siehe S. 83).

Der Patient streckt die Finger **aktiv** gegen den Widerstand der Gummibänder, wobei er am Anfang den Zug der Gummibänder mit der gesunden Hand etwas lockern kann. Um die endgradige Extension in den IP-Gelenken besser kontrollieren zu können, wird ein Holzspatel oder ein dünnes Brettchen zwischen die Gips und die dorsale Fingerseite gelegt (Abb.16.5).

Eine weitere Möglichkeit, die Extension in den IP-Gelenken zu erleichtern, besteht darin, das MP-Gelenk mit Hilfe des Therapeuten oder mit der nicht operierten Hand in Flexionsstellung zu bringen und dort zu fixieren. Der Patient wird angehalten, aus dieser fixierten Flexionsstellung im PIP- und DIP-Gelenk zu strecken.

Anschließend ziehen die Gummibänder die Finger *passiv* in die Flexionsstellung zurück. Der Therapeut (und später der Patient) bewegt die Finger passiv in die endgradige Beugestellung. Durch den Zug der Gummibänder bleibt die Flexion unvollständig, sodass die Sehnennaht nicht zu stark belastet wird (Abb. 16.6).

Eigentraining: Solange der Patient stationär behandelt wird, kommt er dreimal täglich zur Physiotherapie, damit die korrekte Aus-

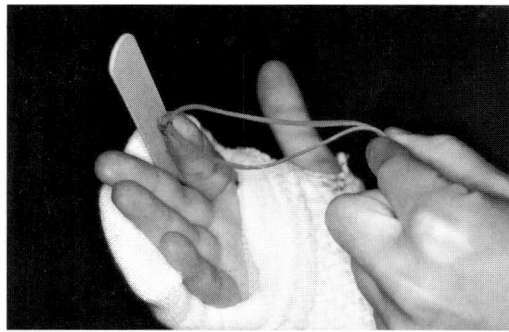

Abb. 16.**5** Aktive Streckung des Fingers nach Beugesehnenverletzung.

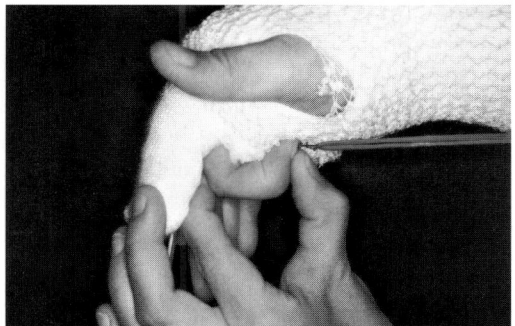

Abb. 16.**6** Passive endgradige Flexion des Fingers.

führung der Übungen gewährleistet ist. Zusätzlich ist ein intensives, stündliches Eigentraining des Patienten notwendig, bei dem er die beschriebenen Übungen selbstständig wiederholt.

Nach der Entlassung kommt der Patient einmal täglich oder dreimal pro Woche zur Physiotherapie. Die Häufigkeit ist sowohl von der Zuverlässigkeit als auch vom Wohnsitz des Patienten abhängig. Nach Abschluss der Wundheilung werden die Fäden gezogen (ca. 8 bis 10 Tage).

▶ Hinweis: Je besser die Beweglichkeit der Finger, umso größer ist die Rupturgefahr! Man spricht vom so genannten *soft Healer*. Die zwischen den Sehnenstümpfen wirkenden Adhäsionskräfte sind während der Heilungszeit *gering*.
Daher üben Patienten mit einer sehr guten Beweglichkeit der Finger nur drei- bis viermal täglich, um die Sehnennaht nicht zu stark zu belasten. Der verordnende Arzt entscheidet, ob die Versorgung mit dem Gipsverband verlängert wird (z. B. auf vier Wochen).

Physiotherapie (2. Phase)

Nach der Entfernung der Schiene:
Die Gipsabnahme erfolgt nach ca. 3 Wochen. Der Patient bekommt ein Handbad, und die verletzte Hand wird z. B. mit Bepanthen Roche Wund- und Heilsalbe gepflegt, damit die Haut geschmeidig wird. Mit der Narbenbehandlung wird ebenfalls begonnen (siehe S. 85).

Der Patient darf jetzt sein Handgelenk aus der 20–30° Flexion in die Null-Stellung bringen. Er wird bei der Ausführung der Bewegung von dem Physiotherapeuten unterstützt. Falls notwendig, wird das Handgelenk mobilisiert. Die Finger sollen dabei locker gehalten werden, sonst sind der Krafteinsatz und die auf die Sehnennaht wirkenden Kräfte zu groß. Aus der Null-Stellung im Handgelenk streckt der Patient seine Finger aktiv (gesunde und verletzte Finger zusammen). Anschließend beugt er ohne Krafteinsatz – gegen den Luftwiderstand wie wir sagen – seine Finger. Die *Schmerzgrenze* muss unbedingt beachtet werden! (Abb. **16.7a** u. **b**)

Der Therapeut bewegt die Finger passiv in die endgradige Flexionsstellung. Der Patient wird angeleitet, dieses Übungsprogramm zu Hause stündlich zu wiederholen. Die Hand ist **nicht** zum Gebrauch freigegeben.

An den verletzten Fingern bleiben die Gummibänder für weitere 3 Wochen. Die Gummibänder werden an einem kleinen Handgelenksverband in Richtung Os Scaphoideum befestigt. Manche Patienten bringen sich ein Schweißband oder eine eng anliegende Uhr zur Befestigung der Bänder mit.

Sind die verletzten Finger noch ödematös, kann man sie jetzt mit dem selbstklebenden Roban-Verband, *Coban-Wrap*, versorgen, der eine leichte Kompression bewirkt. Gegebenenfalls wird die gesamte Hand mit Roban verbunden. Bei starken Schwellungszuständen verordnet der betreuende Arzt evtl. Manuelle Lymphdrainage.

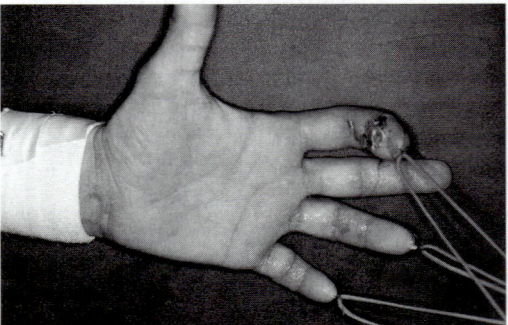

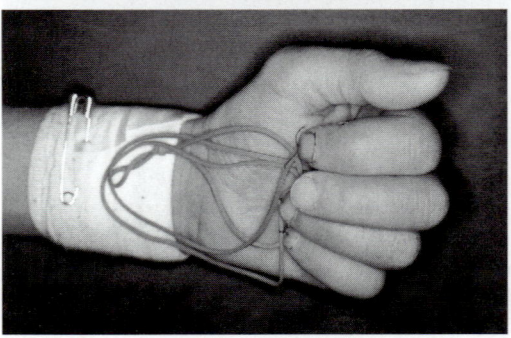

Abb. 16.**7a** u.**b** Vorsichtiges, aktives Bewegen.

Wir haben die Erfahrung gemacht, dass die Salbe Hydrastis die Rückbildung des Ödems gut unterstützt. Sie wird an den Hauptablaufpunkten des Lymphsystems dünn aufgetragen: am Handgelenk, in der Ellenbogenbeuge, unter der Achsel und am Hals, dem so genannten *Terminus*. Da diese Salbe nur selten verordnet wird, muss der Patient bereit sein, sie selbst zu kaufen.

Nach ca. 4 bis 5 Wochen ist die Sehnennaht so belastbar, dass bei sehr kontrakten Fingergelenken vorsichtig mit der Kontrakturbehandlung begonnen werden kann. Der Beginn ist von der Kooperation des Patienten abhängig. Wir benötigen die Rückmeldung des Patienten, wie der Finger auf die vorsichtigen Dehnungen reagiert. Nie mit Gewalt oder zu viel Krafteinsatz dehnen, sonst könnte die Sehne doch noch reißen.

Nach 5–6 Wochen werden die Gummibänder entfernt. Die Hand wird für leichte Aktivitäten des täglichen Lebens wie Essen oder Schreiben freigegeben. Der Patient sollte noch keine Schraubverschlüsse (Rasierschaum, fest zugedrehte Zahnpastatuben) oder Jeansknöpfe mit der betroffenen Hand öffnen, da diese Verschlüsse sehr schwer zu öffnen sind und die Sehne reißen kann. Nach 8 Wochen ist die Sehne in der Regel reißfest. Die Belastung kann dann langsam gesteigert werden. Die Beweglichkeit der Finger wird weiter erarbeitet, und mit der Behandlung der Kontrakturen wird fortgefahren.
Am Handgelenk werden Flexions- und Extensionsübungen durchgeführt, bei leicht gebeugten und entspannten Fingern. Zur Dorsalextension im Handgelenk gehören locker gebeugte und zur Plantarflexion leicht gestreckte Finger.
Indem der Therapeut unterhalb der DIP- und PIP-Gelenke fixiert, ist der Patient in der Lage, isolierte Flexionsbewegungen der einzelnen Gelenke durchzuführen. Somit verbessert sich das Gleiten der Sehnen des Flexor digitorum superficialis und profundus (Abb. 16.**8**).

Es wird zwischen folgenden drei Arten des Faustschlusses (Abb. 16.**9a–c**) unterschieden:

- vollständiger Faustschluss (Flexion aller Fingergelenke)
- unvollständiger Faustschluss (Flexion der MP- und PIP-Gelenke bei extendierten DIP-Gelenken)
- Hakenstellung (Flexion der DIP- und PIP-Gelenke bei extendierten MP-Gelenken)

Mittels Messungen wurde das Ausmaß des Gleitens der Beugesehnen innerhalb der Sehnenscheiden während der verschiedenen Faustschlüsse untersucht. Diese Messungen ergaben Folgendes:

- Der M. flexor digitorum profundus erreicht seine maximale Exkursion in Bezug auf die Sehnenscheiden und die Knochen während des vollständigen Faustschlusses.
- Der M. flexor digitorum superficialis erreicht seine maximale Exkursion beim unvollständigen Faustschluss.
- Die Haken-Stellung führt zum maximalen Gleiten der Sehnen des M. flexor digito-

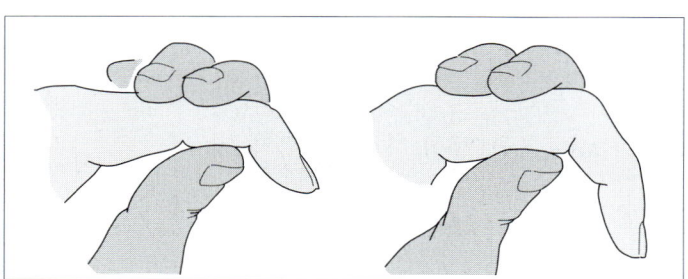

Abb. 16.**8** Fixation unterhalb der Gelenke zur intensiven Mobilisation.

16 Sehnenverletzungen

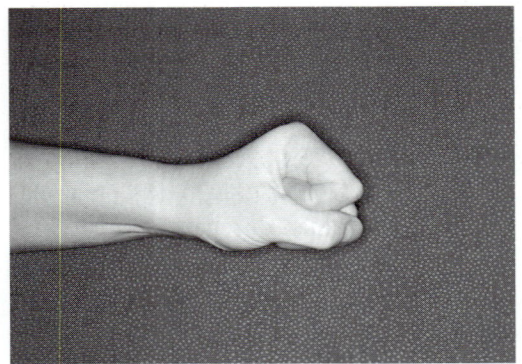

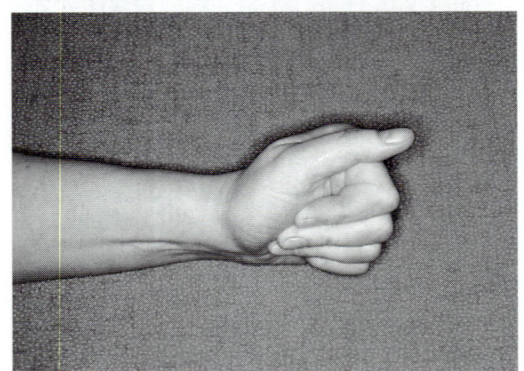

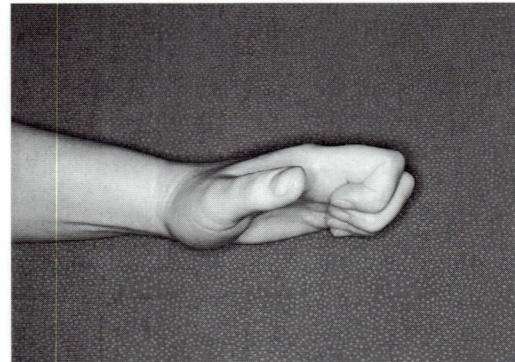

Abb. 16.**9a–c** Arten des Faustschlusses. **a** vollständiger Faustschluss, **b** unvollständiger Faustschluss, **c** Hakenstellung.

rum superficialis und digitorum in Bezug zueinander.

Daraus ergibt sich, dass alle Arten des Faustschlusses geübt werden müssen, um die Gleitfähigkeit der Sehnen der Beugemuskulatur optimal zu fördern.

Nach 8 Wochen sind die Sehnennähte in der Regel belastbar. Die Gefahr einer Ruptur der Naht ist jetzt relativ gering, sodass gegen Widerstand gearbeitet werden kann. Die Patienten sind je nach der Schwere der Verletzung und abhängig vom Beruf nach 8–10 Wochen arbeitsfähig.

Bestehen zu diesem Zeitpunkt noch Kontrakturen, werden die Patienten mit Streckquengeln oder Schienen versorgt. Mehrere Modelle stehen zur Auswahl. Fertige Modelle und solche, die von uns Therapeuten hergestellt werden (siehe S. 29f.).

Die Quengel und Schienen werden in regelmäßigen Abständen überprüft und, falls notwendig, neu angepasst. Die Patienten kommen in der Regel zwei- bis dreimal wöchentlich zur Mobilisation der Finger. Innerhalb ihres selbstständig durchgeführten Übungsprogramms arbeiten sie mit verschiedenen Handtrainern und kneten Paraffin, um die Handkraft zu steigern.

16.1.2 Primäre Beugesehnennaht: Versorgung nach dem Konzept Early Active Movement of Flexor Tendon

Postoperative Versorgung: Der Patient ist nach der Operation mit einer Gipsschiene versorgt worden. Diese wird am 1. postoperativen Tag durch eine Schiene aus thermoplastischem Material mit einem so genannten Schutzgitter ersetzt, welche das spontane Zugreifen des Patienten verhindert. Unter der Schiene trägt der Patient einen elastischen Baumwollstrumpf, der die Hautfeuchtigkeit aufnimmt und somit die Haut schützt (vor wunden Stellen usw.). Die Schiene bringt die Gelenke der betroffenen Hand in folgende Stellung:
Handgelenk 20° Flexion
MP-Gelenke 15–20° Flexion
PIP-Gelenke 20–30° Flexion

Physiotherapie (1. Phase)

Die Behandlung beginnt mit dem 1. postoperativen Tag. Typisch für diese Nachbehandlung ist, dass die Intensität des Faustschlusses wochenweise gesteigert wird.

- In der 1. Woche : Der Patient darf ohne große Kraftanstrengung 25 % des vollen Faustschlusses aktiv durchführen und auch aktiv strecken.
- In der 2. Woche werden 50 % des vollen Faustschlusses aktiv geübt und die Finger aktiv extendiert – wieder ohne große Kraftanstrengung.
- In der 3. bis 5. Woche wird der volle Faustschluss aktiv geübt.

Physiotherapie (2. Phase)

Nach 5 Wochen wird die Schiene abgenommen und das Handgelenk mobilisiert. Die Finger werden aus der Null-Stellung des Handgelenks beübt.
Bis zur 8. Woche wird die Schiene nur noch nachts zum Schutz getragen. Die Stellung des Handgelenkes wird schrittweise in Richtung Null-Stellung korrigiert.

16.1.3 Primäre Beugesehnennaht: Versorgung nach dem Hoffmann-Elliot-Prinzip

Postoperative Versorgung: Bei dieser modifizierten Frühbehandlung wird der Patient, wie bei der Nachbehandlung nach Kleinert, postoperativ mit einer dorsalen Unterarmgipsschiene versorgt. Sie endet distal an den Fingerkuppen. Die Gelenke werden durch die Schiene in folgenden Stellungen fixiert:
- Handgelenk 20–30° Flexion
- MP-Gelenken 60–70° Flexion
- IP-Gelenke sind vollständig streckbar

Die Fingerspitzen oder Fingernägel der operierten Finger werden mit einer Nylonschlaufe versehen, an der jeweils ein Gummiband befestigt ist. Die Gummibänder werden mit Hilfe einer Sicherheitsnadel in Richtung *Skaphoid* am Verband befestigt.

Die Gummibänder entsprechen den verlängerten Längsachsen der Finger, die sich beim Beugen der Finger auf der Höhe des Skaphoids treffen würden. Aufgrund der Zugrichtung der Gummibänder wird also die natürliche Bewegungsrichtung der Finger simuliert. Die Patienten werden daher angehalten, auf die korrekte Zugrichtung zu achten (z. B. beim Verbandswechsel).

Physiotherapie (1. Phase)

Die Behandlung beginnt ebenfalls am 1. postoperativen Tag.
Um die Resorption des Ödems zu fördern und um Bewegungseinschränkungen zu vermeiden, wird der Patient aufgefordert, seine Schulter und den Ellenbogen mehrmals täglich endgradig durchzubewegen. Dazu gehört auch, dass der Patient während des Gehens den Unterarm der betroffenen Seite z. B. auf dem Kopf ablegt und die operierte Hand auf keinen Fall hängen lässt. Im Liegen, z. B. nachts, lagert er den Arm auf einem Kissen über Herzniveau.

Die anfängliche Übungsbehandlung unterscheidet sich nicht von der Behandlung nach Kleinert. Der Patient streckt seine Finger *aktiv* gegen den Widerstand der Gummibänder (zu Beginn kann der Zug der Bänder mit der gesunden Hand gelockert werden), anschließend ziehen die Gummibänder die Finger *passiv* in die Beugestellung zurück. Die gesunden Finger werden in das Übungsprogramm mit einbezogen. Durch den Zug der Gummibänder wird keine endgradige Beugestellung erreicht. Um die Finger dennoch endgradig zu bewegen, bringt der Physiotherapeut die Finger passiv in die gewünschte Flexionsstellung. Der Patient wiederholt stündlich, selbstständig die Übungen.
Auch hier kann zum Erlangen der endgradigen Extension in den Interphalangialgelenken ein Holzspatel oder ein dünnes Brettchen zwischen die Finger und die Schiene geschoben werden.

Nach jeder Therapiesitzung ändert sich ab nun die Fingerstellung. Die Patienten halten die betroffene Hand im stündlichen Wechsel in den folgenden Positionen:
1. Stunde: Flexion in den PIP-Gelenken (Abb. 16.**10a**),
   Die Gummibänder werden dabei in Richtung Skaphoid befestigt.
2. Stunde: Extension in den PIP-Gelenken. Durch einen breiten weichen Streifen Beta pile II mit Klettverschluss werden die Finger vorsichtig fixiert (Abb. 16.**10b**).

Die Patienten können sich entscheiden, welche Fingerstellung, Flexion oder Extension, sie nachts in den PIP-Gelenken einnehmen möchten. Die meisten Patienten entscheiden sich für die gestreckte Fingerhaltung.

Patienten, die stationär aufgenommen worden sind, kommen am Beginn der Nachbehandlung stündlich zur Therapie, um die unterschiedlichen Fingerstellungen einzunehmen. Damit der Patient später selbstständig die Position der Finger wechseln kann, bleibt die Sicherheitsnadel immer über dem Skaphoid am Verband befestigt. Er braucht so nur noch die Gummibänder über die Sicherheitsnadel zu haken. Durch den Klettverschluss am Velcro-Streifen ist er in der Lage, ohne fremde Hilfe die Streckstellung der Finger einzunehmen. Dazu löst er die Gummibänder, streckt seine Finger aktiv und befestigt den Beta-pile-II-Streifen.

Nach der Entlassung aus dem Krankenhaus kommen die Patienten dreimal pro Woche zur Therapie, falls keine Probleme auftreten.
1. Nach 8 Tagen ist in der Regel die Wundheilung abgeschlossen, so dass die Fäden gezogen werden.

▪ Physiotherapie (2. Phase)

Die Gipsabnahme erfolgt ebenfalls nach 3 Wochen post OP. Ab diesem Zeitpunkt entspricht die weitere Physiotherapie der Nachbehandlung nach Kleinert et al. (siehe 116).

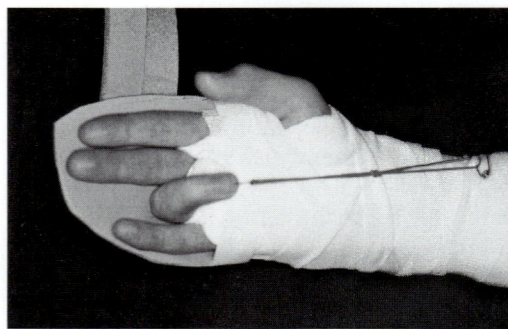
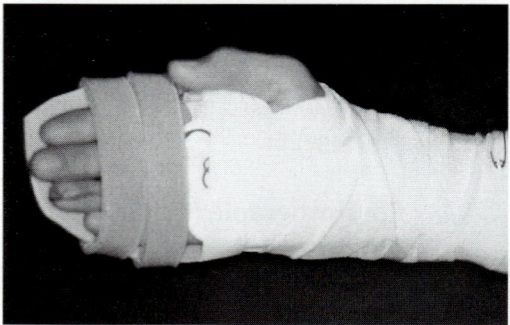

Abb. 16.**10a** u. **b** Lagerungswechsel nach dem Hoffmann-Elliot-Prinzip

Bei den herkömmlichen Nachbehandlungen klagen die Patienten häufig über Schmerzen in den PIP-Gelenken, die aufgrund der ständigen Flexionsstellung entstehen. Durch die oben beschriebene modifizierte Nachbehandlung bzw. den stetigen Wechsel zwischen Extension und Flexion klagen Patienten seltener über Schmerzen in den IP-Gelenken. Auch die Zahl der Patienten mit Kontrakturen ist geringer. Die Zahl der Rupturen, verglichen mit der Behandlung nach Kleinert et al., ist unverändert.

16.1.4 Primäre Beugesehnennaht: passive Nachbehandlung

Postoperative Versorgung: Bei Patienten mit geringer Compliance, z.B. Verwirrte oder Kleinkinder, wird die Hand im OP wie beschrieben mit einem Kleinert Gips und den entsprechenden Gummizügen versorgt (siehe S. 114). Zusätzlich bekommen die Patienten in die operierte Hand ein *Hohlhand-*

polster, über das die operierte Hand in Flexionsstellung angewickelt wird.

Physiotherapie (1. Phase)

Solange die Patienten stationär behandelt werden, wird der Verband einmal täglich geöffnet und die Gummibänder in Richtung Skaphoid mit Hilfe einer Sicherheitsnadel am verbleibenden Verband befestigt. Der Patient versucht, gegen den Widerstand der Gummibänder die Finger zu strecken. Betroffene und gesunde Finger werden gleichermaßen beübt. Die Gummibänder ziehen die Finger wieder passiv in die Beugung zurück. Der Therapeut bewegt die Finger passiv in die endgradige Flexion, die durch den Zug der Gummibänder nicht erreicht werden kann.

Nach der Entlassung kommen die Patienten ein- bis zweimal wöchentlich zum Verbandswechsel und zur Therapie in die Klinik.

Physiotherapie (2. Phase)

In der Regel wird nach 5 Wochen die Gipsschiene abgenommen. Es folgen ein Handbad in Braunol-Lösung, Narbenmassage sowie die Behandlungen des Ödems und der Kontrakturen, falls dies erforderlich ist. Die Finger dürfen aktiv gebeugt und gestreckt werden.

Erfahrungsgemäß haben Kleinkinder nach der Gipsabnahme keine Probleme mit der Beweglichkeit ihrer Finger. Schon kurze Zeit später benutzen sie ihre operierte Hand wieder ganz normal. Sollte ein Kind einmal anfängliche Probleme bei der Wiederbenutzung seiner Hand haben, kann man spielerisch, indem die gesunde Hand in eine Hosentasche versteckt wird, die operierte Hand aktivieren. Die Eltern werden angeleitet, die Narbe zu massieren und abzuhärten. Einmal pro Woche kommen sie mit ihrem Kind zur Kontrolle. Bei den Erwachsenen ist diese Vorgehensweise problematischer. Durch die relativ lange Ruhigstellung entstehen häufig Beugekontrakturen, die lange Zeit behandlungsbedürftig sind.

16.1.5 Primäre Beugesehnennaht mit Nervenbeteiligung

Postoperative Versorgung: Tritt eine Beugesehnenverletzung kombiniert mit einer Ulnaris- oder Medianus-Ulnaris-Läsion auf, so wird der Patient nach Gipsabnahme mit einer entsprechenden Schiene versorgt (Abb. 16.**11**).

Physiotherapie

Die Beugesehnenbehandlung verläuft weiter nach dem beschriebenen Behandlungsschema. Die Gummibänder werden an einem Verband am Handgelenk befestigt.

16.1.6 Primäre Beugesehnennaht des Daumens

Postoperative Versorgung: Nach der operativen Versorgung des M. flexor pollicis longus wird dem Patienten eine dorsale Unterarmgipsschiene mit einem Daumenausleger bis zur distalen Daumenspitze angepasst. Durch die Schiene werden folgende Gelenkstellungen erzielt:
- Handgelenk 20–30°
- Metakarpalgelenk des Daumens 30–40° Flexion

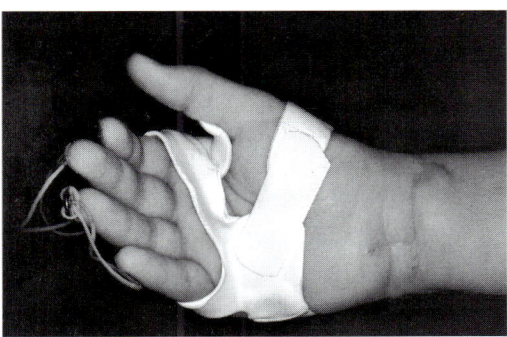

Abb. 16.**11** Postoperative Schienenversorgung bei Beugesehnenverletzung mit Nervenbeteiligung nach drei Wochen.

Der Nagel oder die Kuppe des Daumens wird mit einer Schlaufe versehen, an der wiederum ein Gummiband befestigt ist. Dieses wird mittels einer Sicherheitsnadel straff, aber nicht zu stramm, mit Zugrichtung zum Os metacarpale V am Verband befestigt (Abb. 16.4).

Physiotherapie

Die Behandlung erfolgt entsprechend dem beschriebenen Schema der Beugesehnenverletzungen bei Langfingern.

Wenn nach 3 Wochen der Gipsverband entfernt worden ist, wird die Falte zwischen Zeigefinger und Daumen mit einer nachgiebigen Verbandsrolle oder einem Softtennisball vorsichtig gedehnt. Der Patient wird angehalten, die Binde oder den Ball während der Übungspausen zwischen Daumen und Zeigefinger zu nehmen. Dabei muss die *Schmerzgrenze* unbedingt beachtet werden. Es darf *nie* mit Gewalt gedehnt werden, da sonst die Gefahr einer Ruptur der Sehnennaht besteht.

16.1.6 Sekundäre Beugesehnennaht

Die Behandlungen verlaufen analog der in der primären Versorgung beschriebenen Vorgehensweise ab. Der Beginn der Physiotherapie kann zeitversetzt einsetzen, deshalb unbedingt Rücksprache mit dem Operateur halten.

16.2 Strecksehnenverletzungen

Definition

Die Strecksehnen sind teilweise oder vollständig durchtrennt. Wir unterscheiden geschlossene und offene Strecksehnenverletzungen, wobei die Letzteren überwiegen.

Ursachen

- Schnittverletzungen (offene Strecksehnenverletzungen), z.B. verursacht durch ein Messer, eine Säge, eine Glasscherbe, einen Dosenrand usw., in Kombination mit Knochenbrüchen möglich
- Rupturen aufgrund degenerativer Prozesse
- traumatische Rupturen (geschlossene Strecksehnenverletzungen), typischer Verletzungsmechanismus ist die Ruptur der Strecksehne im DIP-Gelenk durch abrupte Überdehnung nach palmar z.B. beim Spannen des Betttuchs oder Aufprall eines Balls, unter Umständen mit einem Ausriss der knöchernen Sehne verbunden
- Bissverletzungen

Zu den *Bissverletzungen* ist Folgendes anzumerken: Die Strecksehnen über den MP-Gelenken können durch Menschenbisse durchtrennt werden, besonders wenn die Ursache eine Schlägerei war. Die Verletzung entsteht durch den Faustschlag gegen die obere Zahnreihe. Von einem Kulissenphänomen spricht man, wenn die Hand zur Faust geballt war. Die Patienten geben den Hergang der Verletzung nur ungern zu. Das kann gefährlich werden, da in der Mundhöhle hochvirulente Erreger zu finden sind und die Infektionsgefahr der Wunde somit sehr groß ist. Es sollte möglichst früh antibiotisch behandelt werden.

Die Strecksehnen weisen einige Besonderheiten auf, die die Diagnosestellung erschweren:

- In den verschiedenen Abschnitten der Strecksehnen gibt es unterschiedliche Querschnitte, so sind sie im Handgelenksbereich rund bzw. oval, im Handrückenbereich halbkreisförmig und im Fingerbereich flach und dünn.
- Da unsere ganze Handfunktion auf das Greifen abzielt, ist es verständlich, dass die Beugemuskulatur dreimal so viel Kraft aufbringen kann wie die Streckmuskulatur.

16.2 Streckschnenverletzungen

Im Vergleich zu den Beugesehnen benötigen die Strecksehnen eine längere Heilungsdauer. Sie neigen auch viel stärker dazu, mit ihrer Umgebung zu verkleben bzw. zu verwachsen. Wie auch bei den Beugesehnen teilen wir die Strecksehnenverletzungen in Zonen ein.

Symptome

Die Symptome wie auch die spätere Versorgung richten sich u. a. nach der von der Verletzung betroffenen Zone (Abb. 16.**12**).

Zone 1: Bei einer kompletten Durchtrennung der Strecksehne weist das Endgelenk ein Streckdefizit von 40–60° und bei einer Teildurchtrennung von 20° auf. Es entsteht der so genannte Mallet-Finger, der bei geschlossenen Verletzungen auch Hammer-, Drop- oder Baseball-Finger genannt wird. Liegt ein knöcherner Ausriss der Strecksehne bei einer geschlossenen Verletzung vor, weist der Patient nur ein geringes Streckdefizit auf. Unversorgte Strecksehnenverletzungen im Bereich des Endgelenks können nicht zur Schwanenhalsdeformität führen.

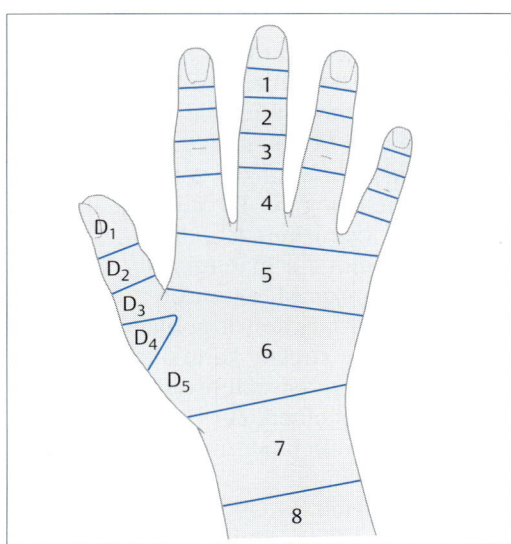

Abb. 16.**12** Zoneneinteilung bei Strecksehnenverletzungen.

Zone 2: Nur wenn beide Seitenzügel durchtrennt wurden, weist der Patient ein Streckdefizit auf. Sonst ist die aktive Streckung unvollständig möglich. Zur Diagnostik wird die Extension im DIP-Gelenk gegen Widerstand geprüft.

Zone 3: Hier setzen das extrinsische und intrinsische Strecksystem mit dem Tractus intermedius und dem Pars medialis an. Bei einer *kompletten Durchtrennung* des Mittelzügels kann der Patient seinen Finger, der passiv in die Streckung gebracht wurde, in der Position mit Hilfe der Seitenzügel halten. Wird der Finger gebeugt, kann er die Flexionsstellung aktiv nicht verlassen. Wurden die beiden Seitenzügel zusätzlich durchtrennt, weist der Finger im PIP-Gelenk ein Streckdefizit von 50–80° auf (meistens mit einer Gelenkeröffnung verbunden). Aufgrund der Durchtrennung des Mittelzügels entsteht eine Knopflochdeformität (Boutonniere-Deformität). Das Gelenk schlüpft wie ein Knopf durch ein Knopfloch. Die aktive Extension wird behindert, da durch das seitliche Abgleiten der Seitenzügel diese zu Beugern werden. Das PIP-Gelenk wird nun gebeugt und das DIP-Gelenk überstreckt.

Teildurchtrennungen des Mittelzügels können leicht übersehen werden. In diesem Fall besteht die Gefahr, dass sich im weiteren Verlauf ebenfalls eine Knopflochdeformität (Boutonniere-Deformität) entwickelt.

Zone 4: Nur bei kompletter Durchtrennung der Strecksehne kommt es zu einem Streckdefizit des Mittelgelenks. Diese durch Beil- oder Sägearbeiten entstehenden Verletzungen treten nicht isoliert auf. Es handelt sich um offene Strecksehnenverletzungen, die meistens mit einer Beteiligung des Knochens verbunden sind.
Nach Stich- oder Schnittverletzungen bleibt meistens ein oder beide Seitenzügel erhalten, und es kommt zu einem kaum sichtbaren Streckdefizit.

Zone 5: Bei der Durchtrennung der Sehne des M. extensor digitorum communis distal des Connexus intertendineus entsteht ein Streckdefizit von ca. 40° in den MP-Gelenken. Durch die weiterhin funktionsfähige intrinsische Muskulatur können die IP-Gelenke gestreckt werden. Eine typische Ursache dieser Verletzung ist der Faustschlag gegen die Schneidezähne des Gegners (siehe S. 122).

- Die so genannte *Hood-Ruptur* bei Boxern (geschlossene Strecksehnenverletzung meistens im Bereich des Mittelfingers) kommt relativ selten vor.

Kommt es zur Ruptur der Streckerhaube (meistens ist der radiale Anteil verletzt), kann es bei der Flexion der MP-Gelenke zum Abrutschen der Sehne des M. extensor digitorum communis nach ulnar-palmar kommen, da die Sehne nicht mehr in der Mittelstellung stabilisiert wird. Beim Faustschluss ist ein Schnapp-Geräusch wahrzunehmen.

Zone 6: Strecksehnendurchtrennungen proximal des Connexus intertendineus führen zu keinem oder nur zu einem geringen Streckdefizit von 10–20° im MP-Gelenk, da die Nachbarsehnen über den Connexus intertendineus die Finger in die Streckung bringen. Die Ärzte prüfen die Bewegung gegen Widerstand.

Zone 7: Wegen der anatomischen Gegebenheiten in Zone 7 (Retinaculum extensorum und darunter die 12 Strecksehnen in ihren jeweiligen Strecksehnenfächern) sollte die Rekonstruktion je nach Ausmaß der Verletzung durch erfahrene Handchirurgen ausgeführt werden. Das klinische Erscheinungsbild ist stark vom Verletzungsausmaß abhängig. Ist nur eine Strecksehne isoliert durchtrennt, sehen wir wie in Zone 6 kein oder kaum ein Streckdefizit aufgrund des Connexus intertendineus. Liegt eine komplexere Verletzung vor (z.B. nach einer Sägeverletzung), tritt ein deutliches Streckdefizit im Handgelenk auf.

Zone 8: Liegt eine Verletzung am Unterarm vor, beobachtet man je nach Ort und Ausdehnung der Verletzung ein unterschiedliches Streckdefizit der MP-Gelenke. Sind die Handgelenkextensoren mitbetroffen, findet man eine Extensionsschwäche im Handgelenk. Die Prüfung erfolgt ebenfalls gegen Widerstand im Seitenvergleich.

▶ Hinweis: Differentialdiagnostisch muss ärztlicherseits abgeklärt werden, ob es sich nicht evtl. um eine Nervenschädigung mit Muskeldurchtrennung handelt.

Zone D1: Je nach Ausmaß der Verletzung liegt ein Streckdefizit von 10–40° vor.

Zone D2: Bei einer Teildurchtrennung bis zur Hälfte des Durchmessers der Sehne kommt es zu keinem Funktionsausfall der Daumenstreckung.

Zone D3–D5:
- Verletzung des M. extensor pollicis longus: Ein deutliches Streckdefizit im Daumenendgelenk bei einer kompletten Durchtrennung der Sehne. Handelt es sich um eine Teildurchtrennung, kann sie klinisch unbemerkt bleiben.
- Kombiniert mit einer distalen Radiusfraktur kann es zu einer geschlossenen Ruptur der Sehne des M. extensor pollicis longus kommen, die auch erst als Spätfolge auftreten kann. Die Ruptur erfolgt meistens auf Höhe des Lister-Tuberkels. Als Ursache dieser Spätrupturen wird die Verletzung des ernährenden Mesotenons der Sehne des M. extensor pollicis longus genannt. Die dorsale Begrenzung der Tabatière ist aufgehoben, und beim Versuch, den Daumen zu strecken, fehlt die Spannung der Sehne.
- Verletzung des M. extensor pollicis brevis: Da der M. extensor pollicis longus im Grundgelenk streckt, kann die Durchtrennung der Sehne M. extensor pollicis brevis unentdeckt bleiben. Zur Diagnosestellung wird die Daumenextension gegen Widerstand geprüft.
- Verletzung des M. abductor pollicis brevis: Die radiale Abduktion ist bei der Durchtrennung des M. abductor pollicis brevis abgeschwächt.

Therapie

Primärversorgung der Strecksehnen

Strecksehnenverletzungen werden sowohl konservativ als auch operativ versorgt. Operativ wird eine primäre Versorgung ärztlicherseits angestrebt – auch nach Verletzungen im Fleischerhandwerk, obwohl das Infektionsrisiko höher ist. Die Prognosen sind im Allgemeinen gut. Bei Verletzungen im Handgelenkbereich kommt es leicht zu Verklebungen und Verwachsungen, deshalb ist eine frühe Mobilisation wichtig. Verletzungen im Bereich des Endgelenks führen u.U. zu einem bleibenden Streckdefizit von ca. 10°.

16.2.1 Verletzungen im Bereich des Endgelenks

Konservativ: Verletzungen im Endgelenk mit einem Streckdefizit bis zu 40° werden mit Hilfe der Stackschen Schiene für 3–4 Wochen konservativ behandelt. (Bei degenerativen Rupturen verlängert sich die Tragedauer der Schiene um 2 Wochen.) Die Stacksche Schiene wird dem Patienten angepasst, das Endgelenk befindet sich in Streckstellung oder leichter Überstreckung. Mit Hilfe eines Klebestreifens wird sie zirkulär am Finger befestigt, sodass das PIP-Gelenk noch frei beweglich ist. Der Patient darf und soll alle freien Gelenke bewegen. Nach Abnahme des Ödems wird eine neue Schiene angepasst.

▶ Hinweis: Die Hautpflege. Unter der Schiene schwitzt die Haut, und es kann zu Mazerationen kommen. Daher ist es notwendig, die Haut regelmäßig zu reinigen, ohne das Gelenk in Beugestellung zu bringen. Kleine, in die Stacksche Schiene gelegte Gazestreifen oder ein Baumwollstülper, der die Feuchtigkeit aufnimmt, schaffen Abhilfe.

Physiotherapie

Während der Immobilisationszeit wird der Patient angehalten, alle freien Gelenke endgradig zu bewegen, damit es zu keinen Bewegungseinschränkungen kommt. Nach den 4 Wochen darf der Finger im DIP-Gelenk ohne Schiene langsam und vorsichtig mit Flexions- und Extensionsübungen bewegt werden. Wir fixieren dabei unterhalb des jeweils zu beübenden Gelenkes (siehe S. 117). Bei starker beruflicher Beanspruchung und nachts darf der Patient die Schiene zum Schutz weiter tragen.

▶ Hinweis: Die Flexion sollte nicht forciert werden, da der M. flexor digitorum profundus stärker ist, als die frisch verheilte Strecksehne. Er zieht das Endgelenk in die Beugestellung. Dadurch kommt es zu einer Überdehnung der Strecksehne, und daraus resultiert ein bleibendes Streckdefizit. Bemerken wir, dass das Endgelenk in die Beugestellung »absackt«, wird der Patient angehalten, seine Schiene wieder intensiver und länger zu tragen. Die Übungsintensität wird reduziert.

Mit Übungen für die Extensoren gegen Widerstand werden vorsichtig nach ca. 6–8 Wochen begonnen. Die Flexoren müssen meist nicht auftrainiert werden.

Operativ: Haben wir im Endgelenk ein Streckdefizit von mehr als 40°, werden die Finger operativ versorgt. Es wird eine Strecksehnennaht mit Kirschner-Drahtfixation in Null-Stellung oder leichter Überstreckung vorgenommen. Der betroffene Finger wird in einer Unterarmfinger-Gipsschiene ruhiggestellt. Alle freien Gelenke müssen bewegt werden. Evtl. kann eine zusätzliche Versorgung mit der Stackschen Schiene vorgenommen werden. Nach 4 Wochen wird der Kirschner-Draht entfernt.

▶ Hinweis: Nach Strecksehnenverletzungen ist die Narbenbehandlung besonders wichtig, da schnell Verklebungen entstehen können (siehe oben).

Bei einer Verletzung des Daumenendgelenks erfolgt eine operative Versorgung, da eine konservative Behandlung mit einer Stackschen Schiene am Daumen lästig und unbequem ist.

Knöcherne Ausrisse werden mit einer Kirschner-Drahtfixation oder einer kleinen Schraube versorgt. Ruhigstellung des Fingers für 4 Wochen. Anschließend wird der Patient mit einer Stackschen Schiene versorgt. Die Kirschner-Drähte werden nach ca. 4 Wochen entfernt, die kleinen Schrauben können später entfernt werden.

Physiotherapie

Nachdem Rücksprache mit dem Operateur genommen und der OP-Bericht gelesen wurde:

- Vorsichtige, spielerische Gelenkmobilisation (Richtlinien siehe konservative Therapie)
- Narbenbehandlung
- Ödembehandlung: Der oder die Finger werden vor jeder Behandlung ausgestrichen, evtl. Versorgung mit einem Roban (Coban wrap)-Verband.

16.2.2 Verletzungen im Bereich des PIP-Gelenks

Konservativ: An Stelle der Stackschen Schiene kommt die Knopflochschiene nach Stack für 3–4 Wochen zum Einsatz. Das DIP-Gelenk muss frei beweglich sein, damit das Retinaculum obliquum beweglich bleibt.

Physiotherapie

Auch hier sollen während der Schienenphase alle freien Gelenke bewegt werden. Nach Abnahme der Schiene beginnen wir vorsichtig mit aktiven Flexions- und Extensionsübungen. Auch in diesem Fall dürfen Übungen gegen Widerstand nur behutsam ausgeführt werden. Der Tractus intermedius darf nicht überdehnt werden.

Operativ: Die operative Versorgung erfolgt wie beim Endgelenk mit einer Sehnennaht und Kirschner-Drahtfixation. Hat der Patient eine primäre Knopflochdeformität oder liegt ein ausgedehnter Sehnendefekt vor, erfolgt die Rekonstruktion nach Snow (Abb. 16.**13**). Dabei wird der Mittelzügel durch den distal gestielten Sehnenstreifen des M. extensor digitorum wiederhergestellt. Die Patienten werden postpoperativ mit einem Gips versorgt.

Physiotherapie

Informationen über den Verlauf der Operation einholen.
Die ödemreduzierenden Maßnahmen sind sehr wichtig, da jede bestehende Schwellung die Beweglichkeit einschränkt.
Während der Gipsruhigstellung: Der Arm wird hochgelagert, Schulter- und Ellenbogen sowie alle freien Gelenke werden bewegt.
Direkt nach der Gipsabnahme erfolgt ein Handbad in lauwarmem Wasser, Hautpflege und intensive Narbenbehandlung.
Aktive Flexions- und Extensionsübungen: Die MP-Gelenke werden in Beugung fixiert, und der Patient bewegt im IP-Gelenk in die Streckung.

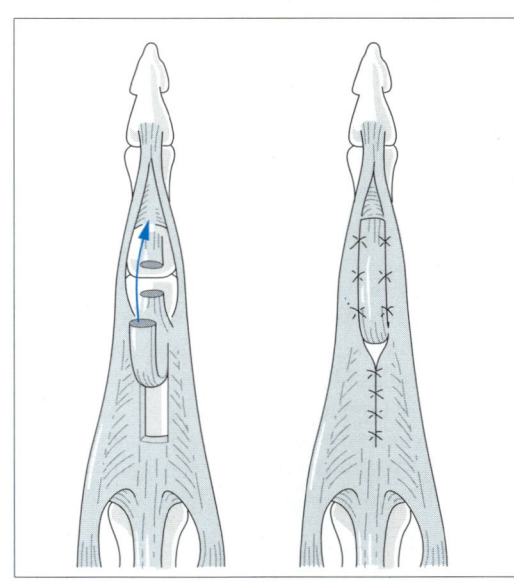

Abb. 16.**13** Rekonstruktion nach Snow.

▶ Hinweis: Da unsere Handfunktion auf das Greifen abzielt, stellt sich das normale Bewegungsausmaß der Flexion fast wie von selbst ein. Die Extension zu halten oder wieder zu erlangen ist dagegen mit harter Arbeit verbunden.

16.2.3 Verletzungen im Bereich des Grundgelenks

Operativ: Alle verletzten Strukturen werden versorgt. Handelt es sich um eine Bissverletzung, wird die Wunde wegen des erhöhten Infektionsrisikos zusätzlich mit Antibiotikaketten versorgt.

Physiotherapie

Nach der Immobilisierungs-Phase (meistens nach 3 Wochen) OP-Bericht lesen, Rücksprache mit dem Operateur, wie und wie stabil alle Strukturen versorgt wurden; Handbad, Hautpflege, Narbenbehandlung, ödemreduzierende Maßnahmen und Gelenkmobilisation.
Wir beginnen wieder vorsichtig mit den aktiven Bewegungen, wobei das Handgelenk in Extension fixiert wird, um die Sehnennähte zu entlasten. Um isoliert die Extension des M. extensor digitorum communis zu üben, nimmt der Patient Stellung der kleinen Faust bzw. der Krallenhand ein. Diese Handstellung verhindert die Streckung der Finger durch die intrinsische Muskulatur.

16.2.4 Verletzungen am Daumen

Die Versorgung erfolgt in etwa wie bei den Langfingern, Ruhigstellung in leichter Überstreckung in einem Unterarmgips mit Daumenausleger. Häufig wird der M. extensor pollicis longus durch den M. extensor indicis rekonstruiert (siehe S. 129). Nach Sehnenumlagerungen sind Verwachsungen seltener. Intraoperativ muss die richtige Spannung der Sehne beachten werden, damit später wieder alle Bewegungen ausgeführt werden können und kein Streckdefizit zurückbleibt. Hierzu wird die Durchflechtungsnaht in der Null-Stellung des Handgelenks bei passiver Extension des Daumens durchgeführt. Danach wird der Tenodese-Test durchgeführt. Das Testergebnis ist positiv, wenn bei endgradig flektiertem Handgelenk der Daumen in deutlicher Extensionsstellung steht und sich bei endgradig extendiertem Handgelenk der Daumen im DIP-Gelenk in 20° Flexionstellung befindet. Postoperativ folgen ca. 3 Wochen Ruhigstellung im Gips, bis die Sehnennähte verheilt sind.
Der Patient kann durch die Sehnenumlagerung zu Beginn ein Streckdefizit des Zeigefingers aufweisen. Dies gleicht sich schnell aus, sobald der Patient sich an die neue Funktion gewöhnt und die verbliebene Sehne die Arbeit des M. extensor indicis übernommen hat. Der Daumen benötigt nur selten eine spezielle physiotherapeutische Behandlung, da er im Alltag an fast allen Handgriffen beteiligt ist. Haben wir die Beweglichkeit der einzelnen Gelenke erreicht, beginnen wir mit Widerstandsübungen. Dazu eignet sich folgende Übung mit dem Theraband besonders gut: Der Patient macht eine Faust, und wir legen das Theraband locker darüber. Nun soll der Patient gegen den Widerstand des Therabandes seine Finger strecken.

16.2.5 Verletzungen im Bereich des Handrückens

Operativ: Da über dem Handrücken genügend verschiebliches Bindegewebe vorhanden ist, ist die Prognose nach erfolgter Sehnennaht gut. Die Patienten werden mit einer palmaren Unterarmgipsschiene (Handgelenk in 40° Extension, MP-Gelenke in 20° Flexion, IP-Gelenke frei) für 3 Wochen versorgt.
Während der Gipsphase darf der Patient die IP-Gelenke bewegen.

Physiotherapie

Nach der Immobilisierungsphase alle Maßnahmen wie bei den vorherigen Versorgungen beschrieben. Lag eine Durchtrennung vom M. extensor digitorum communis und M. extensor indicis am Zeigefinger vor, werden die Sehnen einzeln mobilisiert. In Streckstellung der Hand befindet sich der M. extensor digitorum communis auf der radialen Seite des M. extensor indicis mit parallelem Verlauf dazu. Bei Beugung der 3 ulnaren Finger wird der M. extensor digitorum communis durch den Zug des Connexus intertendinei nach ulnar gezogen. In dieser Handposition befindet sich nun der M. extensor indicis auf der radialen Seite.

Nach ausgedehnten Verletzungen im Bereich des Handrückens finden wir meistens ein ausgeprägtes Ödem vor. Besonderes Augenmerk ist wieder auf die ödemreduzierenden Maßnahmen zu lenken (unterstützend z. B. Manuelle Lymphdrainage und/ oder Kompressionshandschuhe).

16.2.6 Verletzungen im Bereich des Handgelenks

Gerade in diesem Bereich können sich aufgrund der anatomischen Anordnung starke Verklebungen und Verwachsungen der genähten Sehnen untereinander oder mit der Umgebung bilden. Daher ist die frühe Mobilisation sehr wichtig.
Die Patienten werden deshalb nach erfolgter Sehnennaht entweder mit einer statischen Schiene (Handgelenk in 40° Extension, MP-Gelenke in 20° Flexion, IP-Gelenke frei beweglich) oder möglichst früh mit einer dynamischen Schiene (Abb. 28.**11**) versorgt. Die dynamische Schiene bietet den Vorteil, dass die Patienten beugen dürfen und der Finger passiv in die Streckung zurückgezogen wird (Kleinert-Versorgung für die Strecksehnen).

16.2.7 Verletzungen am Unterarm

Diese unterscheiden sich nicht wesentlich von der Behandlung bei Verletzungen im Bereich des Handgelenks. Die Gefahr, dass sich ausgeprägte Verklebungen bilden, ist jedoch geringer.

Sekundärversorgung der Strecksehnen

Wie bereits erwähnt, strebt man ärztlicherseits eine primäre Versorgung der Strecksehnen an, auch nach Verletzungen im Fleischerhandwerk, obwohl eine Operation eine zusätzliche Erhöhung des Infektionsrisikos bedeutet. Eine sekundäre Versorgung der extensorischen Sehnen der Hand ist noch nach Wochen möglich, da sich der proximale Sehnenstumpf nicht so stark zurückzieht. Im Bereich des Handgelenkes ist die sekundäre Versorgung nach 4 Wochen in der Regel nicht mehr möglich

Mögliche Folgeoperationen

Sehnenkoppelung: Dabei wird der distale Sehnenstumpf mit der Nachbarsehne verbunden. Für die spätere Beweglichkeit ist eine gute Spannung der Sehne wichtig. Eine Sehnenkoppelung wird durchgeführt, wenn eine Sekundärnaht im Handrücken oder Handgelenksbereich nicht möglich war, im Mittelhandbereich nach proximalen Durchtrennungen oder nach Rupturen bei rheumatischen Erkrankungen.

Postoperativ wird der Patient für 3–4 Wochen mit einer palmaren Unterarmgipsschiene versorgt.

Sehnentransplantationen: Bei Verletzungen der Strecksehnen kommt die Sehnentransplantation wesentlich seltener vor als bei Beugesehnenverletzungen. Wurde eine Sehnentransplantation durchgeführt, Rücksprache mit dem Operateur nehmen, welche Sehne wie transplantiert oder umgelagert wurde. Auch der OP-Bericht sollte gelesen werden. Nach diesen Informationen bauen wir unseren Behandlungsplan auf.
Besteht bei einem Patienten ein störendes Streckdefizit im DIP-Gelenk, so haben die Ärzte die Möglichkeit, eine *Raffnaht am Endgelenk* durchzuführen. Das Gelenk wird nach der Operation 6 Wochen mit einem Kirschner-Draht in der Streckstellung fixiert.

Komplikationen: Verwachsungen und Verklebungen

Gerade nach Strecksehnenverletzungen, die oft mit Weichteilverletzungen kombiniert sind, kann es zu ausgeprägten Verklebungen und Verwachsungen kommen. Diese führen zu Bewegungseinschränkungen, die unter Umständen durch eine Tenolyse (siehe S. 132) operativ gelöst werden müssen. Um festzustellen, ob es sich um Verklebungen bzw. Verwachsungen handelt oder um eine Verkürzung der intrinsischen Muskulatur, stehen uns die folgenden zwei Tests zur Verfügung:

- Extrinsic extensor tightness: Mit diesem Test wird festgestellt, ob eine Verkürzung der Sehnen vorliegt. Dazu wird das Handgelenk des Patienten in Null-Stellung gebracht, die MP-Gelenke passiv gestreckt und gleichzeitig die IP-Gelenke passiv gebeugt. Jetzt führen wir das Ganze bei passiv gebeugten MP-Gelenken aus. Verklebungen bzw. Verwachsungen liegen vor, wenn der Patient die Bewegung mit gestrecktem MP-Gelenk ohne Schwierigkeiten ausführen kann, wir aber bei gebeugten MP-Gelenken einen Widerstand feststellen.
- Intrinsic tightness: Dieser Test dient zur Überprüfung, ob die intrinsische Muskulatur verkürzt ist. Dazu werden die MP-Gelenke in Streckung gehalten und die IP-Gelenke passiv gebeugt. Anschließend wird das MP-Gelenk passiv gebeugt. Kann der Patient die IP-Gelenke bei gebeugten MP-Gelenken vollständig beugen, dagegen bei gestreckten MP-Gelenken nicht, liegt eine Verkürzung der intrinsischen Muskulatur vor.

Physiotherapie

Bei Verklebungen bzw. Verwachsungen muss die Narbenbehandlung intensiviert werden, Dehnungsübungen und Übungen mit einer Bewegungsschiene (siehe S. 31) ergänzen die Behandlung. Liegt eine Verkürzung der intrinsischen Muskulatur vor, werden passive Dehnungen zusätzlich in die Behandlung mit eingebaut.

16.3 Sehnentransposition

Definition

Die verletzte Sehne wird durch körpereigenes Sehnenmaterial ersetzt, da eine Sehnennaht nicht möglich ist. Eine Sehnentransposition wird z.B. durchgeführt, wenn sich der distale Stumpf des M. flexor digitorum profundus proximal des PIP-Gelenks befindet. Dazu wird die Sehne des M. flexor digitorum profundus II durch die Sehne des M. flexor digitorum III ersetzt.

Indikation

- Die Wiederherstellung der Beugesehne durch eine primäre Bandnaht ist nicht möglich, weil die Sehne aufgrund des Unfallmechanismus vollständig fehlt oder zerstört wurde.
- Der Patient kann den/die betroffenen Finger nicht flektieren.
- Aufgrund ausgedehnter Fräs- oder Explosionsverletzungen ist eine primäre Beugesehnenversorgung unmöglich.

Therapie

Mittels einer Durchflechtungsnaht (Abb. 16.**15**) werden die Sehnenstümpfe des M. flexor digitorum profundus II und die Sehne des M. flexor digitorum III verbunden.

Physiotherapie

Die Nachbehandlung entspricht der Behandlung nach einer primären Beugesehnennaht (siehe 114 oder 119). Die Qualität der postoperativen Ergebnisse entspricht der primären Versorgung nach Beugesehnenverletzungen.

16.4 Zweizeitiger Sehnentransplantation

Definition

Bei einer Verletzung der Beugesehne und ihres Gleitlagers wird zunächst durch einen Platzhalter (Silastikstab) ein Gleitlager geschaffen und in einer zweiten Operation eine körpereigene Sehne transplantiert.

Indikation

Zweizeitige Sehnentransplantationen werden bei älteren Verletzungen beider Beugesehnen im Bereich der Zone 2 (siehe S. 112) und distal davon durchgeführt.

Therapie

Bei einer bevorstehenden Sehnentransplantation ist es wichtig, den Patienten gut über die operativen Maßnahmen und den langen Behandlungsverlauf aufzuklären. Denn die postoperativen Ergebnisse sind abhängig von der Motivation und der Mitarbeit des Patienten. Der Patient wird durch den betreuenden Arzt aufgeklärt. Es ist allerdings günstig, wenn der Patient und die Physiotherapeutin sich schon vor der Operation kennen lernen können. Die Physiotherapeutin kann einen präoperativen Befund erstellen und den Patienten bereits mit den Übungen vertraut machen, sodass ihm die postoperative Physiotherapie erleichtert wird (s. u.).

Die intraoperative Rekonstruktion gliedert sich in zwei Phasen:

1. Phase: Zunächst werden die Reste der verletzten Beugesehne entfernt. Damit verbunden ist der Versuch, die Ringbänder A2 und A4 zu erhalten bzw. zu rekonstruieren. Anschließend wird ein Silastikstab als Platzhalter für die Sehne in den Sehnenkanal eingelegt. In den folgenden Wochen soll sich eine »Pseudosehnenscheide« um den Silastikstab bilden (Abb. 16.**14**).

2. Phase: Nach frühestens 8 Wochen erfolgt die 2. Operation. Der Silastikstab wird durch das Sehnentransplantat ersetzt. Es wird zwischen einem kurzen und einem langen Transplantat unterschieden. Während das kurze von der Endgliedbasis bis zur Hohlhand reicht, zieht das lange Transplantat von der Endgliedbasis bis zum Handgelenk. Am häufigsten wird die Sehne des M. palmaris longus als Spender für das kurze und die Sehne des M. plantaris longus als Spender für das lange Sehnentransplantat verwendet. Um den Silastikstab durch das Transplantat zu ersetzen, sind nur zwei kleine Schnitte (Inzisionen) distal und proximal des Stabes notwendig. An einem Ende wird der Stab gelöst und mit dem Transplantat verbunden, am entgegengesetzten Ende wird der Silastikstab herausgezogen und somit das Transplantat eingezogen. Anschließend wird das Transplantat durch eine Durchflechtungsnaht nach Pulvertaft oder bei einem insuffizienten Stumpfende durch eine transossäre Ausziehnaht (Abb. 16.**15a** u. **b**) am distalen Ende fixiert.

Das proximale Ende wird nach der exakten Bestimmung der Sehnenspannung des Transplantates an der Motorsehne befestigt.

Drei Kriterien zur intraoperativen Bestimmung der korrekten Spannung:
1. In Neutralstellung des Handgelenks sollte nur der (die) betroffene(n) Finger einen etwas vermehrten Ruhetonus haben.
   Beispiele: Bei einer Opponensplastik steht die Daumenkuppe der Ringfingerkuppe gegenüber, bei Beugesehnenrekonstruktion ist der Finger innerhalb der normalen Fingerkaskade etwas stärker gebeugt.
2. Die antagonistische Bewegung muss passiv möglich sein.
   Beispiele: Bei einer Umlagerung des M. extensor indicis Beugung im Daumenendgelenk, bei einer Rekonstruktion einer Strecksehne Beugung des vierten Fingers, bei Opponensplastik Daumenabduktion etc.
3. Tenodese-Test: Bei maximaler passiver Beugung im Handgelenk sind Daumen

16.4 Zweizeitiger Sehnentransplantation

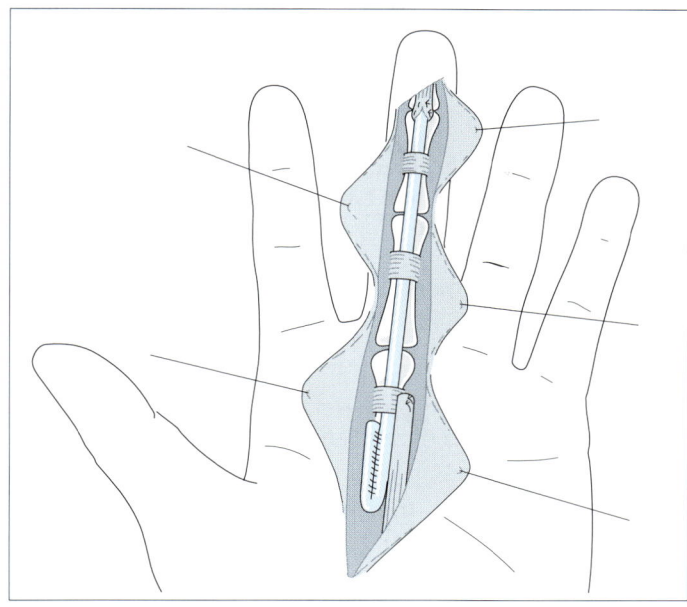

Abb. 16.**14** Einbringen eines Silastikstabes.

und Zeigefinger in allen Gelenken gestreckt, Mittel-, Ring- und Kleinfinger haben ein Streckdefizit im MP-Gelenk von 20–30°. Bei maximaler passiver Streckung des Grundgelenks stehen Daumen und Langfinger in mittlerer Beugung.

Nach 5–6 Wochen wird der Knopf bei der transossären Ausziehnaht von den Ärzten entfernt.

■ Physiotherapie (1. Phase)

Ist der Operationstermin für eine Sehnentransplantation lange im Vorfeld bekannt, haben die Patienten die Möglichkeit, in der Physiotherapie präoperativ die Gelenke zu mobilisieren und die Handkraft zu verbessern, um sich auf die bevorstehende Operation vorzubereiten. Das postoperative Ergebnis kann so positiv beeinflusst werden.

Die Aufgabe der Physiotherapie nach dem Einlegen des Silastikstabes besteht darin, die Gelenke des mit dem Silastikstab versorgten Fingers beweglich zu halten. Der operierte Finger wird regelmäßig passiv durchbewegt, da der Patient ohne Beugesehne nicht in der Lage ist, seinen Finger aktiv zu bewegen. Nachdem der anfänglich bestehende Wundschmerz abgeklungen ist, sind die Bewegungen für den Patienten schmerzfrei.

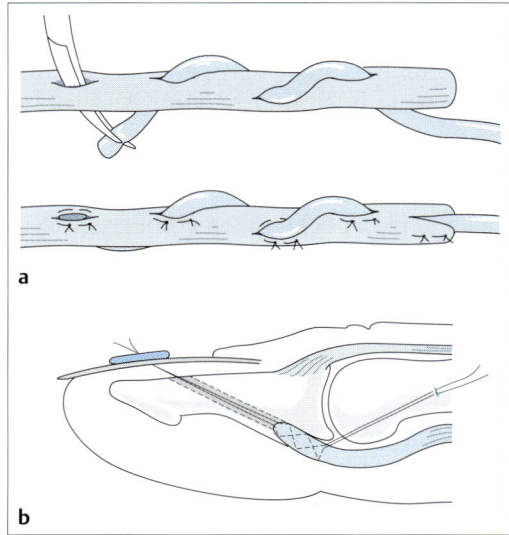

Abb. 16.**15a** u. **b** Operative Versorgung. **a** Durchflechtungsnaht nach Pulvertaft, **b** Transossäre Ausziehnaht.

Der Patient bekommt eine Mitnehmer-Schlaufe, d. h., ein gesunder Finger zieht den Finger mit dem Silastikstab bei jeder Tätigkeit, die der Patient ausführt, aktiv in die Flexionsstellung.
Zum Eigentraining gehört außerdem, dass der Patienten lernt, seinen Finger selbstständig durchzubewegen. Das Eigentraining muss einmal pro Stunde durchgeführt werden.

Ödembehandlung: Ist ein Ödem vorhanden, wird der Finger mit Roban (Coban-Wrap) umwickelt oder mit einem komprimierenden Finger-Socks (siehe S. 20) versorgt.
Da der Patient eine relativ lange Narbe hat, ist eine gute Narbenbehandlung wichtig (siehe S. 85, 170).

Physiotherapie (2. Phase)

Es gibt 2 Möglichkeiten der Behandlung nach einem Transplantat:
1. Die statische Behandlung: Der Patient wird mit einer dorsalen Gipsschiene versorgt und für 3 Wochen ruhig gestellt. Beim Verbandswechsel ist das Durchbewegen der Mittel- und Endgelenke in Entlastungsstellung (Handgelenk in Flexionsstellung) erlaubt.
2. Die Behandlung nach Kleinert (siehe S. 114) oder dem Hoffmann-Elliot-Prinzip (siehe S. 119):

Da das Transplantat initial nicht durchblutet ist, besteht ein höheres Rupturrisiko. Der Gipsverband wird deshalb evtl. erst nach 4 Wochen entfernt, so dass erst verspätet mit den aktiven Übungen gegen den Luftwiderstand begonnen werden kann (nach 4–5 Wochen).

16.5 Tenolyse

Definition

Bei einer Tenolyse handelt es sich um die operative Wiederherstellung der Gleitfähigkeit der Sehne/Sehnen, die durch Verwachsungen oder fibrinöse Verklebungen (Adhäsionen) behindert ist/sind.

Ursachen

Einschränkungen der Gleitfähigkeit der Sehnen können z. B. nach folgenden Ereignissen auftreten:

- Primäre oder sekundäre Sehnennähte
- Sehnentransplantationen
- Frakturen
- Infektionen
- kleinere Verletzungen der Beugesehne oder deren Sehnenscheiden

Indikation

Eine Tenolyse wird vom Arzt durchgeführt, wenn die Gleitfähigkeit der Sehne/Sehnen eingeschränkt ist/sind. Charakteristisch ist, dass ein deutlicher Unterschied zwischen dem aktiven und passiven Bewegungsausmaß der Finger/des Fingers besteht. Obwohl die aktive Flexion behindert ist, sind die Gelenke jedoch passiv frei beweglich.

Therapie

Wichtig ist es, den Patienten im Vorfeld gut über Sinn und Ziel der Operation aufzuklären. Er sollte wissen, daß der Erfolg der Tenolyse von seiner Mitarbeit und Motivation abhängig ist. Nach der Operation muss der Patient seine Hände intensiv bewegen, besonders die anfänglichen Bewegungen der Finger sind mit Schmerzen verbunden.

Die Tenolyse wird in Mittelhandblock und Oberarmblutleere stationär durchgeführt. Der Patient kann aufgrund der örtlichen Narkose aktiv bewegen. Nach dem Lösen der Adhäsionen wird den Patienten noch im OP die neue Beweglichkeit demonstriert. Die Patienten wissen somit, welches Bewegungsausmaß sie möglichst schnell erreichen müssen. Außerdem wird durch die meistens sichtbaren Erfolge die Motivation der Patienten erheblich gesteigert. Es ist günstig, wenn die Physiotherapeuten während der Operation anwesend sein können, um sich ein Bild über das intraoprativ erreichte Bewegungsausmaß zu machen.

Physiotherapie

Die Handtherapie beginnt, je nachdem wann die Operation durchgeführt wurde, am OP- oder 1. postoperativen Tag. Wenn für die jeweiligen Therapeuten nicht die Möglichkeit bestand, im OP dabei zu sein, müssen vor der Behandlung folgende Fragen geklärt werden:

- Wie groß war das intraoperativ erzielte Bewegungsausmaß?
- Wie ist der Zustand der gelösten Sehnen bzw. wie groß ist die Rupturgefahr?

Da die Fingerbewegungen in den ersten Tagen nach der Operation mit Schmerzen verbunden sind, können sich die Patienten auf der Station Schmerzmittel geben lassen. In den Behandlungspausen besteht die Möglichkeit, mit Eispackungen zu kühlen, um die Schmerzen zu lindern.

Wenn die Patienten zur Physiotherapie kommen, sollte ihr Verband möglichst klein sein, um die Beweglichkeit zu erleichtern. Optimal ist eine Behandlung ohne Verband. In manchen Kliniken besteht grundsätzlich die Möglichkeit, die Verbände zur Therapie abzunehmen und anschließend wieder zu erneuern. Dabei ist darauf zu achten, dass weitgehend sterile Verhältnisse geschaffen werden (saubere oder sterile Unterlagen, Handschuhe etc.).

Ödembehandlung
- Um Schwellungszustände zu verringern, wird der Patient angeleitet, Entstauungsübungen (Pumpbewegungen) bei gestrecktem Arm über dem Kopf auszuführen und mit Eis zu kühlen.
- Die Therapie der Manuellen Lymphdrainage unterstützt die Ödemreduzierung.
- Der Roban-Verband (Coban-Wrap) kann zusätzlich angelegt werden, dabei werden die betroffenen Finger mit Roban umwickelt.

▶ Hinweis: Roban reduziert zwar die Schwellung, erschwert jedoch gleichzeitig die Beweglichkeit der Finger. In Ausnahmefällen bewegen die Patienten ihre Finger nicht mehr. Dann ist der Roban-Verband auf jeden Fall zu entfernen.

Ziel der Physiotherapie ist es, den vollen aktiven Bewegungsausschlag schnell zu erreichen und neue Verklebungen zu verhindern. Der Patient versucht, seinen Finger aktiv zu bewegen. Dabei bewegen die Physiotherapeuten passiv weiter, bis das intraoperativ erzielte Bewegungsausmaß erreicht ist. Es werden die DIP-, PIP- und MP-Gelenke einzeln aktiv und passiv bewegt, wobei unterhalb der jeweiligen Gelenke fixiert wird (Abb. 16.**8**).

Eine weitere Übungsmöglichkeit besteht darin, den betroffenen Finger passiv in die endgradige Flexion zu bewegen. Der Patient versucht, den Finger aktiv in dieser Position zu halten. Diese Vorgehensweise heißt *Frayed-Tendon-Programme*. Die Sehnenexkursion entspricht der aktiven Fingerflexion mit anschließenden passiven Bewegen, bis die Endposition erreicht ist. Allerdings ist die Zugbelastung im Frayed-Tendon-Programme geringer (Strickland 1985).

▶ Hinweis: Zur Motivation des Patienten und um die Behandlungsziele zu erfassen, wird die aktive und passive Gelenkbeweglichkeit gemessen und dokumentiert. Neben dieser Art der Gelenkmessung gibt es noch eine Variante. Ich habe mir z. B. angewöhnt, mit einem Spatel den Fingerhohlhandabstand zu messen und auf dem Spatel die Bewegungsausmaße festzuhalten. So habe ich die Möglichkeit, schnell Erfolge oder Misserfolge zu erkennen. Es ist keine allgemein anerkannte Methode. Auch die Vergleichbarkeit von Patient zu Patient ist nicht gegeben, aber sie erspart mir viel Zeit.

Häufigkeit: Da ein erneutes Verkleben der Strukturen verhindert werden soll, kommen Patienten während des stationären

Aufenthaltes 4-mal täglich zur Handtherapie und werden angehalten, stündlich selbstständig zu üben.

▶ Hinweis: Es muss frühzeitig mit der Narbenmassage begonnen werden. Mit der Narbenbildung steht und fällt das Behandlungsergebnis. Entstehen mit dem Heilungsprozess erneute Verklebungen oder Einziehungen, reduziert sich das Bewegungsausmaß.

Therapeutische Hilfsmittel
- Um den vollen Bewegungsausschlag zu erreichen, wird der Patient nach ca. 7–10 Tagen mit einem *Streck- und/oder Beugequengel* versorgt.
- Besteht ein erhöhtes Risiko der Sehnenruptur oder wird der operierte Finger nicht genügend in den Bewegungsablauf integriert, ist es hilfreich, dem Patienten eine Mitnehmerschlaufe für den betroffenen Finger zu bauen (Anleitung S. 30) oder nach Rücksprache mit dem Operateur eine dynamische Übungsschiene zu verordnen (Abb. 16.**16**).

Um die Patienten anzuregen, die betroffene Hand möglichst früh im Alltag einzusetzen, bekommen sie während des stationären Aufenthaltes ein ergotherapeutisches Übungsprogramm (z.B. Gewichte hochdrehen, über Kopf arbeiten am WBRoM). Nach Entfernung der Fäden und abgeschlossener Wundheilung kommen Übungen mit Paraffin oder Knete hinzu.

Bei der Entlassung aus dem Krankenhaus bekommen die Patienten Programme zum Eigentraining. Auch nach der Entlassung kommen sie einmal täglich zur Handtherapie. Entsprechend dem Verlauf, wird die Behandlung langsam abgebaut. Die Patienten kommen 3-, 2-, 1-mal pro Woche. Am Ende haben die Physiotherapeuten nur noch eine Kontrollfunktion hinsichtlich der Ausführung der Übungen, der erreichten Beweglichkeit und der Narbenbildung. Die Patienten sind nach ca. 4–5 Wochen wieder arbeitsfähig.

16.6 Arthrolyse

Definition

Die Arthrolyse ist eine operative Mobilisation eines Gelenkes, dessen Beweglichkeit durch Verwachsungen und/oder eine geschrumpfte Kapsel behindert ist. Sie wird oft in Kombination mit einer Tenolyse (S. 132) durchgeführt.

Genau wie bei der Tenolyse wird dem Patienten intraoperativ das erreichte Bewegungsausmaß demonstriert. Somit weiß er, welches Bewegungsausmaß er möglichst bald erreichen muß. Außerdem dient der sichtbare Erfolg während der Operation der Motivationssteigerung. Auch in diesem Fall ist es günstig, wenn der Physiotherapeut der Operation beiwohnen konnte.

Indikationen und postoperative Versorgung

Beugekontraktur im PIP-Gelenk
Die Arthrolyse wird durchgeführt, wenn trotz intensiver Physiotherapie ein Streckdefizit von mehr als 30° über einen längeren Zeitraum bestehen bleibt. Postoperativ bekommt der Patient eine Quengelschiene mit Auslegern.

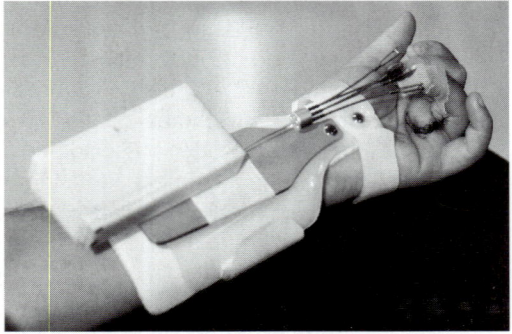

Abb. 16.**16** CPM (dynamische Übungsschiene).

16.6 Arthrolyse

Streckkontrakturen im PIP-Gelenk
Wenn die aktive und passive Beweglichkeit eines oder mehrerer Finger sehr eingeschränkt ist. Postoperativ wird die Hand im vollständigen Faustschluss fixiert und zum Schutz mit einer Gipsschiene versehen.

Streckkontraktur im MP-Gelenk und Verwachsungen der palmaren Platte
Postoperativ bzw. im OP erfolgt auch hier die Quengelung in die endgradige Beugung.

Physiotherapie

Die wichtigsten *Ziele* sind, möglichst schnell das intraoperative Bewegungsausmaß zu erreichen und neue Verklebungen zu vermeiden. Daher sollten die Patienten möglichst am Operationstag oder am 1. postoperativen Tag mit der Physiotherapie beginnen. Da die Übungen schmerzhaft sind, wird den Patienten angeboten, vor der Therapie ein Schmerzmittel einzunehmen.

Während der Physiotherapie sollte der Verband möglichst klein sein, um die Bewegungen nicht zu behindern. Gut ist, wenn die Möglichkeit besteht, die Verbände zur Therapie abzunehmen und anschließend zu erneuern. Auf sterile Bedingungen ist zu achten. In manchen Kliniken kann die Physiotherapie im Verbandsraum unter sterilen Bedingungen durchgeführt werden.
Um die Schmerzen zu senken, empfiehlt es sich, zu Beginn der Physiotherapie zunächst nur eine Bewegungsrichtung intensiv zu üben und dann langsam, vorsichtig und spielerisch die Richtung zu ändern. Sind die Bewegungen nicht mehr so schmerzhaft, wird auch der schnellere Richtungswechsel der Bewegungen geübt. Folgende Maßnahmen sind für die Behandlung typisch:

- Ödemreduzierende Maßnahmen, wie Ausstreichungen, Kühlen mit Eis, Hochlagerung der Hand, Pumpbewegungen über dem Kopf. Die Versorgung mit Roban (Coban), Fingersocks oder Kompressionshandschuhen gehört unbedingt mit zur Betreuung des Patienten.
- Zur Gelenkmobilisation führen wir aktive und passive Bewegungen in den DIP-, PIP- und MP-Gelenken durch, wobei jeweils unterhalb der einzelnen Gelenke fixiert wird (S. 117). Die Patienten bekommen sofort ein Übungsprogramm, so dass sie lernen, ihre operierten Finger in alltägliche Arbeiten mit einzubeziehen. Eine Mitnehmerschlaufe ist für viele Patienten hilfreich, da sie sich einerseits an die neue Fingersituation gewöhnen und andererseits ihre Schonhaltung der Finger abgewöhnen müssen. Zur Motivationssteigerung messen und dokumentieren wir die aktive und passive Gelenkbeweglichkeit.

Die Patienten kommen während ihres stationären Aufenthaltes 4-mal täglich zur Handtherapie und werden angehalten, stündlich selbstständig zu üben. Wichtig ist auch hier eine gute und frühzeitige Narbenbehandlung.
Nach der Entlassung aus dem Krankenhaus kommen die Patienten täglich zur Physiotherapie. Unsere Aufgabe besteht darin, uns in der Therapie zunehmend zurückzunehmen, so dass wir schließlich nur noch auf die korrekte Ausführung der Übungen achten und die Patienten immer seltener zur Handtherapie kommen müssen.

17 Nervenverletzungen

Ursachen

- Überdehnung (starker Zug, z.B. bei Luxationen)
- Kompression (z.B. in ungünstiger Armposition im Liegestuhl eingeschlafen oder Arm in Arm eingeschlafen)
- Schnittverletzungen (Verkehrsunfälle, Suizidversuche, Fensterglas, Glasflaschen, Messer usw.)
- Frakturen
- Schussverletzungen
- thermische und chemische Verletzungen
- komplexe Verletzungen bei Arbeitsunfällen

Symptome

- Schmerzen
- motorische Ausfälle (langfristig entwickeln sich Kontrakturen und Fehlstellungen in den Gelenken)
- Sensibilitätsstörungen (Temperatur- und Berührungsempfinden)
- Wundheilungsstörungen (der Heilungsprozess dauert länger)

Fehlt die Sensibilität, so fehlen die »Augen der Finger« (Moberg 1972). Die damit verbundene verminderte Schutzsensibilität führt dazu, dass sich die Verletzungsgefahr erhöht – insbesondere die Gefahr, sich zu verbrennen oder zu schneiden, nimmt zu.

Formen

Die Nervenschädigungen werden nach Seddon in drei Formen eingeteilt. Die Einteilung ist abhängig vom Ausmaß der Schädigung des Axons und der bindegewebigen Hüllen des Nervs. In den meisten Fällen treten die folgenden Schädigungsformen kombiniert auf.

Neurapraxie: Hier liegt ein vollständiger Funktionsausfall vor, der z.B. durch eine Druckschädigung im Schlaf oder eine leichte Traktion am Nerv ausgelöst worden ist. Die Ursache ist eine begrenzte Veränderung der Markscheiden, die zu einer vorübergehenden Leitungsblockade führt. Die Axone bleiben unverletzt. Die Funktionsstörung bildet sich spontan innerhalb von Stunden, Wochen oder Monaten vollständig zurück.

Axonotmesis: Es handelt sich um eine schwere Schädigung des Nervs durch starke Quetschungen, Zerrungen oder stumpfe Traumen (nach Humerusfrakturen u.a.). Es kommt zur Unterbrechung der endoneuralen Strukturen und der Axone. Die Nervenhüllen bleiben unversehrt. Bei den distalen Anteilen der Nervenfasern kommt es zu einer sekundären Degeneration mit Verlust der Erregbarkeit und Leitfähigkeit des Nervs (Waller-Gesetz, siehe S. 138). Die Wallersche Degeneration ist nach ca. 3 Wochen abgeschlossen. Indem die Nervenhüllen unverletzt bleiben, erreichen die von distal neu aussprießenden Axone nach einiger Zeit ihr Erfolgsorgan. Die Regenerationszeit ist abhängig von der zu überbrückenden Distanz. Sie kann mehrere Monate oder bis zu zwei Jahren dauern.

Neurotmesis: Meistens durch Schnittverletzungen ausgelöst, kommt es zu einer teilweisen oder kompletten Durchtrennung der Nervenfasern und Hüllen. Die Leitfähigkeit des Nervs ist somit vollständig unterbrochen. Motorische und sensible Ausfälle, vegetative und trophische Störungen sind die Folge. Eine Operation ist unumgänglich, damit die aussprießenden Axone das jeweilige Erfolgsorgan finden und keine schmerzhaften Neurome ausbilden. Da sich die Endorgane aber nach einer Nervdurchtrennung verändern, kann selbst nach einer Nervennaht nicht immer mit einer vollständigen Wiederherstellung der Funktionen gerechnet werden.

Jedem Nerv werden sensible Hautareale und motorische Kennmuskeln zugeordnet.

Diese Zuordnung kann variieren durch Querverbindungen, den so genannten Martin-Gruber-Verbindungen. Verbindungen dieser Art bestehen z.B. zwischen dem N. ulnaris und dem N. medianus. Die motorischen Innervationen zeigt Tabelle 17.1. Die sich ergebenden Paresen nach Ausfall des N. ulnaris (Krallenhand), N. medianus (Schwurhand) und N. radialis (Fallhand) sind im Kap. 5 beschrieben.

Diagnostik

- Sichtbefund: Durch eine genaue Inspektion der Wunde kann der Arzt sehen, ob sich die Verletzung im Verlaufsbereich eines Nervs befindet. Teildurchtrennungen von Nerven können bei Bagatellunfällen leicht übersehen werden, deshalb müssen Nervenläsionen immer ausgeschlossen werden. Bei älteren Verletzungen kann man durch die bestehenden Muskelatrophien oder Fingerfehlstellungen auf die Nervenläsion schließen. Charakteristische Zeichen sind:
- Krallenhand (N. ulnaris): Atrophie der 1. Zwischenfingerfalte Kleinfingerballenatrophie, Extension im MP- und eine Flexionsstellung im IP-Gelenk des Daumens, Abduktion des Kleinfingers (Wartenberg-Zeichen)
- Fallhand (N. radialis): Die Langfinger können nicht gestreckt werden
- Schwurhand (N. medianus): Thenaratrophie, Daumen in Adduktions- und Extensionsstellung.
  - Weitere sichtbare Anzeichen für den Ausfall eines Nervs sind u.a. eine auffällige Schuppung der Haut, die auf die fehlende Schweißsekretion zurückzuführen ist, und Störungen des Nagelwachstums und des Haarwuchses.
  - Nervenleitgeschwindigkeit (NLG): Die Untersuchung der Nervenleitgeschwindigkeit ist bei frischen Verletzungen nicht aussagekräftig, da die Nerven noch bis zu 20 Stunden nach dem Unfall über eine normale Leitfähigkeit verfügen.
  - Elektromyogramm (EMG): Es wird die elektrische Aktivität der Muskelfasern durch Elektroden (auf der Haut oder Nadelelektroden direkt im Muskel) abgeleitet und aufgezeichnet. Nach ca. 2 Wochen wird die Untersuchung aussagekräftig, da die Degeneration der Axone erst ab diesem Zeitpunkt nachweisbar ist. Eine Neurapraxie kann im EMG nicht diagnostiziert werden.
  - Ninhydrintest nach Moberg (1958): Mit Hilfe dieses Tests kann man über die fehlende Schweißsekretion als Reaktion auf die Nervenverletzung Aussagen über den Sensibilitätsverlust machen. Asensible Hautareale weisen keine Schweißsekretion auf, sie sind trocken und glatt.

Weiterhin werden folgende Untersuchungen und Tests zur Diagnosestellung herangezogen:

- Um eine Nervenläsion zu diagnostizieren, wird die Sensibilität mit Hilfe der *statischen und bewegenden 2-Punkte-Diskrimination* durchgeführt (siehe S. 79). Hierbei ist man auf die Mitarbeit des Patienten angewiesen. Gerade bei Frischverletzten kann dies schwierig zu erreichen sein, da sie meistens Schmerzen haben und sich aufgrund des Unfalls unter Umständen in einem Schockzustand befinden.
- Sind ca. 5 Stunden nach dem Unfall vergangen, kann man mit Hilfe des *Wrinkle-Tests nach O'Riain (1973)* sensible Ausfälle nachweisen. Für 15 Minuten werden beide Hände in warmes Wasser gehalten. Durch den osmotischen Vorgang nimmt die Epidermis der Haut Wasser auf, und man bekommt »Waschfrauenfinger« (runzelige Haut). Wo ein sensibler Ausfall besteht, kann die Epidermis kein Wasser speichern, es entstehen keine Runzeln.
- 1858 hat Moberg den *Pick-up-Test* bzw. *Auflesetest* beschrieben. Die Patienten werden angehalten, mit offenen oder geschlossenen Augen mehrere Gegenstände des täglichen Lebens (Schraube, Mutter, Büroklammer, Nagel usw.) aufzunehmen und in einen Behälter zu legen. Es wird

17 Nervenverletzungen

Tabelle 17.1 Motorische Innervation

N. ulnaris	N. medianus	N. radialis
M. flexor carpi ulnaris	M. flexor carpi radialis	M. brachioradialis
M. flexor digitorum profundus III–V	M. pronator teres	Mm. extensores carpi radialis et brevis
M. adductor pollicis	M. flexor digitorum profundus II (teilweise auch III)	M. extensor carpi ulnaris
M. flexor pollicis brevis (Caput profundus)	M flexor digitorum superficialis	M. supinator
M. flexor digiti minimi	M. palmaris longus	M. extensor digitorum communis
M. abductor digiti minimi	M. flexor pollicis longus	M. extensor indicis
M. opponens digiti minimi	M. pronator quadratus	M. extensor digiti mimimi
Mm. interossei	M. abductor pollicis brevis	Mm. extensores pollicis brevis et longus
Mm. lumbricales, ulnarer Anteil	M. opponens pollicis	M. abductor pollicis longus
	M. flexor pollicis brevis (Caput superficialis)	
	radiale Mm. lumbricales	

die Zeit gestoppt und beobachtet, welche Finger eingesetzt werden. Der Test wird nochmals im Seitenvergleich durchgeführt. Er ist nicht sehr zeitaufwendig und bei Patienten mit einer Medianus-Parese oder Medianus-Ulnaris Parese besonders geeignet. Für diesen Test gibt es Normwerte, die von Mannerfeld erstellt wurden.

Um die Ergebnisse der Resensibilisierung und die Wiederkehr der motorischen Funktionen vergleichen zu können, stellte Highet ein heute weit verbreitetes Schema auf:

S 0 keine Sensibilität
S 1 Schmerzempfinden im Innervationsgebiet des Nervs
S 2 geringe oberflächliche Sensibilität
S 2+ S 2 plus bleibende Überempfindlichkeit
S 3 oberflächliche und tiefe Sensibilität ohne Überempfindlichkeitsreaktion vorhanden
S 3+ Zwei-Punkte-Diskrimination kann unterschieden werden
S 4 normale Sensibilität

Muskelfunktionsprüfung: Jedem Nerv werden bestimmte Kennmuskeln zugeordnet. Durch ausgefallene oder geschwächte Muskelfunktionen kann man auf den oder die verletzten Nerven schließen. Auf Trickbewegungen beim Ausführen der Bewegungen sollte man unbedingt achten. (Beurteilung der Kraft und Kraftmessungen, siehe S. 76)

Umfangmessungen: So kann man den Verlust der Muskelmasse und beginnende Atrophien nachweisen (siehe S. 77).

Heilungsvorgang des Nervs

Wird ein Nerv durchtrennt, kommt es an den distalen Anteilen der Nervenfaser zur so genannten sekundären Degeneration mit Verlust der Erregbarkeit und Leitfähigkeit des Nervs. Dieser Vorgang wird die *Wallersche Degeneration* genannt. Sie ist meist nach drei Wochen abgeschlossen. Von proximal, aus der Schwannschen-Scheide, wachsen Zellbänder, die so genannten Hanken-Büngner-Bänder. Sie wurden nach Otto von Büngner (1858–1905), einem Chirurgen aus Hanau, benannt. Sie helfen dem wachsenden Achsenzylinder, zum distalen Nervenstumpf zu finden. Durch die Nervdurchtrennung finden Veränderungen proximal bis zur Ganglionzelle und distal bis zur motorischen Endplatte sowie in den sensiblen Rezeptoren statt.

Therapie

Konservativ: Bei einer Neurapraxie kann sich die Funktionsstörung spontan zurückbilden (Physiotherapie siehe unten).

Operativ: Die Operationen werden in Plexusanästhesie und Blutleere unter einem Operationsmikroskop durchgeführt. Es wird unterschieden zwischen folgenden operativen Eingriffen:
Primäre Nervennaht, sekundäre Nervennaht und Nerventransplantation

Primäre Nervennaht: Die primäre Nervennaht wird von den Ärzten als Versorgungsart angestrebt. Sie ist bis zu 24 Stunden nach dem Unfall möglich.
Sekundäre Nervennaht: Man strebt eine frühsekundäre Naht an, d.h. innerhalb von 5–7 Tagen nach dem Unfall. Auch nach dieser relativ kurzen Zeit müssen die Nervenstümpfe aufgefrischt werden. Die Waller-Degeneration ist am Abklingen, und die Hanken-Büngner-Bänder haben sich bereits ausgebildet. Die Nervennähte werden möglichst spannungsfrei genäht. Folgende Nahttechniken werden sowohl bei primären als auch bei sekundären Nervennähten verwendet:

- Epineuralnaht: Bei Nähten der Fingernerven im Mittel- und Endgliedbereich. Es wird nur das Epineurium genäht, nachdem die Nervenendigungen richtig voreinander liegen.
- Epi-Perineuralnaht: Im Grundglied, Hohlhand-Unterarmbereich. Die Faszikel werden zusammen mit dem Epineurium genäht.
- Perineuralnaht: Hierbei wird das Perineurium zentral gelegener Faszikel vereinigt. Wird auch in Kombination mit der Epi-Perineuralnaht angewendet.

Nerventransplantation: Es gibt primäre und sekundäre Nerventransplantationen. Eine Transplantation wird notwendig, wenn die Nervenendigungen nur unter größter Spannung zusammengebracht werden können oder verletzungsbedingte Defekte vorliegen. Der Nachteil einer Transplantation besteht darin, dass die neu aussprießenden Axone zwei Nahtstellen passieren müssen. Trotzdem werden gute Ergebnisse erzielt.
Zur Operation werden interfaszikuläre Nerventransplantate verwendet. Als Transplantat eignet sich der körpereigene N. suralis des Beines, um Defekte des N. medianus, N. ulnaris oder N. radialis zu überbrücken. Im Bereich der Entnahmestelle am Bein bleiben nur geringe sensible Ausfälle zurück, die vom Patienten gut toleriert werden. Das Transplantat wird in umgekehrter Verlaufsrichtung eingesetzt, um Verluste durch abzweigende Nervenfasern zu vermeiden. Mittels der Perineuralnähte wird das Transplantat mit einem größeren Faszikel oder einer Faszikelgruppe verbunden.

Physiotherapie

Ziele

- Ödemresorption fördern
- Bewegungsausmaß der Gelenke erhalten
- Überdehnungen der Weichteile und Muskeln verhindern
- Verbesserung der Sensibilität
- Fehlstellungen vermeiden

Die Dauer der Ruhigstellung nach einer Nervennaht oder einer Nerventransplantation ist abhängig davon, wie spannungsfrei die Nervennähte erfolgen konnten. In der Regel handelt es sich um einen Zeitraum von 10 Tagen bis zu 3 Wochen. Die Dauer der Ruhigstellung ist auch abhängig von den Begleitverletzungen. So beginnt z.B. eine Beugesehnenbehandlung trotzdem zwischen dem 1–3. postoperativen Tag (S. 115).

Es ist wichtig, dass die Patienten während der gesamten Behandlung über das Wachstum der Nerven sowie die daraus resultierenden, sie betreffenden Folgen genau informiert sind. Es wird davon ausgegangen, dass die Axone 1mm pro Tag wachsen. Um dies zu prüfen, beklopfen wir die betroffenen Finger oder Areale distal der Nahtstelle von proximal nach distal. Die Patienten haben, während die Sensibilität langsam zurückkommt, ein Gefühl, als sei ihr Finger eingeschlafen. Es kribbelt, und manchmal empfinden die Patienten es sogar als unangenehm (Hoffmann-Tinelsches Zeichen).
Einzelne Areale können auf das Beklopfen hypersensibel reagieren. Dabei handelt es

sich meistens um eine Übergangsphase, bis die normale Sensibilität zurückkehrt. Bleibt die Hypersensibilität bestehen, ist eine intensive Desensibilisierung notwendig.
Wenn die Patienten nichts dagegen haben, kann man die Stellen, wo sie bereits wieder Gefühl haben, mit einem wasserfesten Stift markieren. Auf diese Art und Weise können sie die Entwicklung besser verfolgen und sehen die Erfolge.

Die Patienten werden angehalten, eher als sonst Handschuhe zu tragen. Nur so können sie sich trotz der bestehenden Sensibilitätsstörungen vor Kälte oder beim Kochen vor Wärme schützen. Sie müssen vorsichtig sein im Umgang mit heißem Wasser und Werkzeugen (Messer, Sägen usw.). Die fehlende Sensibilität müssen die Patienten durch Augenkontrolle ersetzen. Sie müssen auf Hautrötungen und/oder Druckstellen achten. Deshalb sollten sie möglichst oft umgreifen beim Ausführen von länger andauernden Tätigkeiten.

Da ihre Haut glatt, trocken und unelastisch ist, ist eine gute Hautpflege besonders wichtig. Die Patienten sollten ihre Hände häufig mit einer Fettcreme einreiben. Bei kleinen Hautverletzungen müssen sie vorsichtiger und sorgsamer sein als allgemein üblich, da die Wunden schlechter heilen.

Maßnahmen
- Ödembehandlung und -prophylaxe
- aktive und passive Bewegungsübungen
- Schulter- und Armbewegungen
- Schienenbehandlungen
- Elektrotherapie
- Fazilitation
- Sernsibilitätstraining
- Kräftigungsübungen

▸ Hinweis: Die Weichteile bzw. Muskulatur muss vor Überdehnungen geschützt werden.

Schienenbehandlung
Die Schienenbehandlung richtet sich nach der jeweiligen Parese.

Schienenbehandlung nach Medianusläsion
Statische oder dynamische Opponensschienen werden eingesetzt, um den Daumen in eine gute Ausgangsposition zu bringen, Überdehnungen der gelähmten Muskulatur zu verhindern und eine Adduktionskontraktur des Daumens zu vermeiden. Die dynamische Opponensschiene ist zu bevorzugen, da der Patient damit Arbeiten ausführen kann und so gleichzeitig seine Muskulatur einsetzt. Hat der Patient bei der Muskelfunktionsprüfung seiner Thenarmuskulatur M3 erreicht, so benötigt er seine Schiene nicht mehr. Wenn der Patient trotz aller Vorsichtsmaßnahmen eine Adduktionkontraktur des Daumens ausbildet, benötigt er eine zusätzliche Schiene, die so genannte Daumenabduktionsschiene, um der Kontraktur entgegenzuwirken.

Schienenbehandlung nach Ulnaris-Läsion
Bei der Ulnarisschiene (Abb. 17.1) besteht das Ziel darin, eine Beugekontraktur vom 4. und 5. Finger in den PIP- und DIP-Gelenken zu verhindern.

▸ Hinweis: Der vollständige Faustschluss muss trotz Schiene möglich sein.

Schienenbehandlung nach kombinierter Medianus-Ulnarisläsion
Eine Medianus-Ulnaris-Schiene (Abb. 16.11) wird verordnet, um eine gute Ausgangsposition für den Daumen zu schaffen und eine Beugekontraktur des 4. und 5. Fingers in

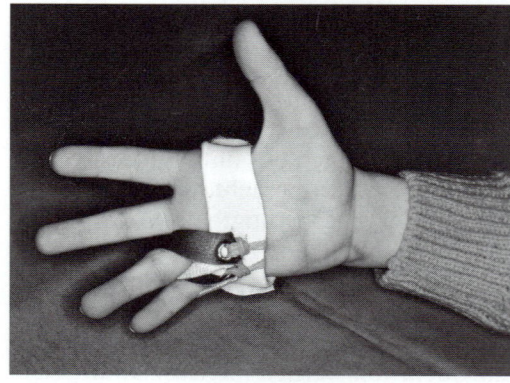

Abb. 17.1 Ulnarisschiene.

den distalen Interphalangealgelenken zu verhindern.

Schienenbehandlung nach Radialisläsion
Eine statische oder dynamische Radialisschiene verhindert die Überdehnung der Handgelenkextensoren. Die statische Radialisschiene eignet sich besonders als Nachtlagerungsschiene.

Fazilitation

Exterozeptive Stimulation: Die zu stimulierenden Rezeptoren liegen vor allem in der Haut. Durch Streichen und Pinseln können wir sie stimulieren.

Propriozeptive Stimulation: Die Propriozeptoren der Muskeln (Muskelspindel), Sehnen (Golgi-Apparat) und der Gelenke (Vater-Pacini-Lamellenkörperchen) sind durch Tapping, Druck, Kompression oder Traktion der Gelenke, Bewegung gegen Widerstand zu erreichen. Man kann diese Methoden auch gut kombinieren.

Akustische Stimulation: Unsere Stimme, wenn sie laut und deutlich und zum richtigen Zeitpunkt eingesetzt wird, wirkt stimulierend auf die Ausführung der Bewegungen. Wenn wir unsere Stimme falsch einsetzen, können wir aber auch das Gegenteil erreichen.

Dehnungen des Muskelbauchs: Die Dehnungen können wir mit Druck auf den Muskelbauch oder als schnelle, leichte Dehnung durchführen. Kombiniert wird es immer mit der verbalen Fazilitation.

Widerstandsübungen: Der ausgeführte Widerstand muss der Kraft des Muskels angepasst sein. Folgt nach der Ausführung der kurzen, schnellen Dehnung ein Widerstand, kann die Muskelspindel besser reagieren. Auch in diesem Fall ist es selbstverständlich sinnvoll, Dehnung, Widerstand und Kommando zu verbinden.

Stabilisation des Gelenkes: Der Patient nimmt eine Gelenkstellung ein, z.B. 20° Extension im Handgelenk, und wird aufgefordert, diese beizubehalten. Die Therapeutin gibt im Wechsel Widerstand sowohl in die Flexion als auch in die Extension. Alle Muskeln rund um das Gelenk spannen sich an, und es kommt zur Stabilisierung des Gelenkes. Ein stabiles Gelenk ist die Voraussetzung für alle willentlich gesteuerten und ausgeführten Bewegungen.

Traktion des Gelenkes: Hierbei werden die Gelenkflächen leicht voneinander getrennt und die Mobilität gefördert.

Kompression des Gelenkes: Mittels Stützübungen wird die Druckbelastung in den Armgelenken des Patienten erhöht. Der Patient steht am besten an einem Tisch und verlagert sein Körpergewicht nach vorn oder zur Seite und bringt so Gewicht auf das Handgelenk. Den Druck auf das Gelenk wiederholen wir, indem der Patient sein Gewicht zurückverlagert und danach erneut vorverlagert.

▶ Hinweis: Falls der Patient seinen Ellenbogen nicht aktiv stabilisieren kann, müssen wir ihn unterstützen.

Sensibilitätstraining

Nach einer Nervenläsion muss der Patient lernen, Berührungen wahrzunehmen, die Richtung, aus der die Berührung kommt, richtig zu deuten, verschiedene Materialien zu unterscheiden (Filz, Stoff, Schmirgelpapier usw.) sowie Gegenstände von unterschiedlicher Form, Größe und Gewicht einzuschätzen und zu erkennen.

Die meisten Übungen werden mit geschlossenen Augen ausgeführt. Macht der Patient Fehler, darf er die Augen öffnen und so die Übungen kontrollieren. Bei den Übungen sind unserer Phantasie keine Grenzen gesetzt. Wir können z.B.

- Gegenstände gleicher Form, aber unterschiedlicher Gewichte der Reihenfolge nach ordnen lassen oder bei zwei Gewichten entscheiden lassen, welches leichter und welches schwerer ist;
- zur Unterscheidung der Materialien gleiche Materialien zuordnen oder ein bestimmtes Material heraussuchen lassen;
- Gegenstände aus Behältern, gefüllt mit Reis, Bohnen u. a., heraussuchen oder Gegenstände des täglichen Lebens blind erkennen lassen;
- mit einer Stricknadel etwas auf die Fingerspitze schreiben, und der Patient errät den Buchstaben oder das Wort.

Wir bestellen uns die Patienten, soweit es möglich ist, täglich zur Therapie. Haben die Patienten gute Fortschritte erzielt und können mit ihrer Parese gut umgehen, können wir die Zeitabstände verlängern.
Um dies zu kontrollieren, führen wir in bestimmten Abständen (je nach Patient) Sensibilitätstest, Muskelfunktionsprüfungen und/oder Umfangmessungen durch (siehe Kap. 9).
Wann der Patient wieder arbeitsfähig ist, richtet sich nach der Art der Nervenverletzung sowie seinem Beruf und ist somit sehr variabel. Bei einer Nervenverletzung im Bereich der Finger kann der Patient bereits nach 3–14 Tagen wieder arbeiten. Dagegen kann nach einer Radialisparese der Patient bis zu 6 Monaten arbeitsunfähig sein. Die Dauer ist in diesem Fall auch von der Höhe abhängig, auf der der Nerv durchtrennt wurde.

Stellt man über Monate keinen Behandlungserfolg mehr fest, ist meist keine Besserung mehr zu erwarten. Sofern es noch nicht erfolgt ist, schulen wir Ersatz- und Kompensationsmöglichkeiten sowie Trickbewegungen. Die Patienten werden mit Hilfsmitteln versorgt. Evtl. ist eine berufliche Umschulung vonnöten. Falls ärztlicherseits eine motorische Ersatzoperation geplant ist, ist es unsere Aufgabe, die Muskulatur darauf vorzubereiten. Wir kräftigen den Spendermuskel und vermeiden Gelenkkontrakturen (siehe Kapitel 17.1).

17.1 Motorische Ersatzoperationen

Definition

Bei den motorischen Ersatzoperationen werden nach der Verletzung eines Nervs funktionsfähige, intakte Muskeln oder Sehnen auf die nicht funktionstüchtige Muskulatur verlagert.

Ziel und Indikationen

Durch die motorischen Ersatzoperationen möchte man die Arm-, Hand- und Fingerfunktion des Patienten verbessern. Sie werden durchgeführt, wenn nach Nervenläsionen keine weitere Aussicht auf Besserung besteht. Dies ist z. B. der Fall nach einer erfolglosen Nervenrekonstruktion oder wenn der Nerv auf einer zu langen Strecke verletzt wurde, so dass die Axone diesen Weg nicht überbrücken können und die Behandlungsergebnisse über Monate stagnieren.

▶ Hinweis: Es gilt folgende Faustregel: Motorische Funktionen, die nach zwei Jahren Therapie ausgeblieben sind, stellen sich in der Regel nicht mehr ein.

Voraussetzungen für motorische Ersatzoperationen

- Der Patient muss sehr motiviert und lernfähig sein, denn er muss umdenken können in Bezug auf die Ausführung seiner Bewegungen. In der Physiotherapie lernt der Patient, mit Hilfe von alten Funktionen neue Muskelfunktionen einzuleiten, z. B. wird ein Strecker auf einmal zum Beuger oder umgekehrt. Der Informationsfluss zum Gehirn bleibt jedoch nach der Umlagerungsoperation der gleiche. Für junge Patienten ist dieser Lernprozess wesentlich einfacher.
- Der Patient muss gut aufgeklärt werden. Neben den Zielen und Anforderungen sollte er auch über die Behandlungsdauer informiert sein. Sie beträgt erfahrungsgemäß drei Monate und länger.

17.1 Motorische Ersatzoperationen

- Die Gelenke müssen passiv frei beweglich sein.
- Da der Spendermuskel nach der Umlagerung in der Regel einen Kraftgrad verliert, muss er vor der Operation ausreichend kräftig sein. Nach Möglichkeit verwendet man immer Synergisten.

Beispiele für motorische Ersatzoperationen finden sich in den Tabellen 17.2 bis 17.4.

Physiotherapie

Um Patienten nach motorischen Ersatzoperationen erfolgreich zu behandeln, ist das anatomische Verständnis besonders wichtig. Jeder Therapeut muss wissen, welche Funktionen der umgelagerte Muskel ursprünglich hatte, um die neue, gewünschte Funktion mit dem Patienten zu üben. Bevor wir mit der Physiotherapie beginnen können,

Tabelle 17.2 Beispiele für motorische Ersatzoperationen nach Radialisläsion

Ziel	Name der Operation	Operatives Verfahren	Postoperative Versorgung	Physiotherapie
Korrektur der Fallhand: • Stabilisation des Handgelenks • Verbesserung der Greiffunktion der Finger	Mehrsehnenersatzplastik nach Merle d'Aubigné (Handgelenk bleibt beweglich)	Verlagerung für: *Handgelenksextension* M. pronator teres → M. extensor carpi radialis brevis und longus *Fingerextension* M. flexor carpi ulnaris → M. extensor digitorum communis, M. extensor indicis und → M. extensor digiti minimi *Daumenextension* M. palmaris longus (M. flexor digitorum superficialis IV) → M. extensor pollicis longus	Ruhigstellung für 3–4 Wochen in einer Unterarmgipsschiene (Handgelenk fast in Null-Stellung in leichter Extensionsstellung, MP-Gelenke in 20° Flexion fixiert)	Nach der Ruhigstellung und nach Rücksprache mit dem Operateur (siehe S. 143, 145)
	Perthes-Plastik (Handgelenktenodese	M. flexor carpi ulnaris → M. extensor digitorum communis, M. extensor indicis und M. extensor digiti minimi M. flexor carpi radialis → M. extensor pollicis longus, M. extensor pollicis brevis, M. abductor pollicis longus		

17 Nervenverletzungen

Tabelle 17.3 Beispiele für motorische Ersatzoperationen nach Ulnarisläsion

Ziel	Name der Operation	Operatives Verfahren	Postoperative Versorgung	Physiotherapie
Korrektur der Krallenhand: • Grundgelenküberstreckung verhindern • Extension der Finger und Greiffunktion verbessern	Kapsulodese nach Zancolli	Das straffe Gewebe der beugeseitigen Gelenkkapsel wird U-förmig inzidiert, zentral verschoben und gedoppelt. Hierbei soll ein Streckdefizit von mindestens 10° entstehen	Ruhigstellung in dorsaler Unterarmgipsschiene für 4 Wochen	Mobilisation nach Kleinert (siehe S. 114)
	Lasso-Operation (Zancolli II)	Die Sehne des M. flexor superficialis wird proximal ihres Ansatzes durchtrennt, über das Ringband A2 (oder A1 und A2) gezogen, bis das MP-Gelenk in 45° Flexion steht, und dort mit sich selbst vernäht.	Ruhigstellung in Unterarmgipsschiene, Finger in der Intrinsic-plus-Stellung (Sicherheitsposition, siehe S. 27)	

Tabelle 17.4 Beispiele für motorische Ersatzoperationen nach Medianusläsion

Ziel	Name der Operation	Operatives Verfahren	Postoperative Versorgung	Physiotherapie
Wiederherstellung der palmaren Abduktion	Palmaris longus-Transposition bzw. Camitz-Plastik	Verlagerung: M. palmaris longus → M. abductor pollicis brevis	3–4 Wochen Ruhigstellung im Unterarmgips, Daumen in palmarer Abduktion fixiert	Beginn nach der Beendigung der Ruhigstellung und Rücksprache mit dem Operateur
Opposition des Daumens	Opponensplastik	Verlagerung: 1. M. flexor digitorum superficialis IV → M. abductor pollicis brevis (falls FDS nicht vorhanden: M. extensor indicis) 2. M. abductor digiti minimi → M. abductor pollicis brevis		
	Motorische Ersatzoperation bei höherer Medianusläsion	M. brachioradialis → M. flexor pollicis longus M. extensor carpi radialis longus → M. flexor digitorum profundus II, III	Oberarmgipsschiene	Nach Absprache mit dem Operateur evtl. Therapie nach Kleinert (siehe S. 114)

müssen wir außerdem den OP-Bericht gelesen haben und nach Rücksprache mit dem Operateur genaue Kenntnisse haben über:

- den jetzigen Muskelverlauf, d. h. welcher Muskel wurde wie umgelagert,
- die Funktionen, die der Muskel postoperativ übernimmt.

Nach einer drei- bis vierwöchigen Gipsruhigstellung (je nach Umlagerungsoperation) beginnen wir mit der Physiotherapie. Da das Umdenken für die Patienten sehr anstrengend ist, behandeln wir sie mehrmals täglich mit kurzen Übungsintervallen. Bei Mobilisationen der Gelenke muss sehr *vorsichtig* vorgegangen werden, da die verlagerte Muskulatur nicht überdehnt werden darf. Je mehr ein Muskel gedehnt wird, umso mehr muss er kontrahiert werden, um den erwünschten Bewegungsausschlag zu erreichen. Das Erlernen der neuen muskulären Funktion ist für die Patienten leichter, wenn sie mit der gesunden Seite die Bewegungen parallel zur operierten Seite ausführen.

Das Hauptziel der Physiotherapie besteht darin, dass die Bewegungen des Patienten mit der Zeit immer unbewusster ablaufen und in die Alltagsbewegungen einfließen. Haben wir dieses Ziel erreicht, beginnen wir mit Kräftigungs- und Widerstandsübungen.

Typische Ziele und Maßnahmen

- Ödembehandlung
- Gelenkkontrakturen vermeiden
- Erlernen der neuen Funktionen
- Kräftigungsübungen
- Narbenbehandlung

Prognose

Die Prognosen nach motorischen Ersatzoperationen sind nach einem komplikationslosen Verlauf der Operation und guter physiotherapeutischer Behandlung gut. Allerdings ist der Erfolg natürlich auch immer von der Motivation und Mitarbeit des Patienten abhängig.

18 Komplexe Handverletzungen

Zu den komplexen Handverletzungen zählen u.a. Kreissägen-, Rasenmäher-, Explosions-, Starkstrom-, Schuss-, Hochdruckeinspritzverletzungen. Häufig handelt es sich um Arbeitsunfälle, die durch einen Kartoffelroder, Fleischwolf oder andere Arbeitsmaschinen ausgelöst worden sind. Es sind z.B. nicht nur die Beugesehnen betroffen, sondern man findet eine Kombination von mehreren Verletzungsarten. Da bei jedem Unfall andere Strukturen verletzt worden sind und unterschiedliche Schädigungsgrade vorliegen, ist jede Verletzung anders – auch wenn die gleiche Ursache zu Grunde liegt.

▶ Hinweis: Vor Beginn der Physiotherapie immer Rücksprache mit dem Operateur nehmen und den OP-Bericht lesen. Nur so erhalten wir genaue Kenntnisse über die versorgten Strukturen, wie stabil sie versorgt werden konnten und ob evtl. Folgeoperationen geplant sind.

Auch in diesen Fällen besteht unser Hauptziel darin, dem Patienten die Wiedereingliederung in seinen Alltag zu ermöglichen. Die Funktionshand und andere Funktionen zu erhalten bzw. neu zu erarbeiten ist dabei ein wichtiger Bestandteil der Physiotherapie. Da die Patienten zu starker Ödembildung neigen, haben die ödemreduzierenden Maßnahmen einen hohen Stellenwert innerhalb der Physiotherapie. Diesen Patienten werden in der Regel alle Kompressionshandschuhe nach Maß verordnet. Generelle Richtlinien, was, wann wie geübt wird, kann man nicht aufstellen. Jeder Patient ist mit seiner Verletzung individuell zu betreuen, und selbst an bekannten Richtlinien kann man sich manchmal nicht orientieren, z.B. wenn Streck- und Beugesehnen durchtrennt wurden, da diese, wenn sie einzeln auftreten, doch unterschiedlich behandelt werden (siehe Kapitel 16.1 und 16.2). Man muss einen Mittelweg in der Behandlung finden, um Verklebungen und Verwachsungen zu vermeiden, unter Schonung aller verletzten Strukturen.

Die Behandlungsdauer ist lang, sie kann unter Umständen über ein Jahr betragen. Denn diese Patienten benötigen evtl. Folgeoperationen oder ein Linksschreibtraining, wenn ihre rechte, dominante Hand stark verletzt wurde oder umgekehrt; evtl. müssen sie umschulen. Für die Patienten ist eine gute psychische Betreuung wichtig, um das Unfalltrauma und die Unfallfolgen zu bewältigen. Einige leiden unter Alpträumen. Immer wieder durchleben sie im Traum den Unfallhergang. Manchmal erschweren Partnerschaftsprobleme die Situation zusätzlich. Die Patienten mögen sich z.B. nicht berühren lassen oder wollen nicht berühren. Andere Patienten laufen Gefahr, sich selbst zu isolieren, indem sie ihre Hand in der Öffentlichkeit nicht zeigen wollen und z.B. nicht mehr essen oder ins Kino gehen, keine Freunde mehr treffen und andere ähnliche Situationen vermeiden. Die Patienten brauchen Zeit, bis sie ihre Hand wieder anschauen können und noch mehr Zeit, bis sie ihre Hand als ihre eigene voll akzeptieren können.

18.1 Explosionsverletzungen

Die Explosionsverletzungen zählen zu den komplexen Handverletzungen. Es können Schnitt-, Riss-, und Quetschverletzungen zusammen mit Verbrennungen auftreten. Auch für die Explosionsverletzungen gilt, dass jede Verletzung anders aussieht. Evtl. sind in den Wunden Fremdkörper vorhanden, oder die Augen wurden mit verletzt. Alle diese Punkte werden von ärztlicher Seite vor der Diagnosestellung abgeklärt. Anschließend erfolgt die Erstellung des OP-Plans. Es wird festgelegt, welche Strukturen zu rekonstruieren sind, mit welchem Hautmaterial die Weichteile gedeckt werden können oder ob eine Lappenplastik notwendig ist, amputiert werden muss oder ob bereits so viel an Substanz fehlt, dass versucht werden muss, die Hand neu zu konstruieren, z. B. als Dreifingerhand. Es ist wichtig für den Patienten, den Daumen oder zumindest ein Gegenüber zu den Langfingern zu erhalten.

Gerade nach Explosionsverletzungen schließen sich an die erste Operation häufig weitere Folgeoperationen an. Bis zum funktionellen Gebrauch einer so genannten Resthand vergeht eine lange Zeitspanne, die mit intensiver Physiotherapie verbunden ist.

Physiotherapie

Die Physiotherapie richtet sich nach dem Ausmaß der Verletzung und der Versorgung des Patienten. Auch in diesem Fall ist die Rücksprache mit dem Operateur und das Lesen des OP-Berichtes wichtig. Nur so bekommen wir ein genaues Bild über den Ist-Zustand der Hand des Patienten, wissen wir, wie stabil alle verletzten Strukturen versorgt werden konnten oder welche Gelenke zurzeit nicht mobilisiert werden dürfen und welche Folgeoperationen geplant sind.

Für jeden Patienten ist ein individueller Behandlungsplan zu erstellen, in dem folgende Maßnahmen enthalten sein können:

- Ödemprophylaxe und/oder -behandlung
- Kontrakturenprophylaxe und/oder -behandlung
- Gelenkmobilisation
- Sensibilitätstraining
- Schienenbehandlung
- Versorgung mit Kompressionsbandagen
- Vorbereitung auf Folgeoperationen
- Eingliederung in den Alltag
- Links- oder Rechts-Schreibtraining
- psychische Betreuung unter Einbeziehung der Angehörigen

18.2 Hochdruckeinspritzverletzungen

Definition

Mittels hohen Druckes von Spritzpistolen, hydraulischen Apparaten oder Gebläsen wird eine relativ große Menge Farbe, Öl, Lösungsmittel oder andere Substanzen durch eine kleine, unscheinbare Wunde unter die Haut gespritzt.

Symptome

- Äußerlich ist nur eine kleine, relativ unscheinbare Verletzung zu sehen, die daher in ihrem Ausmaß leicht unterschätzt werden kann (oder mit einer Amputation endet)
- anfänglich kaum Schmerzen
- geringe Bewegungseinschränkung

Handelt es sich um ein größeres Volumen, zeigen sich folgende Symptome:
- sehr starke Schwellungen,
- Ausbildung eines Kompartment-Syndroms (durch lokale Mikrozirkulationsstörungen bei erhöhtem Gewebedruck)
- ischämische Weißfärbungen über den geschwollenen Hautarealen

Diagnostik

Mit Hilfe von Röntgenuntersuchungen kann man das Ausmaß der Hochdruckeinspritzverletzungen sichtbar machen. Das Ausbreitungsgebiet der injizierten Flüssigkeit oder des Gases kann enorm sein. Ist z. B. bei einer beugeseitigen Verletzung die Sehnenscheide mit eröffnet worden, kann die Ausbreitung bis in die Hohlhand, durch den Karpaltunnel bis zwischen die proximale Unterarmmuskulatur fortschreiten.

Therapie

Wird die Verletzung nicht behandelt, kommt es durch die entstandenen Durchblutungsstörungen zu einer trockenen Nekrose in den betroffenen Abschnitten oder je nach

Art der injizierten Substanzen zu Entzündungen. Bei toxischen oder ätzenden Substanzen entsteht eine Nekrose mit nachfolgendem Gangrän. Eine Amputation der Hand wird evtl. erforderlich. Bei weniger toxischen Substanzen treten ausgedehnte Vernarbungen und Verwachsungen auf. Die Gelenke und Sehnen werden in Mitleidenschaft gezogen und die betroffen Nervenabschnitte unwiderruflich geschädigt.

Das Ziel ist, möglichst schnell eine Operation zur Druckentlastung und Entfernung von Fremdsubstanzen einzuleiten. Je länger Fremdkörper in der Hand sind, umso länger können sie durch ihre toxische Wirkung Schaden anrichten. Zusätzlich werden die folgenden Maßnahmen ergriffen:

- Bereits entstandene Nekrosen werden entfernt
- Evtl. wird das Retinaculum flexorum oder die Unterarmfaszie gespalten
- In die Wunde werden Antibiotikaketten und eine Drainage gelegt
- Täglicher Verbandswechsel
- Zusätzliche antibiotische Behandlung

Physiotherapie

Wann wir mit der Physiotherapie anfangen dürfen, richtet sich nach dem Ausmaß der Verletzung. Es kann eine vorübergehende Ruhigstellung der Hand notwendig sein. Ein frühzeitiger Therapiebeginn ist ratsam, um ausgedehnte Vernarbungen und Kontrakturen zu verhindern.

▶ Hinweis: Alle Maßnahmen und Anwendungen vorsichtig dosieren.
Am Anfang der Therapie versucht der Patient, aktiv zu bewegen. Das erreichte Bewegungsausmaß versuchen wir, indem wir uns vorsichtig in die Bewegung einschleichen, passiv etwas zu vergrößern. Die Extensions- oder Flexionsbewegung darf jedoch nicht zu sehr forciert werden.

Der Patient bekommt sehr frühzeitig ein eigenes Übungsprogramm: kleine Bausteine ein- und ausräumen, Steckspiele oder am Aktiv-Trainer arbeiten. Wenn die Fäden gezogen wurden und keine offenen Wunden mehr vorhanden sind, folgen z. B. das Paraffinkneten oder Arbeiten mit der Therapieknete. Evtl. ist eine Behandlung mit redressierenden Schienen notwendig oder die Versorgung mit Kompressionsbandagen.

Den Patienten wird in der Regel über einen langen Zeitraum Physiotherapie verordnet (bis zu 6 Monaten, evtl. länger). Dazu tragen auch Sekundäreingriffe bei, wie z. B. Tenolysen, Neurolysen oder Narbenkorrekturen.

18.3 Lappenplastiken

Indikation

Bei Substanzdefekten an den Fingern oder der Hand ist eine Lappendeckung erforderlich. Lappenplastiken können sehr unterschiedlich aussehen, da sie von der Form, Größe und Lokalisation der jeweiligen Defektstelle abhängig sind.

Bei Defekten an den Fingerendgelenken werden zur Deckung VY-Plastik bzw. bilaterale VY-Plastik, neurovaskulärer Insellappen, kontralateraler Kuppenlappen, Banana flap oder umgekehrter Cross-Finger-Lappen verwendet. Bei Defekten an den Phalangen sind Spalthaut- oder Vollhautdeckung, Cross-Finger-Lappen oder Cross-Arm-Lappen indiziert.
Wir unterscheiden bei Defekten an der Hand:

- Lokale Lappen: Sie sind zur Deckung kleinerer und mittelgroßer Wunden am Handrücken und den Fingern aufgrund ihrer guten Hautverschieblichkeit sehr geeignet. Zu den lokalen Lappen gehören Verschiebe-, Rotations- oder Schwenklappen. Die Spenderregion befindet sich in unmittelbarer Nachbarschaft des Defekts.
- Freie Hauttransplantation: Dicke Spalthaut oder Vollhaut wird zur Deckung der

Palmarseite verwendet. Für den Handrücken eignet sich dünnere Spalthaut, wenn die Strecksehnen vom Gleitgewebe bedeckt sind.
- Lappen, um größere Defekte zu decken: Darunter fallen die Leistenlappen, Unterarmlappen, Interosseus-posterior-Lappen und die freien Lappen. Freie Lappen sind u.a. der laterale Oberarmlappen oder der Latissimus-dorsi-Lappen, die bei großen Defekten an der Hand oder dem Unterarm verwendet werden. Die Spenderregion liegt hier weiter entfernt vom Defekt (Fernplastik).

In der Physiotherapie der Handchirurgie treffen wir häufig auf Patienten, die mit einem Leistenlappen oder Cross-Finger-Lappen versorgt wurden. Aus diesem Grund werden im Folgenden nur diese Lappentechniken beschrieben.

18.3.1 Leistenlappen

Er wird hauptsächlich bei jungen Patienten mit großen Defekten an der Hand angewendet (Abb.18.**1a** u. **b**).

Physiotherapie

In der ersten Zeit nach der Operation dürfen *keine* Zugkräfte auf die Narbe oder den Lappen einwirken, um die Gefäßeinsprossung nicht zu gefährden. Deshalb bekommen die Patienten eine Stufenbettlagerung. Der Patient darf am 1. postoperativen Tag aufstehen. Auch dabei Aufstehen darf kein Zug auf die Narbe oder den Lappen kommen. Die Patienten gehen daher etwas gebückt. Da sie die betreffende Hand nicht hochhalten oder lagern können und somit die Gefahr der Ödembildung erheblich größer ist, sollten sie nur kurzzeitig aufstehen und sich anschließend wieder hinlegen.

Zu unseren Aufgaben gehört es, den Angehörigen zu erklären, wie sie die Kleidung des Patienten ändern müssen, damit dieser nicht die ganze Zeit im Flügelhemd herumlaufen muss. Am besten nimmt man eine Jogginghose und trennt diese an der operierten Seite bis zum Taschenende auf. Oben am Hosenbund befestigt man einen Klettverschluss zum Verschließen der Hose. Es sieht dann so aus, als hätte der Patient seine Hand in der Tasche versteckt. Je nach Jahreszeit wird ein T-Shirt oder Sweatshirt an der operierten Seite ganz aufgetrennt und ebenfalls mit Klettverschlüssen versehen. Die Unterwäsche wird nach dem gleichen Prinzip geändert.

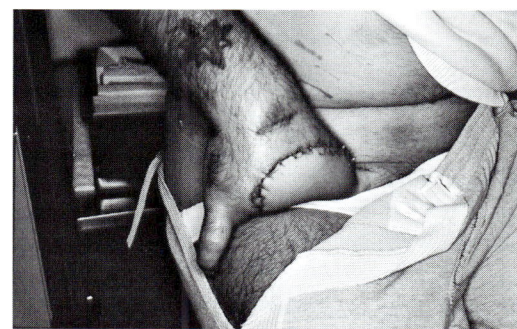
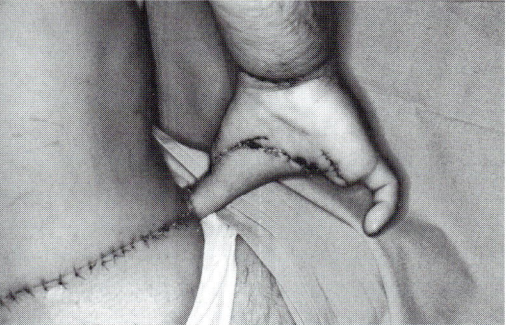

Abb. 18.**1a** u. **b** Leistenlappen. Ansicht von **a** ventral, **b** dorsal.

Um Verspannungen der Nacken- und Schultermuskulatur möglichst gering zu halten, bekommt der Patient ab dem 1. postoperativen Tag entsprechende Massagen.
Die Schulter und der Ellenbogen der operierten Seite werden, soweit es der Lappen zulässt, vom Patienten stündlich bewegt. Alle Bewegungen werden vorsichtig durchgeführt, beispielsweise: Elevation/Depression der Schulter, von proximal Extension/Flexion im Ellenbogen und ebenfalls von proximal Extension/Flexion im Handgelenk.

18 Komplexe Handverletzungen

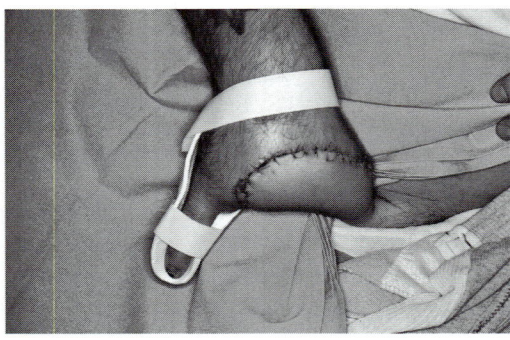

Abb. 18.2 Leistenlappen und Lagerungsschiene für die betroffene Hand.

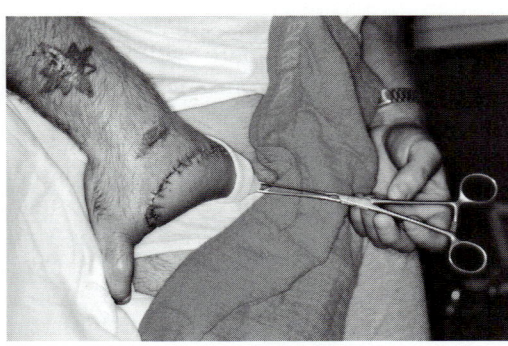

Abb. 18.3 Abklemmung des Leistenlappens.

Alle freien Finger werden nach Rücksprache mit dem Operateur aktiv und/oder passiv bewegt. Falls erforderlich, wird der Patient sogar bei fixierter Hand mit kleinen Lagerungs- oder Dehnungsschienen versorgt (Abb. 18.2).

Nach 3 Wochen und den entsprechenden Abklemmzeiten wird in der Regel der Lappen getrennt (Abb. 18.3).

Jetzt beginnt die Schulter-, Ellenbogen- und Handgelenksmobilisation.
Ödemreduzierende Maßnahmen, evtl. Kompressionshandschuhe nach Maß anfertigen lassen.
Die verletzte Hand je nach Verletzungsart funktionell behandeln. Die Patienten bekommen ein Übungsprogramm mit dem Aktiv-Trainer, Steckspielen, WBRoM, Handtrainern usw.
Sie sollen möglichst schnell in den normalen Alltag eingegliedert werden.

▶ Hinweis: Auch an der Entnahmestelle in die Narbenbehandlung durchführen.

Da der Leistenlappen ein sehr dicker Lappen ist, folgen meist weitere Operationen, um das Fettgewebe des Lappens zu entfernen.

18.3.2 Cross-Finger-Lappenplastik

Wird angewendet bei ausgedehnten palmaren Defekten im Endgelenksbereich. Da es sich um einen asensiblen Lappen handelt, ist er zur Deckung des Daumen- und Zeigefingerendglieds nicht geeignet (Abb. 18.4a u. b).

Physiotherapie

Die Finger werden nach drei Wochen getrennt. Bis dahin dürfen wir, so weit es möglich ist, die freien Gelenke durchbewegen.

▶ Hinweis: Es darf keine Spannung auf den Lappen kommen.

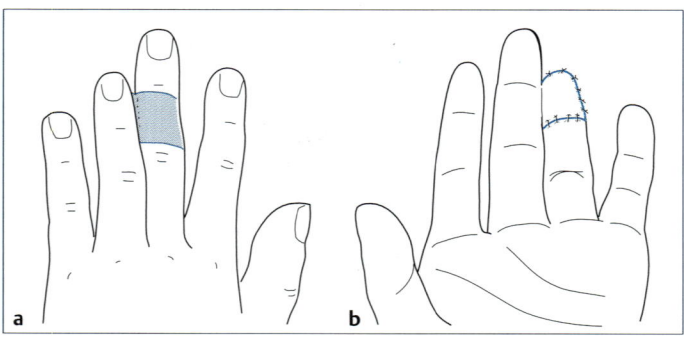

Abb. 18.4a u. b Cross-Finger-Lappenplastik.

Die Patient werden angehalten, zur Ödemprophylaxe die operierte Hand hochzuhalten und hoch zu lagern.

Nach der Lappentrennung: Ödemreduzierende Maßnahmen wie Manuelle Lymphdrainage, Ausstreichungen, Versorgung mit Roban oder Fingersocks, aktive und passive Gelenkmobilisation und Narbenbehandlung. Die Patienten bekommen ein Übungsprogramm mit Steckspielübungen, Aktiv-Trainer, Klammerübungen usw. Sind alle Wunden verheilt, beginnen die Patienten mit Paraffinübungen.

19 Amputation

Definition: Eine eindeutige Definition für den Begriff Amputation gibt es nicht. Eine Amputation ist keine Erkrankung im eigentlichen Sinne, sondern eine Folgeerscheinung verschiedener Ursachen. Sie kann zufällig als Unfallfolge oder geplant durch einen chirurgischen Eingriff entstehen.

Ursachen

Die zu einer Amputation führenden Ursachen sind vielfältig. Sie werden meist in Gruppen eingeteilt, die wiederum viele Untergruppen aufweisen:

- Trauma
- Tumor
- arterielle Durchblutungsstörungen
- venöse und lymphatische Zirkulationsstörungen
- Infektionen
- Lähmungen
- angeborene Fehlbildungen
- psychopathologische Faktoren, z.B. Selbstverstümmelung, Mutproben usw. (Baumgartner u. Botta 1997)

Da das Thema Amputationsverletzungen sehr umfangreich ist, beschränke ich mich auf die Darstellung der traumatisch bedingten Amputationen und Amputationen nach einer Dupuytren-Kontraktur. Traumatisch bedingte Amputationen werden in den Industrieländern meistens durch Arbeitsunfälle verursacht, selten durch Explosions- oder Starkstromverletzungen. Zu einer besonders gefährdeten Berufsgruppe gehören z.B. die Tischler.

Zu den weiteren Unfallursachen gehören die Schnittverletzungen mit einer Axt oder Brotmaschine, Sägeverletzungen durch eine Hand- oder Kreissäge, Verletzungen durch einen Rasenmäher, eine Walze, landwirtschaftliche oder industrielle Maschinen, Knallkörperverletzungen in der Silvesternacht sowie Starkstromverbrennungen mit 10000 Volt (oder noch mehr). Bei Teenagern führen häufig die Versuche, Knallkörper zu basteln, zu Amputationen (Abb. 19.**1** u. 19.**2**).

Sofortmaßnahmen am Unfallort

Das Amputat wird am Unfallort möglichst in eine trockene *sterile* Kompresse gewickelt und in einer *wasserdichten* Plastiktüte verpackt. In einer weiteren Tüte mit Eiswasser wird das so versorgte Amputat gekühlt. Die Temperatur des Eiswassers sollte ca. 4° C betragen, um einen Kälteschaden während des Transports zum Krankenhaus zu vermeiden.

Die sofortige Kühlung des Amputats auf 4° C ist sehr wichtig, da so der Sauerstoffbedarf

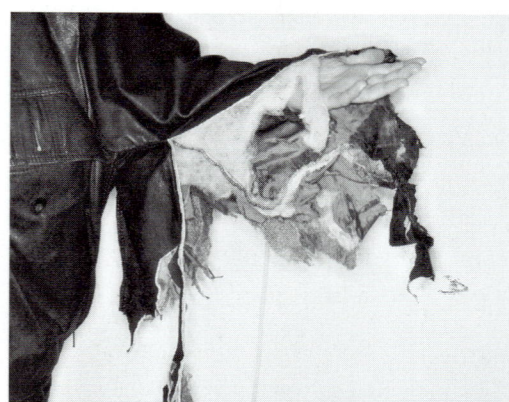

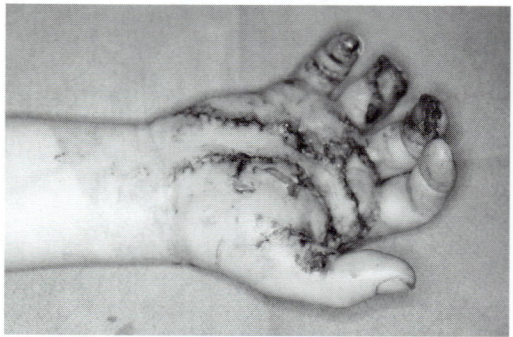

Abb. 19.**1a** u. **b** Explosionsverletzung durch Silvesterknaller. **a** Zustand der Jacke nach dem Unfall, **b** die verletzte Hand nach einer Woche.

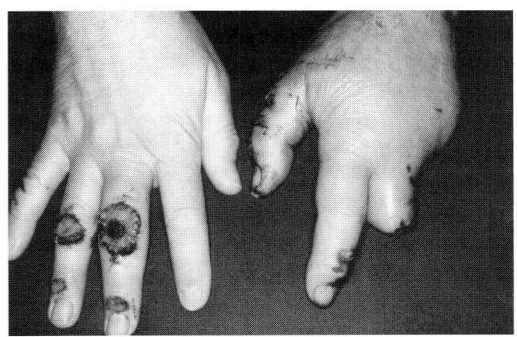

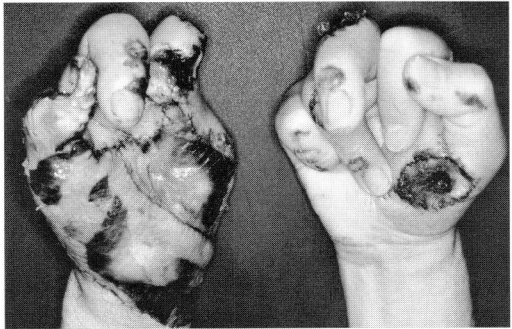

Abb. 19.2a u. b Starkstromverletzung. a von dorsal, b von volar.

des Gewebes gesenkt wird. Ein amputierter Finger kann gekühlt bis zu 20 Stunden ohne Schädigung aufbewahrt werden, bei Zimmertemperatur dagegen nur 8–10 Stunden. Amputate, die Muskulatur enthalten, z.B. eine Hand, sind trotz optimaler Kühlung nur 5–6 Stunden haltbar, aufgrund des höheren Sauerstoffbedarfs des Muskelgewebes.

Funktionelle Bedeutung der einzelnen Finger

Für Patienten ist eine Amputation gleichzusetzen mit dem Verlust der Selbstständigkeit. Jeder Finger hat eine besondere Bedeutung für die Ausführung bestimmter Handgriffe und Tätigkeiten.

Daumen

Der Daumen ist, rein funktionell, der Gegenspieler zu allen Langfingern. Ein Längenverlust sollte deshalb möglichst vermieden werden. Jeder Zentimeter ist wichtig, um die Greiffunktion zu erhalten. Fehlt der Daumen, kann der Patient keinen Spitz- und Schlüsselgriff durchführen. Er kann keine Gegenstände, wie z.B. Gläser, greifen und festhalten, da der Daumen als Gegenspieler ausfällt und die 1. Zwischenfingerfalte mehr oder weniger fehlt. Da der Daumen in Zusammenarbeit mit dem Zeigefinger viele feinmotorischen Arbeiten durchführt, stellt der Verlust des Daumens im Hinblick auf die Sensibilität für den Patienten ein großes Problem dar.

Zeigefinger

Der Zeigefinger ist gemeinsam mit den ersten drei Fingern für die Präzisionsgriffe der Funktionshand zuständig. Die Amputationshöhe ist ausschlaggebend für die Einbußen, die der Patient hinnehmen muss. Wurde die Amputation im Bereich des Endglieds durchgeführt, fällt es dem Patienten schwer, kleinere Gegenstände aufzunehmen. Schon der kleinste Längenverlust macht sich dann bemerkbar. Der Patient kann z.B. nichts mit dem Fingernagel abkratzen oder mit dem Finger zu sich heranziehen.

Bei einer Amputation auf Höhe des DIP-Gelenks, fällt der M. flexor digitorum profundus aus. Somit wird die Kraft des Spitzgriffes vermindert und funktionell eingeschränkt. Der Schlüsselgriff kann dagegen ohne wesentliche Einschränkungen ausgeführt werden.

Wird weiter proximal amputiert, ergibt sich daraus kein funktioneller Nutzen für den Betroffenen. Der Stumpf kann ab einer bestimmten Höhe sogar eher hinderlich sein, da er den Spitzgriff zwischen Daumen und Mittelfinger stört. Ein weiterer Aspekt ist das kosmetische Problem, mit dem der Patient sich auseinandersetzen muss. Es besteht die Möglichkeit, durch eine Kürzung des 2. Strahls an der Basis des Metakarpale die Hand zu verkleinern und das Problem somit etwas zu kaschieren. Die daraus resultierende Lücke kann jedoch beim Greifen kleinerer Gegenstände Probleme bereiten. Frauen fragen häufig nach einer Fingerprothese, damit ihre Hand wieder »ansehnlich« wird.

Mittelfinger

Zur Stabilisierung des Metarkarpalbogens muss die Basis der Grundphalanx erhalten bleiben. Der Patient ist somit in der Lage, kleinere Gegenstände fest zu halten. Handelt es sich dagegen um eine vollständige Amputation, wird der Verlust des Mittelfingers bei jedem Handgriff deutlich. Dem funktionellen Defizit kann durch folgende Maßnahmen entgegengewirkt werden:

- Resektion des Fingerstrahls bis an die Basis der Metakarpale
- Versorgung mit einer Fingerprothese oder
- Transposition eines benachbarten Fingers

Hierbei handelt es sich um sekundäre Maßnahmen, die von Arzt und Patient in aller Ruhe besprochen und geplant werden können.

Ringfinger

Der Ringfinger ermöglicht gemeinsam mit dem Kleinfinger das kraftvolle Zugreifen. Die beiden Finger fixieren und bieten dem Daumen den notwendigen Gegenhalt beim Zufassen. Sein Verlust hinterlässt genau wie beim Mittelfinger eine störende Lücke. Kleine Gegenstände fallen dem Patienten leicht aus der Hand. Mit einer Fingerprothese oder einem Transfer des Kleinfingers auf den 4. Fingerstrahl kann der Ausfall weitgehend kompensiert werden.

Kleinfinger

Hier besteht ebenso wie beim Daumen das Ziel, möglichst viel der Länge des Fingers zu erhalten. Der Kleinfinger verschließt die Hand an der ulnaren Seite und ermöglicht uns so, kleine Gegenstände wie Kleingeld, Nüsse, Schrauben usw. in der Hand zu halten. Außerdem ist er für die Kraftausübung wichtig (s.o.). Beim Vorhandensein eines unfunktionellen Stumpfes, der so kurz ist, dass er keine Greiffunktion mehr hat, ist für den Patienten eine Handverkleinerung vorteilhafter. Diese erfolgt meistens durch eine schräge Absetzung an der Basis (Abb. 19.**3**). Diese Operation wird außer bei traumatischen Operationen ebenso bei der Dupuytren-Kontraktur am Kleinfinger durchgeführt. Die Indikation ist gegeben, wenn das übliche operative Vorgehen keinen Erfolg verspricht bzw. wenn der Patient zu Rezidiven neigt oder wenn das Krankheitsbild so weit fortgeschritten ist, dass es zu hygienischen Problemen kommt.

Neben der Amputation einzelner Finger kommen häufig *komplexe* Verletzungen vor, da bei Arbeits- oder Explosionsverletzungen meistens mehrere Finger oder ganze Teile der Hand betroffen sind. Es wird zwischen folgenden Formen unterschieden:

- radiale Amputation
- ulnare Amputation
- transversale Amputation

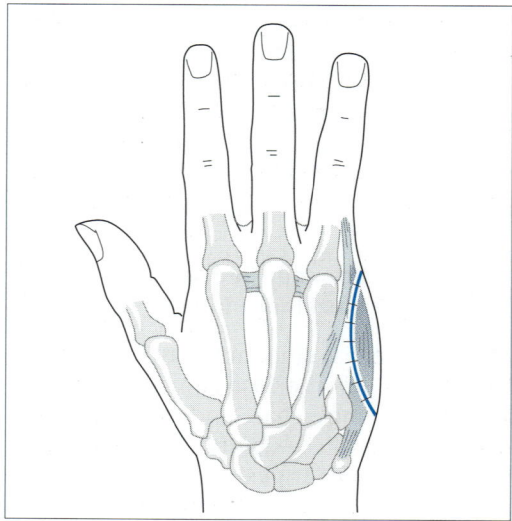

Abb. 19.**3** Handverschmälerung durch Entfernung des V. Mittelhandknochens bei Amputation des Kleinfingers.

Psychische Situation des Patienten

Wie bei allen schwerwiegenden bzw. traumatischen Ereignissen stehen die Patienten zunächst unter einem Schock. Manche glauben, sie hätten den Unfall nur geträumt. »Gleich wache ich auf, und alles ist wie vorher«, sagen diese Patienten in der Handtherapie. Aber sie wachen nicht auf und müssen sich stattdessen der neuen Situation stellen.

Wenn die Patienten begreifen, was mit ihnen passiert ist, haben sie das Gefühl, alles breche über ihnen zusammen. Sie müssen eine ganze Kette schwieriger und unbekannter Situationen meistern: Unfall – Krankenhaus – Operation – Verlust eines oder mehrerer Finger-Physiotherapie

Die Patienten haben das Gefühl, gar nicht zum Luftholen zu kommen. Die richtige Verarbeitung ihres Unfalls benötigt sehr viel Zeit und beginnt in der Regel nachts. Daraus resultiert einerseits ein schlechter Schlaf und andererseits, dass die Auseinandersetzung mit der veränderten Situation bei der Entlassung aus dem Krankenhaus noch nicht abgeschlossen ist. Die Erwartungshaltung der Patienten und ihrer Angehörigen an die Physiotherapeuten und die anderen Mitarbeiter des therapeutischen Teams ist sehr groß. Nicht an jedem Krankenhaus ist ein Psychologe angestellt, und so sind die Therapeuten gezwungen, alle Probleme selbst zu meistern, auch wenn ihnen manchmal die Schicksale der Patienten unter die Haut gehen. Einige Patienten werden depressiv und haben sogar Selbstmordgedanken. Die Physiotherapeuten müssen trotzdem stark bleiben und die Patienten sowie deren Angehörige aufbauen. Keine leichte Aufgabe, besonders für diejenigen, in deren Ausbildung die psychologische Patientenführung nicht enthalten war.

Mehrere Faktoren spielen bei der Verarbeitung des traumatischen Ereignisses eine Rolle. Der Patient muss sich mit sehr vielen Fragen und Details auseinandersetzen:

1. Ursache der Amputation
Hat der Patient durch eigene Schuld zum Unfall beigetragen, z.B. weil er einen Knallkörper gebastelt hat?
Ist er völlig schuldlos an dem Verlust seiner Gliedmaßen? Wurde er z.B. in einen Verkehrsunfall verwickelt?
Oder ist es ein Arbeitsunfall gewesen? Zu wenige, unter Zeitdruck stehende Kollegen?

2. Ausmaß der Amputation und Alter des Patienten
Inwieweit ist der Patient durch das Ausmaß der Amputation in seinen Tätigkeiten eingeschränkt? Beruflich, privat oder beim Ausüben seiner Hobbies?
Ist die Funktionshand noch erhalten?
Kann der bisherige Beruf weiterhin ausgeübt werden? Muss er evtl. umgeschult werden?
Muss er von der dominanten auf die nicht dominante Hand umlernen (Links- oder Rechts-Schreibtraining usw.)?
Älteren Patienten fällt das Umlernen im Vergleich zu jüngeren Patienten schwerer. Sie stellen jedoch meistens auch weniger Anforderungen an ihre Handfunktion und sind zufriedener.

3. Finanzielle Situation
Wenn die gesellschaftliche Wiedereingliederung eines Patienten viel Zeit in Anspruch nimmt, kommen meistens noch finanzielle Einbußen oder Probleme hinzu. Nach 6 Wochen kommt es zu einer prozentualen Kürzung des Einkommens. Älteren Patienten wird ab einer bestimmten Altersgrenze eine Umschulung nicht mehr finanziert. Sie werden stattdessen berentet.

4. Soziales Netz und kulturelle Aspekte
Bei der Verarbeitung des Verlustes einer oder mehrerer Gliedmaßen ist die Familie oder der Freundeskreis hilfreich, wenn sie mit der Situation natürlich umgehen, d.h. dass sie den Betreffenden zwar unterstützen, aber nicht bemuttern. Falsches Mitgefühl richtet oft mehr Schaden an, als dass es hilft. Die Patienten brauchen die Chance, wieder selbstständig zu werden. Es darf ih-

nen nicht jede Arbeit bzw. Verpflichtung abgenommen werden.
Die Religion kann dem Patienten helfen, indem er das Geschehen als von Gott gewollt annimmt, es kann aber auch als Strafe Gottes gewertet werden. Christen glauben an die Unversehrtheit ihres Körpers am Tag der Auferstehung, Mohammedanern dagegen bleibt nach einer Amputation das Tor zum Paradies verschlossen. In einigen Kulturkreisen werden zur Strafe oder um sich reinzuwaschen Teile von Fingern oder die ganze Hand abgeschlagen. Von Angehörigen dieser Kulturen kann eine Amputation also fehlgedeutet werden.

5. Kosmetischer Aspekt
Der kosmetische Aspekt spielt besonders bei Frauen eine große Rolle. Es sind auch erfahrungsgemäß mehr weibliche Patienten, die nach Fingerprothesen fragen. Für einige Patienten ist es am Anfang schwierig, ihren Stumpf anzuschauen. Es bereitet ihnen Probleme, ihre Hand offen auf den Tisch zu legen. Sie versuchen deshalb ihren »Makel« zu verstecken, z.B. indem sie mit zur Faust gehaltenen Hand sitzen, oder die Hand in der Hosentasche (ver-)stecken.
Bei großflächigen Amputationen ist das Verstecken schwieriger. Daher sind diese Patienten eher gezwungen, sich mit ihrer Situation intensiv auseinanderzusetzen. Ein Zeichen für die Akzeptanz der Situation ist, wenn die Patienten ihre verletzte Hand unbekümmert zum Gestikulieren einsetzen.

Therapie

Es gibt mehrere Möglichkeiten, um eine *Stumpfbildung* durchzuführen. Diese sind abhängig vom Ort der Stumpfbildung, ob der Finger oder Daumen verletzt ist, und dem Ausmaß der Amputation (siehe Funktionelle Bedeutung der Finger). Die Operationen werden in Plexusanästhesie und Blutleere durchgeführt. Bei längeren Operationen wird die Narkose als Intubationsnarkose fortgesetzt. Die Patienten werden postoperativ mit einer dorsalen Unterarmgipsschiene versorgt, wobei nach Stumpfbildungen an den Fingern die MP-Gelenke in maximaler Flexion fixiert werden.

Ob eine *Replantation* (siehe S. 159) in Frage kommt, ist abhängig von der Schnittfläche und dem Zustand des Amputats. Bei einer glatten oder relativ glatten Abtrennung ist eine Replantation (z.T. mit einem Längenverlust) möglich. Ein stark geschädigtes Amputat kann schlecht bzw. nicht replantiert werden.
Zur Rekonstruktion des Daumens steht die *Pollizisation* des Zeigefingers nach Bunnel (Abb. 19.**4**) oder ein Transfer der 2. Zehe zur Diskussion. Letzterer wird seltener vorgenommen.

Physiotherapie

Das Ziel jeder Stumpfbildung ist ein sensibler, schmerzfreier, gut beweglicher Stumpf. Um dieses Ziel zu erreichen, beginnt die Physiotherapie bis auf wenige Ausnahmen am 2. postoperativen Tag. Zur Therapie wird der Gipsverband abgewickelt und mit der Ödemprophylaxe begonnen.

Ödemprophylaxe: Die Patienten werden angehalten, ihre Schulter mehrmals täglich endgradig durchzubewegen und die Hand beim Spazierengehen oder Schlafen hochzuhalten bzw. -lagern. Ist die Stumpfwunde trocken, versorgen wir den/die Finger mit einem Roban-Verband. Nach Entfernung der Fäden wird der Roban-Verband gegen Fingersocks getauscht und falls erforderlich, versorgen wir den Patienten mit einem Kompressionshandschuh. Das ist jeweils abhängig vom Schwellungszustand und Ausmaß der Amputation. Eventuell wird nach Rücksprache mit den behandelnden Ärzten eine Manuelle Lymphdrainage verordnet.

Bewegungsübungen: Bereits am 2. postoperativen Tag wird mit vorsichtigen Bewegungsübungen begonnen. Grundsätzlich wird jedes Gelenk isoliert mobilisiert, um das Maximum an Gelenkbeweglichkeit zu gewinnen. Dazu wird unter dem jeweils zu

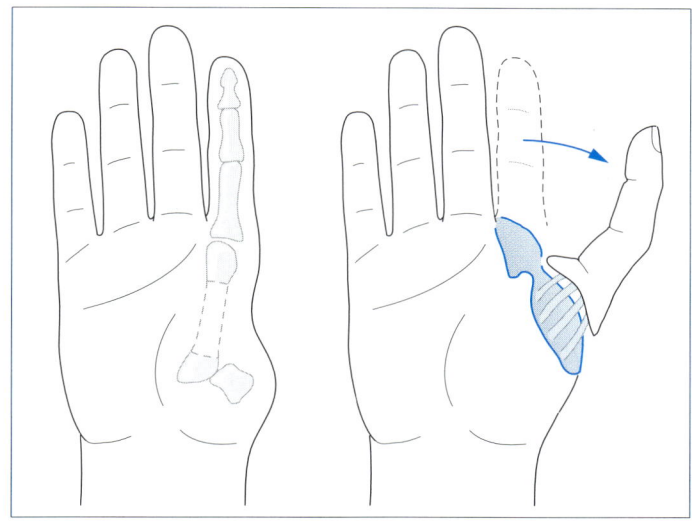

Abb. 19.**4** Pollizisation des Zeigefingers nach Buck-Gramcko.

beübenden Gelenk fixiert und der Patient aufgefordert, aktiv das Gelenk zu bewegen (Abb. 16.8).

Der Patient soll möglichst schnell lernen, seine verletzte Hand bei einfachen Tätigkeiten einzubeziehen. Um sich an die neue Fingerlänge zu gewöhnen, bekommt der Patient ein leicht dosiertes Übungsprogramm: mit Bausteinen Türme bauen, einzelne Holzdübel von links nach rechts legen, am Aktiv-Trainer und mit Steckspielen üben. Auch der WBRoM bietet den Patienten beim Schrauben oberhalb des Kopfes gute Übungsmöglichkeiten mit gleichzeitiger Entstauung.

Abhärtung: Ebenfalls am 2. postoperativen Tag wird mit leichten Abhärtungsübungen begonnen. Eine gute und ausführliche *Aufklärung* über die Wichtigkeit der Stumpfabhärtung ist im Vorfeld notwendig. Der Patient muss verstehen, dass eine Besserung umso eher eintritt, je öfter er seinen Stumpf abhärtet – besonders an den schmerzhaften, empfindlichen Stellen. Die Abhärtung ist erfolgreich abgeschlossen, wenn die verbleibenden Finger wieder schmerzfrei in alle Bewegungen einbezogen werden können. Die Patienten brauchen dann keine Angst mehr zu haben, dass sie Gegenstände fallen lassen, weil die empfindlichen Partien die Berührung nicht tolerieren und starke Schmerzen bereiten.

Russel (1950) vertritt die Meinung, dass beim wiederholten Klopfen (Perkussion) an Amputationsstümpfen mit kleinen, schmerzhaften Neuromen die Nervenfasern degenerieren und durch Bindegewebe ersetzt werden.

Untersuchungen von Hochreiter (1983) haben ergeben, dass Vibrationen die Schwelle der Nervenreizung erhöhen und somit die taktile Überempfindlichkeit verringern.

Mackinnon und Dellon (1988) vermuten, dass der Patient lernt, unangenehme Reize wegzufiltern, um die darunter liegenden sinnvollen Reize wahrzunehmen (Waldner-Nilsson 1997).

Der Beginn der Abhärtungsübungen ist für die Patienten aufgrund der Schmerzen sehr schwierig. Um die Schmerzen zu vermeiden, neigen die Patienten dazu, sich Ausweichmechanismen anzugewöhnen. Deshalb berühren sie den Stumpf zunächst nur vorsichtig mit den eigenen Fingern. Weitere Möglichkeiten zur Steigerung der Desensibilisierung sind Streichen und Klopfen mit den eigenen Fingern.

Sobald die Patienten es tolerieren und die Fäden entfernt wurden, können sie die unterschiedlichsten Möglichkeiten zur Desensibilisierung nutzen:

- Mit dem Stumpf leicht auf eine Tischplatte, eine Fensterbank oder auf das Knie klopfen,
- über ein Handtuch oder die Jeans reiben,
- den Stumpf bürsten,
- mit dem Igelball spielen,
- den Stumpf mit feinem Schmirgelpapier abreiben und
- kleine Gegenstände (z.B. Büroklammern, Holzperlen, Knöpfe) aus mit Mais, Reis oder Tannennadeln (schon etwas gemein) gefüllten Behältern raussuchen.

Der Phantasie sind keine Grenzen gesetzt. Oft haben die Patienten selbst gute Ideen. Einige fangen an, ihren Werkzeugkeller aufzuräumen, und sortieren alle Schrauben neu ein, so dass sie jede Schraube oder Mutter einzeln anfassen müssen.
Eine weitere Möglichkeit zur Abhärtung sind Bäder. Die Patienten bekommen ein lauwarmes Finger- oder Handbad mit einem Zusatz von Eichenrindenextrakt. Eichenrinde gerbt die Haut und macht so den Stumpf unempfindlicher.
Viele Stümpfe sind besonders am Anfang sehr kälteempfindlich, deshalb ziehen diese Patienten frühzeitig Handschuhe an oder sie werden wetterfühlig. Je nach Wetterlage schmerzt der Fingerstumpf.
Nachdem die Fäden gezogen und die Krusten entfernt wurden, beginnen die Patienten gerne Paraffin zu kneten. Denn das macht die Finger geschmeidiger und beweglicher.
Auch Ballspiele, wie Fangen spielen oder Bälle verschiedener Größe prellen, eignen sich ebenfalls gut zum Abhärten.

▶ Hinweis: Wenn die Patienten konsequent abhärten, sind die meisten Stumpfenden nach 14 Tagen schmerzfrei.

Komplikationen:

- Sehr *sensible Patienten* kollabieren unter Umständen während der Behandlung und können daher anfangs nur im Liegen behandelt werden. Der Anblick des Stumpfes bereitet ihnen große Schwierigkeiten, und das Anfassen des eigenen Stumpfes kostet sie riesige Überwindung.
- In seltenen Fällen entwickelt sich ein *Neurom* (siehe S. 161), oder der Patient quält sich mit *Phantomschmerzen*. Diese Schmerzen äußern sich durch Brennen und krampfähnliche Zustände in den nicht mehr vorhandenen Fingern. Besonders nachts bereiten sie Beschwerden, die sich aber noch nach Jahren spontan bessern können. Eine intensive und gute Abhärtung des Stumpfes ist die beste Prophylaxe, um der Entwicklung eines Neuroms bzw. des Phantomschmerzes entgegenzuwirken.

Ist ein Stumpf aufgrund der Hautdeckung nicht sensibel versorgt und somit unempfindlich, ist der Patient u.a. nicht in der Lage, Temperaturunterschiede zu spüren, und muss daher frühzeitig auf die daraus resultierende *Unfallgefahr* hingewiesen werden. Die Gefahr, dass er sich, ohne es zu merken, verletzt (schneidet), verbrennt oder Erfrierungen zuzieht, ist sehr hoch. Je nach Ausmaß der Amputation ist das reflektorische Abstützen mit der Hand nicht mehr gegeben.

Nach einer Stumpfbildung an einzelnen Fingern sind die Patienten, je nach Beruf nach 3–6 Wochen wieder arbeitsfähig.

Ansprüche gegenüber der Unfallversicherung

Die Wertigkeit des Verlustes verschiedener Gliedmaßen wird von den Versicherungen nach den Allgemeinen Unfall-Versicherungs-Bedingungen von 1994 (AUB) nach bestimmten Invaliditätsgraden bewertet. Als Grundlage dient dazu die funktionelle Bedeutung der einzelnen Finger. Ob es sich um einen Verlust der dominanten bzw. nicht dominanten Körperseite handelt, wird jedoch nicht berücksichtigt. Bei Verlust oder Bewegungsunfähigkeit gelten die in Tabelle 19.1 ersichtlichen, prozentualen Angaben. Die Rentenansprüche zeigt Tabelle 19.2. Die Bewertung der linken und der rechten Seite ist gleich (Baumgartner u. Botta 1997).

Prothesenversorgung: Bei hohen Amputationen ist die Prothesenversorgung, allein um den Gewichtsverlust auszugleichen und damit dem Patienten wieder einen aufrechten Gang ohne Muskelverspannungen zu ermöglichen, besonders wichtig. Wir schicken unsere Patienten zur Prothesenversorgung und zur Prothesenschulung in Spezialkliniken.

19.1 Replantation

Definition

Mikrochirurgische Wiedervereinigung einer abgetrennten Gliedmaße mit dem Körper mit dem Ziel, den Vorzustand funktionell und kosmetisch wiederherzustellen. Bei mehrfachen Amputationen, z.B. von Fingern, können jedoch Replantationen auf einen benachbarten Stumpf oder sogar auf

Tabelle 19.1 Invaliditätsgrade bei Bewegungsunfähigkeit oder Verlust

Betroffene Gliedmaße	Invaliditätsgrad in %
Daumen	20 %
Zeigefinger	20 %
Mittelfinger	5 %
Ringfinger	5 %
Kleinfinger	5 %
Hand in Höhe Handgelenk	55 %
Unterarm unterhalb des Ellenbogens	60 %
Unterarm oberhalb des Ellenbogens	65 %
Arm in Höhe Schultergelenk	70 %

Tabelle 19.2 Rentenansprüche im Rahmen der gesetzlichen Unfallversicherung (nach Mollowitz)

Betroffene Gliedmaße	Rentenanspruch in %
Nagelglied	0 %
1/2–2/3 Daumenglied	15 %
Daumen mit Grundglied	20 %
Daumen mit Mittelhandknochen	25 %
Zeigefinger	10 %
Mittelfinger	0 %
Mittelfinger und Mittelhandköpfchen	10 %
Ringfinger	0 %
Ringfinger mit Mittelhandköpfchen	10 %
Kleinfinger	0 %
Daumen und Zeigefinger	30 %
Daumen und Mittelfinger	30 %
Daumen und Kleinfinger	25 %
Zeige- und Mittelfinger	25 %
Zeige- und Ringfinger	30 %
Mittel- und Ringfinger	25 %
Mittel- und Kleinfinger	25 %
Daumen-, Zeige- und Mittelfinger	25 %
Daumen, Zeige- und Kleinfinger	20 %
Daumen, Ring- und Kleinfinger	40 %
Daumen, Zeige- und Ringfinger	40 %
Zeige-, Mittel- und Ringfinger	40 %
Zeige-, Ring- und Kleinfinger	35 %
Zeige-, Mittel- und Kleinfinger	35 %
Mittel-, Ring- und Kleinfinger	30 %
alle Finger außer Kleinfinger	45 %
alle Finger außer Zeigefinger	45 %
alle Finger außer Daumen	40 %
alle Finger	50 %
Daumen, Zeige- und Mittelfinger plus Mittelhandknochen	45 %
Mittel-, Ring- und Kleinfinger plus Mittelhandknochen	40 %
alle Finger und Mittelhandknochen außer Daumen	55 %
Ganze Hand	60 %

die Gegenseite z.T. die bessere Lösung darstellen.
Nach Meyer (1985) darf von einer Replantation nur bei einer vollständigen Amputation gesprochen werden. Bleibt zwischen dem Amputat und dem Stumpf eine kleine Hautbrücke erhalten, handelt es sich um eine subtotale Amputation, obwohl die operativen Anforderungen der Rekonstruktion gleich oder noch schwieriger zu bewältigen sind (Baumgartner u. Botta 1997).

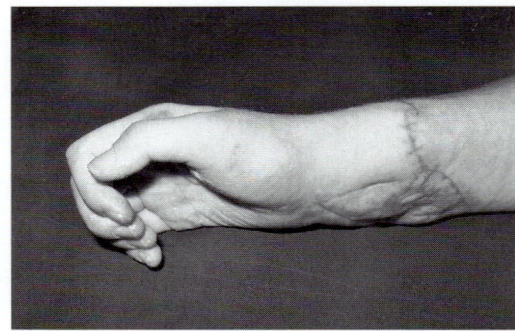

Abb. 19.5 Zustand nach Replantation der Hand.

Indikation

Nur bei einer glatten oder relativ glatten Abtrennung eines Amputats ist eine Replantation möglich. Ein geringer Längenverlust muss unter Umständen in Kauf genommen werden, da die Enden aller Strukturen einander angepasst werden müssen.

Therapie

Der Patient wird vor dem Eingriff von den Ärzten realistisch über die Erfolgsaussichten der Replantation aufgeklärt. Falsche Versprechen nützen dem Patienten nicht. Es ist für die nachfolgende Therapie sinnvoll, wenn er auch die Nachteile einer Replantation vorab kennen lernt. Folgende negative Begleiterscheinungen können mit einer Replantation verbunden sein:

- Bewegungseinschränkungen
- Sensibilitätsstörungen
- Kälteempfindlichkeit

Die Replantation wird in Plexusanästhesie und Blutleere durchgeführt. Dauert die Operation sehr lange, kann die Narkose in Form einer Intubationsnarkose fortgesetzt werden. Optimal ist es, wenn zwei Operation-Teams zur Verfügung stehen, da dann der Stumpf und das Amputat gleichzeitig präpariert werden können. Die Patienten benötigen evtl. Blutkonserven (Abb. 19.5).

Physiotherapie

Die Ärzte führen täglich einen Verbandswechsel durch und kontrollieren laufend die Durchblutung des replantierten Gliedes. Bei Zeichen einer venösen Stauung bekommen die Patienten Blutegel auf ihren replantierten Finger gesetzt. Diese Vorgehensweise hat sich als sehr erfolgreich erwiesen. Ab dem 4. postoperativen Tag ist die Durchblutung weitgehend gesichert, und es darf mit *leichten* aktiven und passiven Übungen begonnen werden.

▶ Hinweis: Vor der Physiotherpie sollte unbedingt Rücksprache mit dem Arzt genommen werden, der die Operation durchgeführt hat, und/oder der OP-Bericht gelesen werden, damit die Informationen, wie belastungs- bzw. übungsstabil die Strukturen sind, rechtzeitig bekannt sind. Ein weiterer wichtiger Aspekt ist, dass die zuständigen Physiotherapeuten sich stets vor Augen führen, dass *alle* Strukturen (Nerven, Gefäße, Streck- und Beugesehen sowie der Knochen) durchtrennt waren.

Physiotherapie nach der Replantation einzelner Finger

Nach einer Replantation einzelner Finger könnte die Physiotherapie beispielsweise so aussehen:

Ödemprophylaxe: Der Patient wird angehalten, seine Schulter endgradig mehrmals täglich durchzubewegen. Er wird angeleitet, beim Gehen die Hand hochzuhalten und im Liegen die Hand höher als den leicht gebeugten Ellenbogen zu lagern.

Bewegungsübungen:

▸ Hinweis: Die Schmerzgrenze des Patienten ist unbedingt zu beachten.

Wir fangen mit leichten passiven und aktiven Übungen an.

Zur Physiotherapie wird die Gipsschiene entfernt und der Verband so weit verkleinert, dass er beim Üben die einzelnen Bewegungen nicht behindert. Es wird mit leichten passiven und aktiven Übungen begonnen.

Ein leicht dosiertes Übungsprogramm erleichtert es den Patienten, ihre Hand wieder zu gebrauchen. Sie bauen mit Bauklötzchen Türme, legen einzelne Holzdübel von links nach rechts, etwas später arbeiten sie mit dem Aktiv-Trainer oder Steckspielen.
In der Regel sind die Patienten bereits nach 3–6 Wochen wieder arbeitsfähig.

Physiotherapie nach der Replantation einer Hand

Nach der Replantation einer Hand dauert die Therapie wesentlich länger. Ein Jahr kann vergehen, bis der Patient wieder arbeitsfähig ist.

Nur in ganz seltenen Fällen hat man das Glück, die Patienten wirklich ins Arbeitsleben zurückzubegleiten (Abb. 19.**6**). Dazu wird ein gemeinsames Treffen am Arbeitsplatz des Patienten vereinbart, an dem der Patient, sein Vorgesetzter oder Arbeitgeber, ein Vertreter der Berufsgenossenschaften und die jeweilige Physiotherapeutin teilnehmen. Direkt vor Ort wird die möglichst reibungslose Wiedereingliederung in das Arbeitsleben gemeinsam organisiert. Die folgenden Aspekte müssen dabei beachtet werden, um einen geeigneten Arbeitsplatz für den Patienten zu finden:

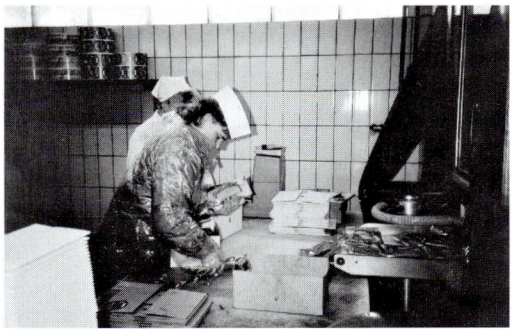

Abb. 19.**6** Ehemalige Patientin mit Zustand nach Handamputation bei der Wiedereingliederung am Arbeitsplatz.

- Tätigkeiten, die der Patient bereits ausführen kann
- Belastungszeit, die der Patient toleriert
- Arbeitsabläufe können ausprobiert werden

Anschließend erstellen die Physiotherapeuten einen Plan zur stufenweisen Steigerung der Arbeitsbelastung des Patienten. Dieser Plan enthält genaue Angaben darüber, wie viel Stunden der Patient zu Beginn arbeitet, wann die Stundenanzahl gesteigert wird und in welchen Zeitintervallen. Dabei ist die Rückmeldung durch den Patienten sehr wichtig. Ist die Belastung zu gering oder schwillt die Hand extrem an, wird der Plan entsprechend den jeweiligen Erfordernissen angepasst und korrigiert.

19.2 Neurom

Definition

Nach Durchtrennung eines peripheren Nervs entstehende überschießende, knotenförmige Regeneration mit lokaler Hyperästhesie und Hyperalgesie. Die genaue Entstehungsursache ist unbekannt.

Symptome

Dauerhafte, punktuelle, elektrisierende Schmerzen, die auch nach längeren Abhärtungsversuchen hartnäckig bestehen bleiben.

Therapie

Operation in Plexusanästhesie und Blutleere. Die Nervenendigungen werden im Knochen versenkt, so dass sie keinen direkten mechanischen Reizen mehr ausgesetzt sind.

▶ Hinweis: Der Patient muss gut über die Operation und vor allem über das sich anschließende Abhärtungs- bzw Desensibilitätstraining aufgeklärt werden. Ist der Patient kooperativ und arbeitet er intensiv mit, sind die Ergebnisse nach der Neuromverlagerung sehr gut.

Die Patienten werden im OP mit einer dorsalen Unterarmgipsschiene versorgt. Am 2. postoperativen Tag beginnt die Physiotherapie mit Ödemprophylaxe, Bewegungsübungen und Narbenabhärtung (siehe S. 83 ff.).

20 Verbrennungen

Definition

Es handelt sich um eine thermische Gewebsschädigung durch direkte (Feuer) oder indirekte (Starkstrom) Hitzeeinwirkung.

Ursachen

- Verbrennungen durch Feuer
- Verbrühungen mit heißem Wasser oder heißen Dämpfen
- Verätzungen durch Chemikalien
- Starkstrom- u. a. Elektrounfälle
- Einwirkung von heißen Kunststoffen

Einteilung nach Schweregraden

Man teilt die Verbrennungen entsprechend der Hautschädigung in 3–4 Schweregrade ein (Abb. 20.1).

- Verbrennung 1. Grades: Combustio erythematosa

Hier kommt es zu einer lokalen Rötung der Haut, keine Bläschenbildung. Abheilung ohne Narbenbildung innerhalb von einigen Tagen.

- Verbrennung 2. Grades: Combustio bullosa

Die Verbrennungen 2. Grades können zusätzlich in oberflächliche und tiefe Verbrennungen unterteilt werden.

Oberflächliche Verbrennungen: Hautrötung und Bläschenbildung. Die Sensibilität ist nicht beeinträchtigt. Abheilung nach ca. 2 Wochen ohne Narbenbildung, aber meistens mit einer langanhaltenden Rötung der ehemaligen Wunde oder einer Hyper- oder Hypopigmentierung.

Tiefe Verbrennungen: Verlauf wie bei der oberflächlichen Verbrennung 2. Grades; mit dem Unterschied, dass die Sensibilität beeinträchtigt ist, die Abheilung länger dauert und meistens mit einer Narbenbildung einhergeht.

- Verbrennung 3. Grades: Combustio escharotica

Alle Hautschichten sind betroffen (Epidermis, Kutis und evtl. auch die darunter liegenden Gewebsschichten). Die Sensibilität ist nicht mehr vorhanden. Es erfolgt keine Spontanheilung innerhalb von 2–3 Wochen. Abheilung mit Narbenbildung, Kontrakturen und Funktionsverlusten je nach Ausmaß der Verbrennung. Besonders nach Verbrü-

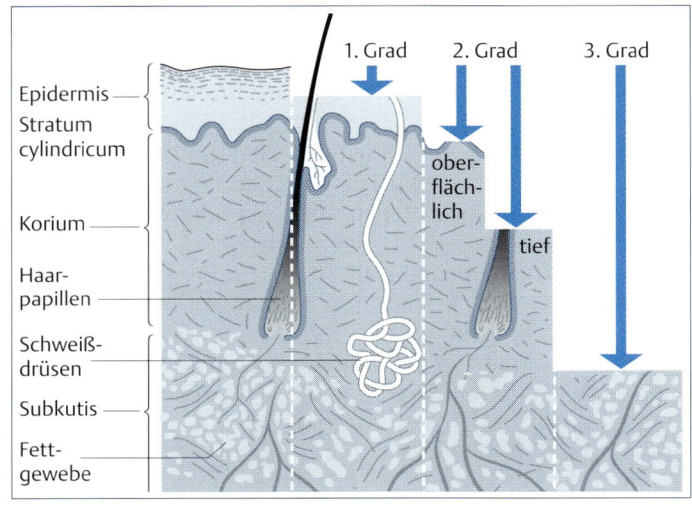

Abb. 20.1 Schädigung der Haut bei Verbrennungen (nach Sauer 1984).

hungen und bei Kindern kommt es leicht zur Keloidbildung.

- Verbrennung 4. Grades:
Verkohlungen und Nekrosen treten auf. Sie wird oft mit zur Verbrennung 3. Grades gerechnet.

Mehrere Verbrennungsgrade können nebeneinander vorhanden sein.
Die Ausdehnung der Verbrennungen wird nach der so genannten *Neunerregel* festgelegt. Sind 15 % der Körperoberfläche betroffen, spricht man von der so genannten Verbrennungskrankheit. Dabei kommt es zur Störung der Stoffwechselabläufe. Die Abwehr des Patienten ist herabgesetzt, und es kann zur Funktionsstörung der Nieren und Lungen kommen.

Schwerstverbrennungspatienten werden in Spezialkliniken behandelt, in denen u.a. Verbrennungsbetten zur Verfügung stehen. In Allgemeinkrankenhäuser kommen diese Patienten nur zur Weiterbehandlung. Patienten mit Verbrennungen der Hand werden dagegen auch in Akutkliniken primär versorgt. Bei Verbrennungen der Hand ist nur 1 % der Körperoberfläche betroffen. Wir haben es zwar mit einer schweren Verletzung, aber nicht mit einem lebensbedrohlichen Zustand zu tun.

Therapie

Bei frischen Verbrennungen sollte man die verbrannte Stelle möglichst sofort 15 Minuten unter fließend kaltem (oder lauwarmem) Wasser kühlen, um eine tiefere Hautschädigung zu verhindern.

Verbrennung 1. Grades: Eine kühlende Verbrennungssalbe oder eine Wund- und Heilsalbe auf die Wunde auftragen. Möglichst Luft heranlassen und bewegen.

Verbrennungen 2. Grades (oberflächlich): Die Bläschen werden unter sterilen Bedingungen aufgestochen, mit Wundpuder bestreut und anschließend mit einem kleinen, dünnen, sterilen Verband versorgt, der die Bewegung nicht behindert. Sind größere Flächen betroffen, erfolgt die Behandlung im *sterilen Tütenverband* (Feuchtkammer). Dazu wird die Hand in eine sterile Plastiktüte gesteckt, die am Handgelenk mit Pflastern verschlossen wird. In der Tüte muss der Patient seine Hand bewegen. Wenn es notwendig ist, bekommt der Patient Physiotherapie, um seine Gelenke endgradig zu bewegen. Schwerpunkte der Behandlung: der vollständige Faustschluss mit Mobilisation der MP-Gelenke, der Pinzettengriff sowie die Gegenüberstellung des Daumens zu allen Langfingern. Ist die Bewegung zu schmerzhaft, bekommt der Patient vor der Therapie ein Schmerzmittel verordnet. Täglich wechseln die Ärzte den Tütenverband und entfernen mehrmals täglich das Exsudat, welches sich in der feuchten Kammer sammelt.
Die Patienten bekommen zusätzlich zur Verbandtherapie Handbäder in Braunol-Lösung und, falls erforderlich, eine Nachtlagerungsschiene in Intrinsic-plus- oder einer abgeänderten, an die Wundverhältnisse angepassten Stellung (siehe S. 27).

Verbrennungen 2. Grades (tief) und 3. Grades: Hier ist eine operative Versorgung des Patienten notwendig. Je nach Ausmaß der Verbrennung kann frühzeitig mit dem Abtragen bis zur gut durchbluteten Hautschicht oder einer Spalthautdeckung begonnen werden, bei begrenzten palmaren Wunden auch eine Vollhautdeckung. Die frühe Deckung von verbrannten Arealen mindert das Infektionsrisiko und verhindert Kontrakturen.
Lässt der Allgemeinzustand des Patienten keine sofortige Versorgung zu, z.B. bei zirkulären Verbrennungen oder starken Ödemen, so werden Entlastungsschnitte zur Sicherung der Durchblutung durchgeführt. Sind Infektionen entstanden, ist der Untergrund erst gründlich von Nekrosen und dem gesamten infizierten Gewebe zu befreien. Erst danach ist eine Hautdeckung möglich.

Verbrennung 4. Grades: Hier bleibt meistens nur die Amputation. Sie sollte so durchgeführt werden, dass die Patienten möglichst wenig Funktionseinbußen haben.

Physiotherapie

Unser Aufgabenfeld ist bei Verbrennungspatienten vielseitig. Zu den typischen Zielen und Maßnahmen gehören:

- Kontrakturen vermeiden: Die Bewegungstherapie sollte möglichst frühzeitig beginnen. Die damit verbundenen Dehnungen werden vorsichtig und langsam durchgeführt, um neu gebildetes Granulationsgewebe oder gelenknahe Narbenplatten nicht zu zerreißen und neue Sekundärwunden zu vermeiden.
- Hat der Patient tiefe dorsale Handverbrennungen, dürfen wir mit den Bewegungsübungen für die DIP- und PIP-Gelenke erst beginnen, wenn die Wunden über den Gelenken geschlossen sind, da die Gefahr der Entstehung einer Knopflochdeformität durch das Abrutschen der Seitenzügel hoch ist. Vorsichtig dürfen wir mit den MP-Gelenken und das Handgelenk beim Verbandswechsel üben. Die Hand wird für den Rest des Tages in einer Schiene ruhig gestellt, um Deformitäten zu vermeiden oder weitestgehend aufzuhalten.

▶ Hinweis: Zur Kontrolle die Physiotherapie unter sterilen Bedingungen ohne Verbände durchführen.

- Hilfsmittelversorgung: Wir ermutigen die Patienten, frühzeitig die Alltagsaktivitäten wie essen, sich ankleiden usw. selbstständig durchzuführen. Falls sie Hilfsmittel benötigen, wie Ess- oder Schreibhilfen, werden sie damit versorgt. Die Hilfsmittel werden im Laufe der Zeit überflüssig.
- Lagerungsschienen herstellen, damit die Gelenke optimal gelagert werden und somit keine Kontrakturen (Gelenk- und Narbenkontrakturen) und Ödeme entstehen. Die statischen Schienen müssen besonders gut gepolstert werden. Das verwendete Polstermaterial muss waschbar sein oder sollte aus hygienischen Gründen oft erneuert werden. Die Infektionsgefahr ist bei Verbrennungspatienten größer, da ihr Immunsystem durch den Unfall geschwächt ist. Die Lagerungsschienen müssen regelmäßig kontrolliert und neu angepasst werden.
- Gute Hautpflege: Die neue Haut ist sehr empfindlich und benötigt eine intensive Pflege. Regelmäßiges Eincremen mit fetthaltigen Salben ist ein Muss! Bei Seifen sollte man möglichst pH-neutrale oder Seifen mit saurem Milieu verwenden.
- Kompressionsbandagen anpassen: Da Verbrennungsnarben oft hypertrophe Narben ausbilden, benötigen die Patienten Kompressionsbandagen. Hypertrophe Narben sind unelastisch, bilden derbe, strangförmige Wülste oder Platten aus, die in den ersten sechs Monaten immer härter, höher und größer werden. Die Narben jucken stark, sind rot verfärbt und meist überwärmt. Im Laufe von ca. zwei Jahren werden die Narben weicher, und bei Abschluss der Narbenbildung verblassen sie. Die Narbenbildung geht immer mit einer Schrumpfung einher. Liegen Narben über Gelenken oder in ihrer unmittelbaren Nähe, bilden sich Narbenkontrakturen aus. Bei Kindern ist die Neigung zu hypertrophen Narben oder Keloiden ausgeprägter als bei Erwachsenen und in schwererer Form zu beobachten. Je nachdem, in welchem Bereich sich die Narben befinden, werden die Patienten mit Handschuhen, Hemden, Hosen oder Gesichtsbandagen versorgt.
- Sensibilitätstraining: Die Narbengebiete der Patienten sind hyper- oder hyposensibel. Die Patienten benötigen ein Desensibilitätstraining bei hypersensiblen und ein Sensibilitätstraining bei hyposensiblen Narbengebieten.

Psychische Situation der Patienten

Die Patienten leiden psychisch meistens sehr stark unter den Narbenbildungen. Oft sind die Narben an Körperstellen, die man nicht verstecken kann, z.B. Gesicht, Dekolleté oder Hände. Die Patienten fühlen sich entstellt. Selbst das Tragen der Kompressionsbandagen ist nicht immer einfach. Im Sommer sind sie sehr warm und lästig. Außerdem benötigen die Patienten ein gutes Selbstvertrauen, um sich mit einer Gesichtsbandage oder anderen sichtbaren Kompressionsbandagen zu zeigen. Nur wenn die Bandagen regelmäßig getragen werden, führen sie zum Erfolg. Die taktlose Reaktion anderer erschwert es den Patienten häufig am sozialen Leben teilzunehmen.

Ein weiteres Problem ist die Angst der Patienten vor Funktionseinbußen und »Verstümmelungen«, falls Amputationen notwendig werden. Die Lebensqualität der Patienten ist enorm eingeschränkt. Oftmals haben die Patienten mehrere mit Schmerzen verbundene Operationen vor sich, gefolgt von schmerzhaften Verbandswechseln und Therapien, bis alle Gelenk- und Narbenkontrakturen so weit wie möglich beseitigt sind. Eine vollständige Heilung ist nicht möglich, die Defekte bleiben sichtbar. Die äußeren und oftmals auch die inneren Narben bleiben bestehen.

Kleinkinder, die sich mit heißem Wasser oder Tee verbrüht haben und deren Behandlung schon lange abgeschlossen ist, haben in der Pubertät oft wieder Probleme mit ihren Narben. Sie mögen nicht mit ihren Sportkameraden zusammen duschen oder sich im Schwimmbad öffentlich zeigen. Die Eltern müssen eine enorme Arbeit leisten und ihre Kinder immer wieder aufbauen. Unsere Aufgabe ist es, die Eltern von Anfang an mit in die Behandlung einzubeziehen. Die Patienten leiden oftmals ihr Leben lang unter den Folgen ihrer Verbrennung.

21 Dupuytren-Kontraktur

Definition

Die Dupuytren-Kontraktur (DK) ist eine Kontraktur der profilierenden Längszüge der Palmaraponeurose, die sich zwischen der Haut und den Beugesehnen im distalen Hohlhandbereich und im Bereich der Finger befindet. Die Beugesehnen sind nicht betroffen (American Society for Surgery of the Hand 1990).

Anatomie

Die Palmaraponeurose (Abb. 5.20) ist eine sehnige, außerordentlich derbe Bindegewebsplatte, die das Mittelfach der Hohlhand gegen das Stratum subcutaneum abschließt. In der Palmaraponeurose strahlen die Sehnen des M. palmaris longus und vom Hypothenar der M. palmaris brevis ein. Die Palmaraponeurose besteht aus einem kräftigen mittleren und zwei schwächeren seitlichen Anteilen. Die seitlichen Stränge gehören zu den Faszien des Thenars und des Hypothenars. Der mittlere Strang bildet die eigentliche Palmaraponeurose. Sie hat die Gestalt eines Fächers und schützt die Weichteile der Hohlhand gegen äußere Druckeinwirkung. Der mittlere Teil der Aponeurose besteht aus einer oberflächlichen Schicht von longitudinal verlaufenden Fasern, in die auch die Sehne des M. palmaris longus einstrahlt. Eine tiefe Lage von quer verlaufenden Faserzügen (Fasciculi transversi) liegt im mittleren Bereich der Hohlhand. Die Längsfaserschicht läuft in Form von fünf terminalen Bändern (Fasciculi longitudinales) aus.

Das 1. Band strahlt in die Faszie und in die Haut des Thenars, die übrigen vier Bänder ziehen bis in die Gegend der Capita ossium metacarpalium II–V und inserieren teils in der Fingerhaut, teils gabelförmig aufgespalten und die Sehnen der Flexoren umgreifend am Bandapparat der Metakarpalköpfe. Im Bereich der interdigitalen Hautfalten sind nochmals Querfaserzüge ausgebildet, die Ligg. metacarpale transversa superficialia. Die Palmaraponeurose ist durch zahlreiche Kollagenfaserbündel so fest mit der Subkutis und Kutis verbunden, dass diese nicht von der Sehnenplatte abgehoben werden können (Rauber u. Kopsch 1998).

Geschichte

Erstmals wurde die Erkrankung 1614 von Dr. Felix Platter aus Basel beschrieben. Er nahm an, dass eine Beugesehnenverkürzung die Ursache sei. Diese falsche Annahme hielt sich in Fachkreisen viele Jahre, so dass viele Patienten auch heute noch von einer Sehnenverkürzung sprechen.
Der erste dokumentierte Fallbericht stammt von Henry Cline sen., der 1777, im Geburtsjahr des Barons Dupuytren, eine Hand mit einer solchen Kontraktur präparierte.
Benannt wurde die Dupuytren-Kontraktur nach dem französischen Chirurgen Baron Guillaume Dupuytren (1777–1835), der 1831 in Paris in seiner Vorlesung das Krankheitsbild und die Schrumpfung der Palmaraponeurose beschrieb

Epidemiologie

Die Dupuytren-Kontraktur tritt gehäuft bei Männern zwischen dem 40.–60. Lebensjahr auf. Je früher die Erkrankung beginnt, umso aggressiver ist ihr Verlauf. Frauen sind selten betroffen. Bei Menschen skandinavischer oder keltischer Abstammung ist ein gehäuftes Auftreten nachweisbar. In Afrika und Asien tritt die Dupuytren-Kontraktur seltener auf. Die Patienten kommen aus allen Berufsgruppen.

Ursachen

Die Ursachen der Dupuytren-Kontraktur sind bis heute nicht geklärt. Es werden mehrere Theorien diskutiert:

- *Familiärer Faktor:* Man geht heute von einem Gen mit dominanter Vererbung aus, das für ein gehäuft familiäres Auftreten sorgt. Wenn bereits die Mutter erkrankt ist, ist die Prognose des Krankheitsverlaufes ungünstiger.
- *Verbindung mit anderen Erkrankungen:* Die Dupuytren-Kontraktur wird oft mit den Erkrankungen: Diabetes, Epilepsie, Alkoholismus und Leberzirrhose in Zusammenhang gebracht. Da diese Erkrankungen häufig auftreten, kann es sich um ein zufälliges Zusammentreffen handeln.
- *Trauma:* Oftmals besteht ein zeitliches Zusammentreffen zwischen einem Trauma und dem Ausbrechen der Dupuytren-Kontraktur. Ein kausaler Zusammenhang ist bis heute nicht nachweisbar.

Kommen mehrere Faktoren zusammen, so spricht man von einer *Dupuytren-Diathese* (Hueston 1961). Meistens zeigt die Erkrankung einen aggressiven Verlauf und die Patienten neigen zu Rezidiven.

Symptome und Verlauf

Der Beginn der Dupuytren-Kontraktur wird von den Patienten meistens nicht realisiert, da die Erkrankung völlig schmerzlos verläuft. Bemerkt wird die Erkrankung erst, wenn durch das erkrankte Gewebe Druck auf einen sensiblen Nerv ausgeübt wird oder die Knötchen in der Hohlhandmitte oder über dem Kleinfingergrundgelenk so groß geworden sind, dass sie beim Zufassen Beschwerden auslösen.

Zum Arzt gehen die Patienten meistens erst im fortgeschrittenen Krankheitsstadium, wenn Knötchen, Stränge oder Einziehungen sichtbar geworden sind oder durch eine bestehende Beugekontraktur (meist 4. und 5. Finger) Probleme entstehen. So kann es dem Patienten z.B. schwer fallen, einen Händedruck zu erwidern, sich einen Handschuh anzuziehen oder in die Hosentasche zu fassen. Andere Patienten melden sich erst, wenn sie durch die total flektierten Finger Probleme bei der Handpflege bekommen.

Beim Erscheinungsbild der Dupuytren-Kontraktur finden wir eine große Vielfältigkeit in Bezug auf den Schweregrad, den Verlauf, die Lokalisation und die Rezidivneigung.

Einteilung nach Schweregraden

Um die Krankheitsverläufe dokumentieren und später vergleichen zu können, teilt man das Erscheinungsbild in verschiedene Schweregrade ein.

Nach Iselin und Dieckmann nunterscheidet man einzelne Fingergelenke:

- Stadium I: Knoten in der Hand ohne Streckbehinderung
- Stadium II: Im Grundgelenk eine Beugekontraktur
- Stadium III: Im Grund- und Mittelgelenk eine Beugekontraktur
- Stadium IV: Im Grund- und Mittelgelenk eine Beugekontraktur, im Endgelenk eine Überstreckung.

Tublina und Michon legen bei ihrer Stadieneinteilung dagegen das Gesamtausmaß der Gelenkkontrakturen zu Grunde:

- Stadium 0: keine Kontrakturen
- Stadium I: Kontrakturen bis 45°
- Stadium II: Kontrakturen 45–90°
- Stadium III: Kontrakturen 90–135°
- Stadium IV: Kontrakturen über 135°

Die Ausbreitung der krankhaften Veränderungen ist an die normalen Bindegewebsstrukturen der Palmaraponeurose gebunden. Die narbige Umwandlung des Gewebes erfolgt schubweise, kann aber auch über Jahre stagnieren und unverändert bleiben.

Meist sind der Ring- und der Kleinfinger betroffen, selten der Mittel- und fast nie der Zeigefinger. Ist der Daumen betroffen, so kommt es durch eine radiale Strangbildung zur Adduktionskontraktur, oft verbunden mit einer Strangbildung in der 1. Zwischenfingerfalte. Im Stadium IV sind selbst die gesunden

Finger in der Streckung behindert (Abb. 21.1). Remissionen der Erkrankung im Anfangsstadium sind bei 6% der Patienten möglich.

Ähnliche und/oder gleichzeitig auftretende Erkrankungen

- Morbus Ledderhose (Knotenbildung am medialen Rand der Plantaraponeurose),
- Induratio penis plastica (Verhärtung im Bindegewebe der Tunica albuginea, die vor allem bei der Erektion zu einer Knickbildung des Penis führt) und so genannte
- Knuckle pads (streckseitige Fingerknöchelpolster über den Mittelgelenken).

Therapie

Konservativ

Im Lauf der Zeit sind viele therapeutische Verfahren ausprobiert worden: Röntgenstrahlen, um das Zellwachstum zu verhindern, örtliche Kortisoninjektionen, die Gabe von Vitamin E, Massagen oder Schienenbehandlungen. Der erhoffte Erfolg blieb jedoch aus. Die einzige Erfolg versprechende Therapie ist zur Zeit die Operation.

Operativ

Ziel jeder Operation ist eine Funktionsverbesserung der betroffenen Hand bzw. Hände. Bei jungen Patienten entschließt man sich früher zu einer OP, da der Verlauf der Erkrankung aggressiver ist. Eine Altersgrenze gibt es jedoch nicht.

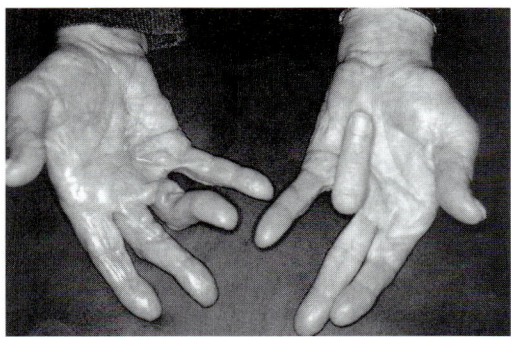

Abb. 21.1 Dupuytren-Kontraktur.

Die postoperativen Ergebnisse sind nicht nur vom Alter, sondern auch von der Handbeschaffenheit der Patienten abhängig. Arbeitshände mit starken Schwielen sind schwieriger zu behandeln. Auch bei Alkoholikern sind die Ergebnisse meistens nicht zufrieden stellend. Bei Frauen besteht eher als bei Männern die Gefahr, dass sich als Komplikation eine sympathische Reflexdystrophie ausbildet.

Die Patienten sollten vor der Operation darüber aufgeklärt werden, dass man durch den operativen Eingriff das veränderte Gewebe entfernt, nicht aber die Erkrankung heilt. Es kann immer wieder zu Rezidiven kommen.

Es gibt sehr unterschiedliche Operationstechniken. Von der einfachen Strangdurchtrennung (Fasziotomie) über die segmentale Resektion, partielle oder radikale Fasziektomie, open palm Technik, Arthrodese des PIP-Gelenkes bis hin zur Amputation.
Welche operative Technik angewandt wird, ist abhängig vom Patienten (Allgemeinzustand) und vom Zustand der zu operierenden Hand (1. Operation, Rezidiv, Erfolgsaussichten).

In den meisten Fällen wird die *partielle Fasziektomie* durchgeführt. Die Operation erfolgt in Plexusanästhesie und Blutleere. Die Ärzte arbeiten mit Hilfe einer Lupenbrille. Das pathologische Gewebe wird weitgehend entfernt.

Postoperative Versorgung: Der Patient wird mit einem Druckverband und einer dorsalen Gipsschiene mit Auslegern für die operierten Finger versorgt. Dadurch ergeben sich die folgenden Gelenkstellungen:

- Handgelenk 20° Extension
- MP-Gelenke der betroffenen Finger 20° Flexion

Physiotherapie

Die Patienten werden nun angeleitet, zur Ödemprophylaxe ihren Arm hochzuhalten,

Schulter und Ellenbogen endgradig durchzubewegen und die operierten Finger aus der Schiene heraus mäßig und die anderen Finger normal zu bewegen. Zum Schlafen wird die operierte Hand etwas erhöht gelagert.

In der Regel kommen die Patienten meistens nach der Gipsabnahme (7. postoperativer Tag) oder nachdem die Fäden gezogen worden sind (10.–12. postoperativer Tag). Die Patienten bekommen ein lauwarmes Handbad in Braunol oder Kamillosan, die Krusten und die überflüssige alte Haut werden entfernt. Narbenpflege mit einer Wund- und Heilsalbe, Narbenmassage sowie Überprüfung der Fingerbeweglichkeit folgen (Abb. 21.**2**).

Wir zeigen dem Patienten, wie er möglichst stündlich seine Narbe zu massieren hat. Dazu nimmt er etwas Creme, um die Haut zu schonen. Es ist dabei unwichtig, welche Creme verwendet wird. Die Patienten versuchen, mit mäßigem Druck und kleinen kreisenden Bewegungen und/oder durch Verschieben des Narbengewebes die Narben zu erweichen (siehe S. 85).

Die Narbenbehandlung sowie die Abhärtung nimmt bei jeder Therapieeinheit einen großen Raum ein. Mit der Narbe steht und fällt das Behandlungsergebnis. Zur Abhärtung eignen sich besonders gut Igelbälle.

Ist die Narbe besonders hart, wird sie nach Abschluss der Wundheilung mit einem Deuserstäbchen massiert. Die Patienten finden es zwar nicht sehr angenehm, aber der Erfolg spricht für sich: Die Narben werden weicher.

Hilfsmittel: Alle Patienten werden mit einer *Nachtlagerungsschienen* (Abb. 21.**3a** u. **b**) versorgt. Die Schiene wird aus einem thermoplastischen Material angefertigt und mit Polstermaterial auf der Innenseite ausgekleidet. Das Polstermaterial saugt den Schweiß etwas auf und sorgt für ein angenehmeres Tragegefühl. Das thermoplastische Material hat den Vorteil, dass man es immer wieder neu umformen kann. So können wir die Streckstellung der operierten Finger weiter in Extension korrigieren, wenn diese sich nach längerem Mobilisieren der Finger vergrößert hat.

Der/die operierten und die gesunden Finger werden in Streckstellung in der Schiene fixiert.

▸ Hinweis: Alle Finger in Streckstellung in der Schiene fixieren, da es vielen Patienten unangenehm ist, wenn nur die operierten Finger gestreckt werden. Die Patienten sollen die Nachtlagerungsschiene 6–12 Monate tragen. Innerhalb dieses Zeitraumes sind die Narben weich und auch von innen richtig verheilt. Durch die lange Schienenbehandlung erhofft man sich eine geringe Rezidivrate.

Ist die Wundheilung abgeschlossen und der Finger weist ein Streckdefizit auf, so wird der Patient mit einem *Streckquengel* versorgt. Es gibt mehrere Modelle in verschiedenen Größen.

Der Patient wird angehalten, stündlich seinen Streckquengel zu tragen. Er steigert die Zeitspanne, bis er 10 Minuten erreicht. Länger sollte der Patient pro Übungseinheit (bzw. pro Stunde) seinen Quengel nicht tragen. Der Widerstand in die Streckung wird je nach Modell durch folgende Möglichkeiten gesteigert:

- Durch die Anzahl der Gummibänder bzw. die Länge der Gummibänder oder
- über die Schraube

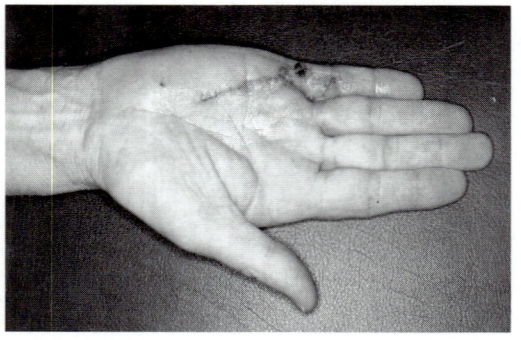

Abb. 21.**2** Zustand nach Dupuytren-Operation am Kleinfinger.

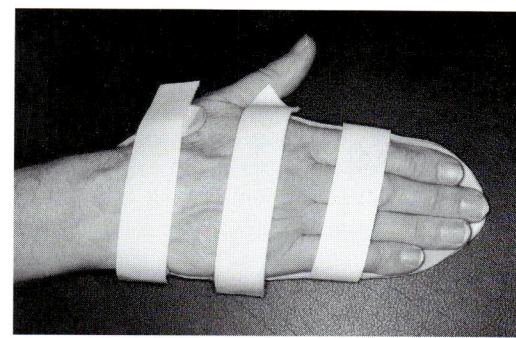

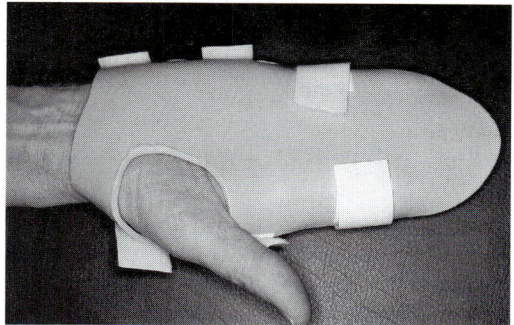

Abb. 21.**3a** u. **b** Nachtlagerungsschiene.

Gibt es Schwierigkeiten mit der Beweglichkeit, so erstellen wir mit dem Patienten ein Übungsprogramm und mobilisieren die Finger, soweit es nach der Operation möglich ist. Die endgradige Streckung wird nicht in allen Fällen wiedererlangt. Übungen, um die Extension zu fördern, stehen nach einer Operation im Vordergrund.

▶ Hinweis: Nicht jeder Patient erlangt die endgradige Streckstellung in den PIP-Gelenken zurück. Die individuellen Grenzen müssen berücksichtigt werden.

Eigentraining: Der Patient kann die Extension jederzeit üben, indem er mit der operierten Hand über seinen gebeugten Ellenbogen oder im Sitzen über sein Knie streicht. Eine weitere Übung: Der Patient versucht, seine Hand, so weit es möglich ist, flach auf die Tischplatte zu legen und die Finger nacheinander abzuheben.

In der Physiotherapie versuchen wir mit Hilfe von Traktionsübungen der Manuellen Therapie die Extension zu vergrößern.

Angenehm sind *warme Bäder*, solange die Wunden nicht ganz verheilt sind, mit anschließenden *Paraffinanwendungen* (siehe S. 31). Durch das Paraffin wird die Haut geschmeidig, und durch das Kneten des Paraffins werden gleichzeitig die Finger beweglicher. Patienten lieben Wärmeanwendungen, vor allem in der kalten Jahreszeit, da die operierten Finger kälteempfindlicher sind.

Für zu Hause bekommen die Patienten *Therapieknete*. Damit können sie ihre Streckfähigkeit (ausrollen) und ihre Fingerbeweglichkeit verbessern. Die Therapieknete gibt es in verschiedenen Stärken. Welche Stärke der Patient benötigt, ist abhängig von seiner momentanen Handkraft. Die Knete wird leider während des Gebrauchs immer weicher.

▶ Hinweis: Knete im Kühlschrank aufbewahren. Sie ist dann härter und kann länger zum Üben genutzt werden.

Aus hygienischen Gründen bekommt jeder Patient eine eigene Knetmasse (siehe S. 16). Die Patienten sollen ihre operierte Hand so bald wie möglich in den Tagesablauf integrieren. Je nach Beruf des Patienten ist er nach 1–6 Wochen wieder arbeitsfähig.

22 Karpaltunnelsyndrom

Definition

Beim Karpaltunnelsyndrom (KTS) handelt es sich um ein Beschwerdebild, das auf einer distalen Kompression des N. medianus beruht (Abb. 5.**9**).

Ursachen

Aufgrund der folgenden Faktoren kommt es zu einer *Volumenzunahme* der Strukturen, die den Karpaltunnel bilden oder durchlaufen, und somit zur Kompression des N. medianus:

- Beugesehnensynovialitiden (z.B. bei chronischer Poliarthritis)
- endokrine Störungen und Umstellungen, verbunden mit Wasser- und Fetteinlagerungen (z.B. Schwangerschaft, Klimakterium, Adipositas)
- Tumoren
- Handgelenksganglion
- atypische Muskulatur (z.B. ein bis in den Karpaltunnel reichender Muskelbauch)
- traumatische Begleiterscheinungen (z.B. ein Hämatom oder eine Infektion)
- hypertrophe Narbenbildungen (z.B. nach Sehnenverletzungen)
- chronisch mechanische oder trophische Schädigung des Nervs (z.B. verminderte Blutzufuhr durch Bewegung oder Verschiebung der Handwurzelknochen)

Epidemiologie

Frauen zwischen dem 40.–60. Lebensjahr sind am häufigsten vom KTS betroffen.

Symptome

Das KTS tritt häufiger an der dominanten Hand auf. In 50% der Fälle handelt es sich um ein doppelseitiges KTS. Die Patienten geben folgende Symptome an:

- Während der Nacht »schläft« die Hand ein. Damit verbunden sind Taubheitsgefühle, Kribbeln oder ein »Ameisenlaufen« im Innervationsgebiet des N. medianus. Diese nächtlichen Beschwerden werden mit der Lageveränderung des Handgelenkes im Schlaf erklärt, d.h. dass der Karpaltunnel durch das nach palmar oder dorsal abgeknickte Handgelenk eingeengt wird.
- Die nächtlichen Schmerzen der Hand, die sich unter Umständen wie ein Brennen anfühlen, strahlen in den gesamten Arm aus. Die Patienten lindern oder beheben diese Symptome, indem sie den Arm schütteln, massieren oder hängen lassen.
- Die Beweglichkeit der betroffenen Hände ist am frühen Morgen eingeschränkt.
- Die Patienten können mit der Hand einseitig belastende Arbeiten nicht oder nur kurzzeitig ausüben, wie z.B. Maschine schreiben, Wäsche auswringen, stricken, anstrengende Gartenarbeit oder putzen. Im Frühjahr, wenn die Motorradsaison beginnt, klagen Motorradfahrer häufig über Schmerzen, die aufgrund der ungewohnten Belastung der Handgelenke entstehen.
- Die Patienten bemerken eine Schwäche ihrer Greiffunktion; sie haben das Gefühl, dass sie nicht mehr fest zufassen können.
- Bei Präzisionsgriffen, z.B. beim Nähen, ist die Geschicklichkeit eingeschränkt.

Diagnostik

Um die Diagnose Karpaltunnelsyndrom zu stellen, hat der Arzt folgende diagnostische Möglichkeiten:

- Im Seitenvergleich zeigt sich eine Thenaratrophie. Der Daumenballen wirkt abgeflacht und hat seine typische Rundung verloren.
- Prüfen der Empfindlichkeit des N. medianus auf Druck. Während des Tests wird ein fester Druck über dem Lig. carpi transversum ausgeübt, dieser bewirkt aus-

strahlende Schmerzen in den 3. radialen Finger.
- Ein positives *Hoffmann-Tinel-Zeichen* liegt vor, wenn durch Beklopfen der Eintrittsstelle des N. medianus in den Karpaltunnel ein Elektrisieren im distalen Innervationsgebiet des Nervs ausgelöst wird (Abb. 22.**1**).
- Beim *Phalen-Test* werden beide Handgelenke in maximale Flexion gebracht und die Zeit bis zum Auftreten erster Missempfindungen gemessen. Ein positiver Test nach 15–20 Sekunden spricht für ein bestehendes KTS. Beim *umgekehrten Phalen-Test* werden beide Handgelenke in maximale Extension gebracht. Die weitere Vorgehensweise entspricht dem Phalen-Test (Abb. 22.**2**).
- Um den Karpaltunnel einengende Skelettveränderungen zu diagnostizieren, z. B. nach einer vorausgegangenen Radiusfraktur, wird ein Röntgenbild angefertigt.
- Elektrophysiologische Untersuchungen (EMG) geben Auskunft über die Aktionsströme der Muskulatur. Bei bestehendem KTS ist die Reizleitungsgeschwindigkeit verlängert.

Therapie

Ziel der KTS-Behandlung ist es, konservativ oder operativ die Ursachen der Kompression zu beseitigen.

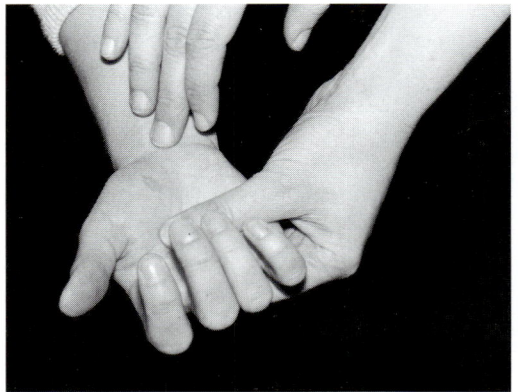

Abb. 22.**1** Hoffmann-Tinel-Zeichen.

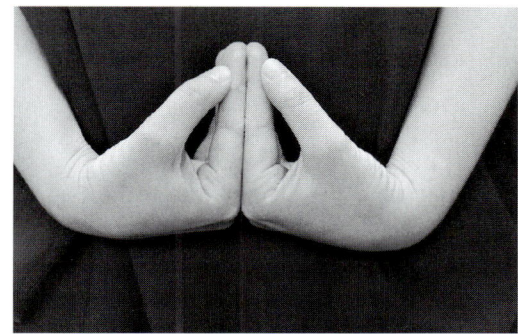

Abb. 22.**2** Phalen-Test.

Konservativ: Hierbei handelt es sich um eine Schienentherapie (Abb. 22.**3**). Um eine extreme Beugestellung im Handgelenk zu vermeiden, wird es in leichter Streckstellung (10–20°) ruhig gestellt. Die Ruhigstellung kann mittels einer Schiene aus Gips, thermoplastischem Material oder durch eine im Handel erhältliche Handgelenksmanschette erfolgen. Da die Schienen beim Arbeiten hinderlich sind, werden sie meistens nur nachts getragen.

Die konservative Behandlung ist nur bei Patienten mit einem geringfügigen Beschwerdebild angezeigt. Bei Patienten mit Thenaratrophie sowie starken motorischen und sensiblen Ausfällen ist sie nicht geeignet, da die Beschwerden nicht behoben werden können.

▶ Hinweis: Motorradfahrer oder Patienten mit leichten Verläufen des KTS können die Hand

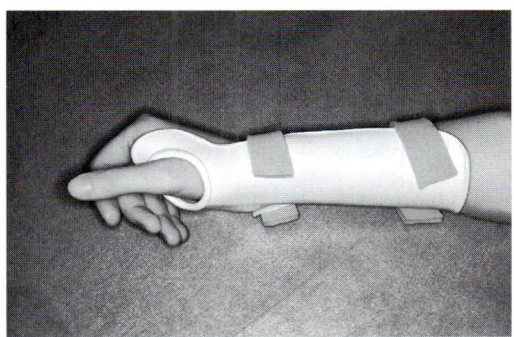

Abb. 22.**3** Schiene bei Zustand nach KTS.

nachts auf einem Kissen lagern, um eine starke Flexionsstellung im Handgelenk zu verhindern. Bei einigermaßen ruhigen Schläfern führt diese einfache Maßnahme zum Erfolg.

Bei Patienten, bei denen durch die Schienentherapie zwar eine Besserung eintritt, die jedoch nicht völlig beschwerdefrei sind, kann die Therapie durch den Einsatz von Medikamenten unterstützt werden. Hierbei handelt es sich um die lokale Injektion eines Kortisonpräparats in den Karpaltunnel. Unterstützend kann ebenfalls das Einreiben mit verschiedenen Salben im Bereich des Handgelenkes, z.B. Hydrastis oder ein Rosskastanienpräparat, angewandt werden.

Operativ

In Plexus- oder Lokalanästhesie und Blutleere wird das Retinaculum flexorum entlang seines ulnaren Randes durchtrennt. Die Patienten werden für eine Woche mit einer dorsalen Unterarmgipsschiene mit 20° Extension im Handgelenk versorgt. Die Finger müssen frei beweglich sein.

Komplikationen

Nach dem operativen Eingriff können sich folgende Probleme ergeben, von denen besonders häufig Frauen betroffen sind:

- Stark ausgeprägte Ödembildung
- Entwicklung eines dystrophischen Syndroms
- hypersensible Narben
- extreme Schonhaltung der Hand u. a.

Physiotherapie

Unser Ziel ist eine funktionstüchtige, schmerzfreie Hand, damit die Patienten ihre täglichen Anforderungen ohne Probleme bewältigen können.
Die meisten Patienten bekommen nach der Operation keine Physiotherapie verordnet. Sie werden ambulant operiert und führen ihre Bewegungsübungen nach kurzer Anleitung selbstständig zu Hause durch. Es wird ihnen erklärt, wie sie nach der Gipsabnahme die Narbe abhärten und ihre Finger endgradig bewegen. Die Belastung der Hand wird langsam gesteigert. Um Schwellungszustände zu vermeiden, werden die Patienten angehalten, ihre Hand nachts hochzulagern und beim Laufen nicht herunterhängen zu lassen.

Kommt es im postoperativen Verlauf zu Komplikationen, ist eine physiotherapeutische Therapie notwendig (Abb. 22.**4a** u. **b**). Je nach Befund bieten sich folgende beispielhafte Maßnahmen an:

Ausgeprägte Ödembildung: Ein Kompressionshandschuh wird angepasst, den die Patienten mehrere Wochen tragen. Zur Entstauung arbeiten sie viel oberhalb des Kopfes, z.B. am WBRoM (siehe S. 10).

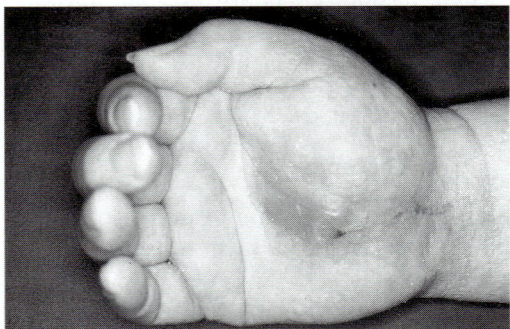

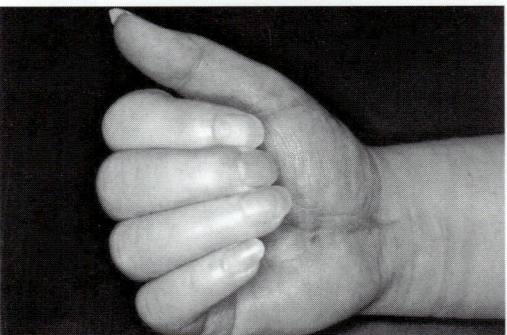

Abb. 22.**4a** u. **b** Zustand nach KTS mit Dystrophie. **a** zu Beginn der Therapie, **b** nach drei Wochen.

Hypersensible Narben: Gute Ergebnisse in der Narbenabhärtung werden durch Beklopfen mit den eigenen Fingern oder auf verschiedenen Unterlagen (Tischplatte, Sofalehne), Üben mit einem Igelball, Bürsten usw. erzielt. Für die Nacht wird die Narbe mit Otoform-K-Abdruckmasse versorgt. Dabei handelt es sich um eine Zweikomponenten-Ohrabdruckmasse, die direkt auf der Narbe des Patienten angepasst wird. Der richtige Härtegrad der Masse ist erreicht, wenn sie sich noch weich anfühlt, wie eine biegsame Gummimasse (vergleichbar mit der Konsistenz eines Kaugummis). Die Patienten wickeln sich nachts den Putty-Elastomer-Abdruck mit einer elastischen Binde über dem Narbengebiet an oder fixieren ihn mit einem Kompressionshandschuh. Die Masse übt einen stetigen leichten Druck auf die Narbe aus und macht sie so unempfindlicher.

▶ Hinweis: Die Abdruckstelle z.B. mit einem Kugelschreiber markieren, damit der Abdruck immer wieder in der vorgesehenen Position angewickelt werden kann.
Anstelle der Putty-Elastomer-Abdruckmasse kann man auch so genannte Gelpolster (Elasto-Gel) verwenden, die man für die jeweils benötigte Größe zuschneidet (Liefergröße: 10 × 10 cm) und wie oben beschrieben über der Narbe befestigt.

Zur Belastungssteigerung und zur weiteren Narbenabhärtung üben die Patienten mit dem Dystrophile (siehe S. 13) oder einer Bürste (S. 18), sie prellen Bälle verschiedener Größe und Härte.

– *Entwicklung einer sympathischen Reflexdystrophie:* Beim kleinsten Verdachtsmoment auf eine sympathische Reflexdystrophie müssen wir versuchen, dem Geschehen entgegenzu arbeiten. Die Patienten bekommen Handbäder mit essigsaurer Tonerde sowie Arnika und werden therapiert, als bestünde bereits eine sympathische Reflexdystrophie (siehe S. 176).

– *Eingeschränkte Beweglichkeit:* Die Handgelenksbeweglichkeit wird überprüft und gegebenenfalls mobilisiert. Der Patient kann dazu z.B. über einen Gymnastikball hin und her rollen. Achtung: Der Ellenbogen muss dabei immer mit der Unterlage Kontakt haben, da er sonst die Handgelenksbewegung nicht exakt ausführt.

Die Patienten üben am Aktiv-Trainer mit Gewichtssteigerung, spielen Steckspiele und üben mit Wäscheklammern. Empfinden die Patienten das Paraffinkneten als angenehm, arbeiten sie mit Paraffin, ansonsten mit Therapieknete.

Die Zeitspanne, bis die Patienten wieder arbeitsfähig sind, ist sehr unterschiedlich. Je nach Beruf und postoperativem Befund sind sie zwischen 1–8 Wochen arbeitsunfähig.

23 Sympathische Reflexdystrophie

Für dieses Krankheitsbild werden auch die Bezeichnungen Morbus Sudeck, Sudeck-Syndrom, Sudecksche Gliedmaßendystrophie und Kausalgie verwendet. Der Hamburger Chirurg Paul Hermann Martin Sudeck (1866–1945) hat das Krankheitsbild 1900 beschrieben. Im englischsprachigen Raum ist es unter den Namen posttraumatic sympathetic dystrophy und reflex sympathetic dystrophy bekannt. In unseren Breitengraden wird empfohlen, den Begriff sympathische Reflexdystrophie (SRD) als übergeordnete Bezeichnung zu benutzen, da als Auslöser der Symptome verschiedene Ursachen in Frage kommen. Die Begriffe Kausalgie (nach peripherer Nervenverletzung), M. Sudeck (nach einem Trauma) und Schulter-Hand-Syndrom (Schulter und Oberarm ebenfalls betroffen) fallen unter den Sammelbegriff sympathische Reflexdystrophie (Abb. 22.4).

Ursache und Verlauf

Die genaue Ursache der sympathischen Reflexdystrophie ist nicht bekannt. Es wird jedoch angenommen, dass es sich um eine reflektorisch ausgelöste Störung des sympathischen Nervensystems handelt.
Der Beginn der Erkrankung ist langsam, schleichend und kann meistens nicht genau festgestellt werden. Die sympathische Reflexdystrophie tritt besonders posttraumatisch und postoperativ auf, z.B. nach distalen Unterarmfrakturen, Nervenverletzungen, Verbrennungen sowie nach Operationen aufgrund eines Karpaltunnelsyndroms, einer Dupuytrenschen Kontraktur usw. In seltenen Fällen können aber auch ein Herzinfarkt oder vaskuläre Erkrankungen die Auslöser sein.
Begünstigt wird die Entstehung einer sympathischen Reflexdystrophie durch wiederholte oder ungenaue Frakturrepositionen, lange Ruhigstellung der Gelenke und bei ängstlichen Patienten durch übermäßige Schonung. Manche Patienten sind durch ihre Persönlichkeit prädestiniert, eine sympathische Reflexdystrophie zu entwickeln. Man spricht deshalb auch vom »Sudecktyp«. Charakteristisch für diese Patienten sind kalte, schweißige Hände, eine ausgeprägte Ängstlichkeit und Misstrauen.
Die Patienten befinden sich in einem Kreislauf, den es zu durchbrechen gilt. Dabei bedingen sich die folgenden Faktoren gegenseitig: Schmerzen – Ruhigstellung oder Schonung der Gelenke – Durchblutungsstörungen – Ödeme – Kontrakturen der Gelenke – Schmerzen.

Symptome

- Schmerzen: Sowohl in Ruhe als auch bei Belastung bestehen brennende, ziehende Schmerzen. Wenn die Patienten den betroffenen Arm hängen lassen, verstärken sich die Schmerzen meistens. Die Patienten nehmen deshalb eine Schonhaltung ein. Der Ellenbogen ist leicht gebeugt, und die gesunde Hand unterstützt (trägt) die betroffene Hand. Die Schmerzen sind nicht messbar, sondern etwas sehr subjektives. Trotzdem stellt man gerade bei diesen Patienten ein klares Missverhältnis zwischen der vorangegangenen Operation und der zu vermutenden Dauer sowie der Lokalisation des Schmerzes fest.
- Ödeme: Sie können sehr stark ausgeprägt sein und auch nicht beteiligte Areale der Hand oder des Unterarmes mit einbeziehen.
- Veränderte Hauttemperatur: Zu Beginn der sympathischen Reflexdystrophie ist die Temperatur der Haut im Seitenvergleich erhöht, später erniedrigt. Zunächst ist die Haut marmoriert, später treten zyanotische Veränderungen und eine verminderte Schweißsekretion auf. Typisch sind eine glänzende Haut ohne Falten und im fortgeschrittenen Stadium eine stark geschwollene zyanotische Hand.
- Einschränkung der Beweglichkeit: Aufgrund der stark ausgebildeten Ödeme

kommt es zur Abnahme der Beweglichkeit. Zunächst ist die aktive, später auch die passive Beweglichkeit eingeschränkt – wieder in einem größeren Umfang, als die vorangegangene Verletzung oder Operation vermuten lässt.
- Röntgenologisch sieht man fleckige Osteoporose, subchondrale Aufhellungen und später Verschmälerungen der Kortikalis. Wieder steht dieser Befund im Missverhältnis zu der vorangegangenen Schädigung.

Stadieneinteilung

Man teilt die sympathische Reflexdystrophie in drei ineinander übergehende Stadien ein. In Stadium I und II können sich die Symptome bei entsprechender Behandlung zurückbilden, Stadium III geht dagegen mit Funktionsverlusten einher.

Stadium I (Akutphase): Gekennzeichnet durch eine entzündungsähnliche Überwärmung der Hand, Schwellung der Weichteile, brennende Schmerzen, die durch Bewegung verstärkt werden und vermehrte oder verminderte Schweißsekretion. Die Haut ist zum Teil glänzend marmoriert. Nach den ersten Wochen finden sich die ersten Anzeichen einer fleckigen Osteoporose im Röntgenbild.

Stadium II (subakute Phase): Ungefähr 8 Wochen nach Ausbruch der ersten Symptome ist dieses Stadium erreicht, in dem die dystrophischen Erscheinungen überwiegen. Die Hauttemperatur ist kühl und die Hautfarbe zyanotisch. Man beobachtet eine Zunahme der Behaarung. Die Schmerzen sind auch für diese Phase charakteristisch, nehmen aber zunehmend ab. Aufgrund von Kapselschrumpfungen und Muskelatrophien verringert sich die Gelenkbeweglichkeit. Im Röntgenbild werden die Osteoporosezeichen immer deutlicher.

Stadium III (chronische Endphase): Ca. ein 3/4 Jahr nach Ausbruch der Erkrankung beginnt das Stadium III. Die Haut ist kühl, blass, trocken und glänzend. Die Atrophie der Haut und des Subkutangewebes ist deutlich zu erkennen. Durch die Atrophie der Muskulatur und aller anderen Strukturen ist die Beweglichkeit der Gelenke nahezu aufgehoben. Die Schmerzen treten nur noch bei körperlicher Belastung auf. Röntgenologisch sieht man eine extrem verdünnte Knochenkortikalis und eine verstärkte Zeichnung der in der Zahl verringerten Spongiosabälkchen.

Therapie

Neben der Physiotherapie (siehe unten) werden die Patienten medikamentös behandelt. Früher wurde manchmal eine Stellatumblockade (Nervenblockade) gesetzt. Diese löste eine Erwärmung des betroffenen Arms aus, und es folgte eine eher normale Rosafärbung der Haut. Da die Patienten schmerzfrei waren, fiel ihnen die Physiotherapie leichter. Leider hatten die Patienten Angst vor der Blockadesetzung (Spritze in den Halsbereich), und diese Angst ließ die eigentlich guten Erfolge genau ins Gegenteil umschlagen. Die Stellatumblockade musste deshalb wieder abgesetzt werden, sie kommt heute bei einer sympathischen Reflexdystrophie nur noch in seltenen Fällen zur Anwendung.

Physiotherapie

Beim kleinsten Verdachtsmoment, dass sich eine sympathische Reflexdystrophie entwickelt, sollte die Physiotherapie so aufgebaut werden, als würde diese bereits bestehen. Denn je früher Gegenmaßnahmen ergriffen werden, desto besser ist die Prognose. Anhaltspunkt: Die Beschwerden des Patienten stehen häufig in keinem Verhältnis zu der vorangegangenen Verletzung oder Operation. Trotzdem wird natürlich das Erleben des Patienten akzeptiert.

Typische Ziele

Wir möchten mit Hilfe einer wohldosierten, funktionellen Physiotherapie die Ödem- und

23 Sympathische Reflexdystrophie

Schmerzreduzierung erreichen, die Durchblutungsverhältnisse normalisieren sowie das Fortschreiten der Atrophien verhindern, aktive und passive Bewegungseinschränkungen vermindern und dem Patienten einen normalen funktionellen Gebrauch der Hand ermöglichen.

Typische Maßnahmen

Ödemreduzierende Maßnahmen: Die Patienten sollen ihren Arm hochlagern, bekommen täglich ein- bis zweimal Manuelle Lymphdrainage und Bäder mit essigsaurer Tonerde und Arnika. Die Wassertemperatur richtet sich nach dem Empfinden der Patienten und kann sowohl kalt als auch lauwarm sein. Damit sie mehrmals täglich ihre Hand baden können, bekommen sie eine eigene Wanne mit Badezusatz. Mit Eisbehandlungen haben wir schlechte Erfahrungen gemacht und setzen daher bei sympathischer Reflexdystrophie kein Eis mehr ein. Es erscheint uns zu aggressiv.
Weitere Maßnahmen sind:

- Ausstreichungen der Hand
- Vorsichtige passive und aktive Bewegungen (Schmerzgrenze beachten und akzeptieren). Die Patienten werden angehalten, stündlich die Schulter und den Ellenbogen der betroffenen Seite in allen Bewegungsrichtungen zu bewegen.
- Evtl. Versorgung der Hand mit Roban oder einem Kompressionshandschuh
- Ein Übungsprogramm, das z.B. die folgenden Bestandteile enthält: am WBRoM-Gerät arbeiten, mit dem Dystrophile oder einer Bürste über eine Unterlage scheuern, mit verschiedenen Handtrainern oder mit einer Therapieknete üben.

▶ Hinweis: Die Patienten dürfen sich nicht überlasten, sonst kann es zu einer Verschlechterung des Krankheitsbildes kommen. Wir behandeln täglich in kurzen Sitzungen mit genügend Pausen. Hat die Schwellung der Hand abgenommen und unterliegt keinen Schwankungen mehr, können die Behandlungsdauer und die Widerstände gesteigert werden. Es kann z.B. mit dem Paraffinkneten begonnen werden, wenn der Patient es als angenehm empfindet.

Die Behandlung der sympathischen Reflexdystrophie ist sehr langwierig und kann unter Umständen ein Jahr und länger dauern.

▶ Hinweis: Wir müssen den Patienten immer wieder neu motivieren. Er muss lernen, seine Hand anzunehmen und nicht nur als lästiges Anhängsel zu sehen.

Die ständige Rückmeldung des Patienten in Bezug auf die Belastung ist notwendig. Nur so können wir unser Behandlungsprogramm individuell auf den Patienten abstimmen und Überanstrengungen vermeiden.

24 Arthrose

Definition

Degenerative Erkrankung des Gelenkes mit den verschiedensten Ursachen.
Zur Entstehung trägt ein Missverhältnis zwischen Beanspruchung und Leistungsfähigkeit bei.

Ursache

Bei den *idiopathischen* Arthrosen ist die Ursache unbekannt. Eine Überbelastung der Gelenke spielt in diesem Fall keine Rolle. Die folgenden Ursachen können die Gelenkflächen zerstören bzw. zur Entstehung der Arthrose beitragen:

- Traumen, z.B. nach einer Fraktur, wenn eine Divergenz der Gelenkflächen entstanden ist
- Infektionen
- rheumatische Erkrankungen
- Bandinstabilitäten
- angeborene Gelenkdeformitäten oder Gelenkerkrankungen

Symptome

Nicht jede Arthrose macht Beschwerden. Sind die Patienten beschwerdefrei, spricht man von einer klinisch latenten Arthrose. Die Patienten klagen über Schmerzen. Diese verstärken sich bei bestimmten Tätigkeiten, je nach betroffenem Gelenk, bis hin zum Ruheschmerz.

Epidemiologie

Frauen sind bei den idiopathischen Arthrosen häufiger betroffen, meistens ab dem 40. Lebensjahr.

Diagnostik

Im Röntgenbild zeigen sich die folgenden charakteristischen Veränderungen:
Verschmälerung des Gelenkspaltes, subchondrale Sklerosierung, Subluxation, Osteophyten und Spangenbildung sowie zystische Erosionen. Die Therapie wird am Beispiel der Sattelgelenkarthrose verdeutlicht (siehe unten).

24.1 Sattelgelenkarthrose

Die Arthrose kann grundsätzlich jedes Gelenk betreffen. Bei der Sattelgelenkarthrose handelt es sich um die häufigste im Handbereich auftretende Arthroseform, von der hauptsächlich Frauen ab dem 40. Lebensjahr betroffen sind.

Symptome

- Schmerzen, die besonders bei Drehbewegungen auftreten, z.B. einen Schraubverschluss aufdrehen
- Kaum eingeschränkte Beweglichkeit
- Kraftverlust, insbesondere beim Spitz- und Dreipunktegriff
- Äußerst schmerzhaftes Knirschen und Reiben beim Bewegen (Krepitation); das Aufeinanderreiben der rauen Gelenkflächen können die Therapeuten beim passiven Bewegen spüren
- Radiale Subluxation und im weiteren Verlauf eine Adduktionsfehlstellung mit Überstreckung des MP-Gelenks.

Therapie

Konservativ: Kortisoninjektion in das Gelenk. Den Patienten wird selten eine physiotherapeutische Behandlung verordnet.

Operativ: Bei sehr schmerzhaften Arthrosen wird als eine Möglichkeit die M. flexor carpi radialis-Plastik (FCR-Plastik) durchgeführt (Abb. 24.1). Dazu wird in Plexusanästhesie und Blutleere das Os trapezium entfernt, die Sehne des M. flexor carpi radialis wird radial zur Hälfte abgetrennt und über eine

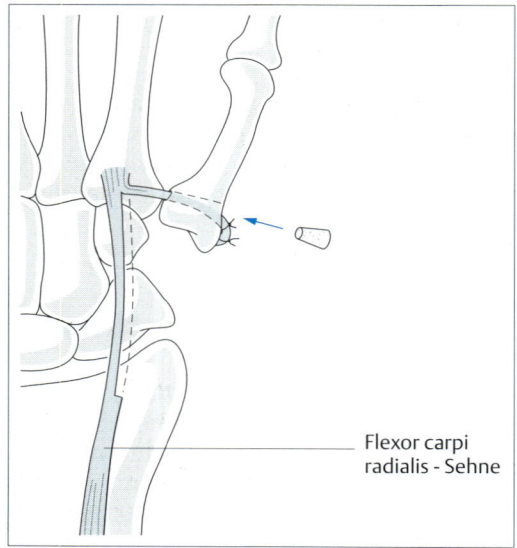

Abb. 24.1 FCR-Plastik.

Die Beweglichkeit des Handgelenks wird kontrolliert und gegebenenfalls mobilisiert. Zunächst bewegt die Physiotherapeutin das Gelenk passiv, wobei sich die Patienten langsam in den Bewegungsablauf einschleichen. Das Ausmaß der aktiven Bewegung wird so Stück für Stück erweitert. Später kann der Patient die Beweglichkeit des Handgelenks durch Rollen über einen Ball, Übungen am Aktiv-Trainer oder über einer schiefen Ebene bzw. einer Tischkante mit leichten Hantelgewichten erweitern (Abb. 24.2).

Um die Beweglichkeit des Sattelgelenks zu fördern, werden die Patienten aufgefordert, die Spitzen des Daumens und Zeigefingers zusammenzubringen. Dabei sollen sie den Buchstaben O bilden. Ist dieses Ziel erreicht, wird mit dem Mittel-, Ring- und Kleinfinger geübt. Wichtig ist, dass immer ein O gebildet wird.

Als weitere Steigerung versucht der Patient mit der Daumenspitze von distal nach proximal an den einzelnen Langfingern entlangzustreichen.

Der Patient darf leichte Aktivitäten mit seiner Hand ausüben und diese langsam steigern, wobei jedoch immer die Schmerzgrenze beachtet werden sollte.

Nach der Physiotherapie wird die Hand mit einer elastischen Binde dünn umwickelt.

▶ Hinweis: In der Regel benötigen die Patienten 4 Wochen zum Wiedererlangen ihrer Fingerbeweglichkeit. 1. Woche: Daumen und Zeigefinger zusammenbringen, 2. Woche Daumen und Ringfinger usw.

Länge von 5 cm in Richtung Ansatz geteilt. Dieser Sehnenstreifen wird durch eine schräge Bohrung in die Basis des Mittelhandknochens gezogen und straff mit Periostnähten sowie einem Knochenstöpsel aus dem entfernten Os trapezium befestigt. Die Hand der Patienten wird für 3 Wochen in einer dorsalen Unterarm-Daumengipsschiene ruhig gestellt.

Physiotherapie

Die Behandlung beginnt am 1. postoperativen Tag. Den Patienten wird die Ödemprophylaxe erklärt, und die Beweglichkeit der Langfinger in der Gipsschiene wird kontrolliert. Falls die Patienten Probleme mit der Fingerbeweglichkeit haben, versuchen wir dies zu verbessern, bis sie einen guten Faustschluss vorweisen können. Nach 3 Wochen, wenn die Gipsschale entfernt worden ist, bekommen die Patienten ein lauwarmes Handbad, die alte Haut und evtl. noch vorhandene Krusten werden entfernt. Narbenpflege mit Bepanthen-Salbe, Narbenmassage und abhärtende Maßnahmen folgen. Die Patienten haben eine kleine, gebogene, radiopalmare Narbe über dem Sattelgelenk.

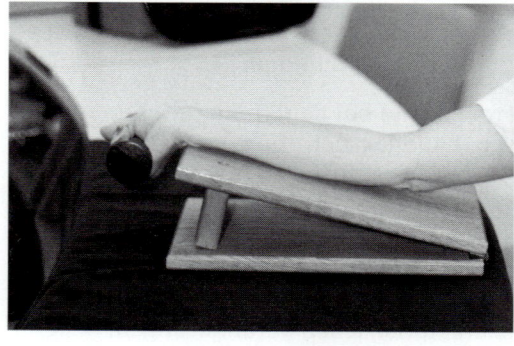

Abb. 24.2 Hantelübung auf der schiefen Ebene.

Einige Patienten brauchen keine 4 Wochen, um die Beweglichkeit zu erreichen. Sie benötigen aber diesen Zeitraum, um die Hand schmerzfrei und kraftvoll einzusetzen. Diese Patienten bitte in ihren Aktivitäten bremsen, da sonst Schmerzen auftreten, die z.T. länger bestehen als die in der Regel 4 Wochen lang anhaltenden.

▶ Hinweis: Einige Patienten können aufgrund der Operation ihre Hand, nachdem die Gipsschale entfernt worden ist, nicht sofort flach auf eine Unterlage legen. Deshalb wird das Abstützen nicht geübt und stattdessen den Patienten gezeigt, wie sie sich, ohne den Daumen zu belasten, abstützen können. Der Daumen wird dabei leicht in die Handinnenfläche nach palmar/medial gezogen. Bei manchen Patienten liegt die Handfläche nach einigen Wochen wieder normal auf, andere erreichen dieses Ziel (soweit man es überhaupt als Ziel ansieht) jedoch nicht mehr.

Ödemneigung: Eisanwendungen und Manuelle Lymphdrainage fördern die Ödemresorption. Für zu Hause eignen sich Quarkumschläge. Dazu nehmen die Patienten Magerquark (das Verfallsdatum kann überschritten sein) und rühren nach Belieben eine Arnikatinktur darunter. Anschließend wird die Hand mit der Masse bestrichen und kann zum Schutz in eine Plastiktüte getan werden. Die Quarkmasse mindestens 20 Minuten einwirken lassen.

2–3 Wochen nach der Gipsabnahme kann mit Kräftigungsübungen begonnen werden. Der Zeitpunkt ist abhängig von der Schmerzfreiheit und der Fingerbeweglichkeit der Patienten. Die Patienten drücken z.B. Klammern zusammen und üben mit Paraffin bzw. Knete.

Weitere Behandlungsmöglichkeiten von Athrosen:
- Endoprothesenversorgung (siehe S. 199)
- Arthrodesen (siehe S. 198)

25 Tendovaginitis stenosans

Definition

Die Gleitfähigkeit der Sehnen ist schmerzhaft vermindert aufgrund chronisch entzündlicher Prozesse im Bereich der Ringbänder. Das Krankheitsbild wird auch als schnellender bzw. schnappender Finger oder Ringbandstenose bezeichnet.

Ursache

In Höhe des MP-Gelenkes kommt es zu einer knotigen, auch synovialitischen Verdickung der Beugesehne, mit Ringbandstenose, die zur Hemmung der Sehnengleitfähigkeit führt. Das Phänomen des Schnappens entsteht, wenn die verdickte Beugesehne beim Flektieren durch das Ringband auf Höhe der Grundgelenke gleiten muss. Zur Erklärung können sich die Patienten vorstellen, sie würden einen Faden mit einem Knoten durch ein Stück Stoff ziehen. Dabei müssten sie ebenfalls einen Widerstand überwinden.

Symptome

Die Patienten verspüren zum Teil eine Steifigkeit ihrer Finger, Schmerzen und einen Schwellungszustand im Bereich der Fingergrundgelenke palmar und dorsal. Die oder der Finger kann nur ruckartig bzw. nicht kontinuierlich gestreckt werden, später bleibt er in Beugestellung fixiert. Die Patienten strecken ihre Finger durch passives Nachhelfen. Später verspüren sie Schmerzen beim Strecken und Beugen des betroffenen Fingers, bis hin zur Störung der Greiffunktion. Aus Angst vor den Schmerzen schonen sie ihre Hand.

Am häufigsten sind Daumen, Mittel- und Ringfinger betroffen. Da gelegentlich ein gleichzeitiges Auftreten mit einem Karpaltunnelsyndrom oder einer Tendovaginitis De Quervain zu beobachten ist, zeigen die Patienten uns oft zuerst, wie gut sie mit ihrem Finger schnappen können. Sie möchten die Ursache erfahren und wissen, was sie dagegen tun können, bevor sie ihren Finger einem Arzt vorstellen.

Im Säuglingsalter tritt gelegentlich eine fixierte Flexion im Daumenendgelenk, Pollex flexus congenitus oder Pollex rigidus, auf. Diese Art der Ringbandstenose sollte möglichst frühzeitig operiert werden, um weitere Fehlbelastungen zu vermeiden.

Therapie

Konservativ: In die Beugesehnenscheide wird Kortison injiziert. Bei dieser Vorgehensweise ist die Zahl der Rezidive hoch.

Operativ: Im Mittelhandblock wird das Ringband A1 gespalten. Die Patienten müssen während der Operation ihren Finger bewegen, um zu überprüfen, ob das Schnapp-Phänomen vollständig beseitigt ist. Sie behalten eine kleine, etwa 1,5 cm lange Narbe über dem Grundgelenk zurück.
Die Patienten werden postoperativ für 2–3 Tage mit einer dorsalen Unterarmgipsschiene versorgt.

▶ Hinweis: Die Finger müssen frei beweglich sein. Beim Anwickeln der Unterarmgipsschiene müssen die MP-Gelenke zum Üben frei bleiben. Nach der Gipsabnahme wird nur noch ein kleines Pflaster auf die Wunde geklebt, so dass die Patienten ungehindert üben können.
Sie sind nach 1–14 Tagen wieder arbeitsfähig.

Physiotherapie

Die Physiotherapie beginnt am 1. postoperativen Tag oder sofort nach der Gipsabnahme. Wir kontrollieren die Fingerbeweglichkeit und erklären die Ödemprophylaxe. Zu Beginn der Bewegungsübungen drückt der Therapeut oder Patient mit dem Daumen der Gegenseite auf die Narbe, während er den operierten Finger bewegt. Durch den Druck auf die Narbe ersetzen wir, bis der Patient sich an die neue Situation gewöhnt hat, das Ringband und mindern so den Bewegungsschmerz. Auch das Kühlen mit Eis ist eine Erleichterung. Die Patienten empfinden es meistens als angenehm. Falls sie stationär aufgenommen wurden, kühlen sie, kombiniert mit Bewegungsübungen, dreimal täglich selbstständig die operierte Hand. Die Gipsschiene wird dazu von uns oder den Schwestern abgewickelt und danach wieder fixiert.

▶ Hinweis: Nie die Eispackungen auf die bloße Haut legen – immer ein dünnes Papier oder ein Stück Stoff dazwischenlegen.

Die Patienten werden nach Entfernung der Fäden angehalten, ihre Narbe gut zu massieren. Durch Verschieben in alle Richtungen und mit leichtem Druck und kleinen kreisenden Bewegungen härten sie ihre Narbe ab. So können sie den gelegentlich auftretenden Narbenbeschwerden am besten entgegenwirken.

26 Tendovaginitis de Quervain

Definition:

Entzündung oder Synovialitis der Sehnen des M. abductor pollicis longus und M. extensor pollicis brevis im 1. Strecksehnenfach. Das Krankheitsbild ist auch als Hausfrauendaumen bekannt, da häufig Frauen betroffen sind.

Symptome:

- Bei der Ulnarabduktion geben die Patienten Schmerzen im Bereich der Tabatiere an. Die Schmerzen treten verstärkt bei Tätigkeiten wie z.B. Dosen öffnen oder Auswringen eines Lappens auf.
- Ein Schnapp-Phänomen wird selten diagnostiziert und ist typischer Weise nicht immer reproduzierbar.

Ursache

Die Ursache ist unklar. Im 1. Strecksehnenfach kommt es durch unspezifische synovialistische Prozesse des M. abductor pollicis longus und M. extensor pollicis brevis zu einer Raumforderung, die mit einer Schwellung und Stenosierung des Gleitlagers verbunden ist. Bewegungen gehen daher mit einem schmerzhaften Reiben einher, was wiederum zu einer verstärkten Schwellung führt. So entsteht ein Circulus vitiosus.

Diagnostik

- Über dem 1. Strecksehnenfach findet sich eine schlauchförmige Verdickung.
- Bei abduzierten Daumen sind die Sehnenkonturen nicht mehr zu erkennen.
- Die Patienten geben einen Druckschmerz über der Tabatiere an.
- Positiver *Finkelstein-Test* (Abb. 26.**1**): Die Patienten umschließen mit den Langfingern der betroffenen Hand den Daumen in der Handinnenfläche. Der Arzt abduziert ruckartig die Hand nach ulnar. Dabei wird ein starker Schmerz ausgelöst. Dieser Test erfolgt immer im Seitenvergleich, da man bei jedem Menschen einen Schmerz auslösen kann, wenn die Hand zu schnell und zu ruckartig nach ulnar gezogen wird.

Therapie

Konservativ: Es erfolgt eine Gipsruhigstellung für einige Tage. Eine weitere Möglichkeit bietet die medikamentöse Therapie mittels einer Kortisoninjektion in das 1. Strecksehnenfach. Danach bekommt der Patient einen Tapeverband oder eine abnehmbare Gipsschiene.
Falls der Patient nach 4–6 Wochen keine deutliche Besserung verspürt, ist eine Operation indiziert.

Operativ: In Plexusanästhesie oder Radialisblock und Blutleere wird das 1. Strecksehnenfach vollständig längsgespalten. Wenn es notwendig ist, wird synovialitisches Gewebe entfernt. Es folgt eine Gipsruhigstellung für ca. 1 Woche. Danach beginnt der Patient, aktiv zu bewegen.

Physiotherapie

Den Patienten wird nur in Ausnahmefällen Physiotherapie verordnet, z.B. bei stark

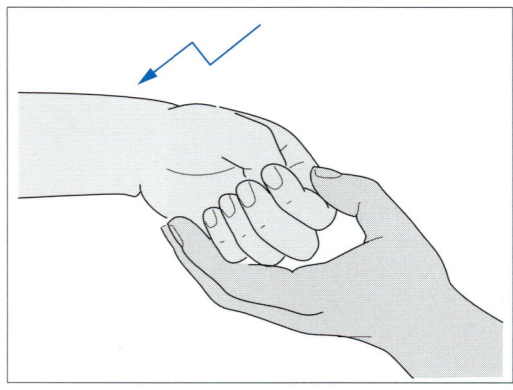

Abb. 26.**1** Finkelstein-Test.

eingeschränkter Beweglichkeit. Falls die Therapie erforderlich ist, steht neben der Verbesserung der Beweglichkeit die Narbenabhärtung im Vordergrund. Durch Narbenmassage, Klopfen, Bürsten usw. werden Narbenirritationen und Verwachsungen vermieden.

27 Epikondylitis humeri radialis/ulnaris

Definition

Es handelt sich um eine degenerative oder entzündliche Veränderung am Epikondylus humeri radialis oder ulnaris. Die Epikondylitis humeri radialis wird auch als Tennisellenbogen bezeichnet und die Epikondylitis humeri ulnaris als so genannter Werfer- oder Golferellenbogen.

Ursache

Dauerhafte Überbelastungen und Mikrotraumen führen zu kleinen Einrissen in den Sehnen der Unterarmmuskulatur.

Symptome

- Ausstrahlende Schmerzen nach proximal und distal bei Anspannung der Muskulatur.
- Lokaler Druckschmerz bei Epikondylitis humeri radialis am Ursprung des M. extensor digitorum communis und des M. extensor carpi radialis, bei Epikondylitis humeri ulnaris am Ursprung des M. flexor digitorum superficialis.

Physiotherapie

Da wir es in der Physiotherapie hauptsächlich mit Patienten zu tun haben, deren Beschwerden durch einen Tennisellenbogen ausgelöst werden, gehe ich im Folgenden nur auf dieses Krankheitsbild ein.

Einige Patienten werden mit einer *Epikondylitisspange* versorgt. Sie wird direkt unterhalb des Ellenbogengelenks angelegt, so dass die Pelotte der Spange auf den schmerzenden Muskel drückt. Der Effekt ist, dass die Wegstrecke der Sehne zum Ansatz verkürzt wird und daher die Hebelwirkung der Extensoren auf die Ansatzstelle günstiger ist. Für die Zeit der Physiotherapie wird die Spange entfernt und auch der Patient kann ohne Probleme die Epikondylitisspange zeitweise am Tage abnehmen, wenn sie unangenehm ist, z.B. während der Ruhepausen oder nachts. Das richtet sich jeweils nach dem Ausmaß der Beschwerden des Patienten.

In der Physiotherapie werden die Patienten mit einer heißen Rolle behandelt, danach werden die Extensoren intensiv ausgestrichen in Richtung Ellenbogen. Anschließend dekontrahieren wir Finger, Handgelenk und Daumen nach Brügger.
Zum Eigentraining zeigen wir den Patienten eine Dehnungsübung (Ausgangsstellung: aufrechter Sitz). Bei extendiertem Ellenbogen das Handgelenk sowohl in die Flexion als auch in die Extension bewegen und die Muskulatur dehnen. Es besteht die Gefahr, dass die MP-Gelenke nur überstreckt werden und kein oder nur ein geringerer Dehnungseffekt erzielt wird. Deshalb sollte zum Dehnen stets unterhalb der Grundgelenke (Handrücken/Handfläche) angesetzt werden.

Die folgenden Punkte sollten die Patienten im Alltag beachten:

- Arbeitsabläufe so verändern, dass dauerhafte Überbelastungen vermieden werden. Evtl. muss die Arbeits- oder Sitzhöhe verändert werden.
- Bei sitzender Tätigkeit kleine Pausen zum Dehnen einlegen. Dazu bei gestrecktem Ellenbogen auf die betroffene, innenrotierte Hand setzen.
- Statische Muskelarbeiten vermeiden, wie z.B. ein Buch beim Lesen halten.
- In den Arbeitsablauf Pausen einbauen, in denen Lockerungs- und Entspannungsübungen durchgeführt werden (Atemübungen, Schulterlockerung u.a.).

▶ Tipp für zu Hause: Anstelle der heißen Rolle können die Patienten ihre Muskelansätze so heiß wie möglich abduschen oder unter fließendes heißes (so heiß wie möglich) Wasser halten (Vorsicht, Verbrennungsgefahr) und danach die Muskeln ausstreichen.

Ausgangsstellung Stand: Dazu legen die Patienten die Hand mit Dorsalextension im Handgelenk auf eine Unterlage, der Ellenbogen ist gestreckt, und streichen mit der anderen Hand die schmerzhafte Muskulatur am Unterarm von distal nach proximal aus.

28 Rheumatische Erkrankungen

Der Begriff Rheuma ist ein Sammelbegriff für viele Erkrankungen und hat keine diagnostische oder differentialdiagnostische Bedeutung. Darunter fallen u. a. die chronische Polyarthrose, Spondylitis ankylosans (Morbus Bechterew), Arthritis psoriatica, juvenile chronische Arthritis und die rheumatische Iridozyklitis. Rheumatismus ist eine veraltete Bezeichnung für Erkrankungen mit fließenden, reißenden und ziehenden Schmerzen am Bewegungsapparat, die mit Bewegungseinschränkungen verbunden sind.

1859 schlug der englische Arzt Garrod für die primäre oder progressiv chronische Polyarthritis die Bezeichnung *rheumatoid arthritis* vor. Ab 1913 wurden die degenerativen Gelenkerkrankungen (Arthrosen) dem Krankheitsbild Rheumatismus nicht mehr zugeordnet. Bis heute ist die Einteilung jedoch uneinheitlich geblieben, und viele ordnen die Arthrose als degenerative Erkrankung weiterhin den rheumatischen Erkrankungen zu.

Da man mit der Beschreibung der rheumatischen Erkrankungen ganze Bücher füllen kann, beschränke ich mich auf die chronische Polyarthritis (cP) und gehe nur auf die Besonderheiten der Hand und des Handgelenks ein.

Definition

Die chronische Polyarthritis ist eine chronische, in Schüben oder progredient verlaufende, entzündliche, destruierende Gelenkerkrankung mit Beteiligung aller Gelenkstrukturen.

Ätiologie

Frauen erkranken an der cP häufiger als Männer (ca. 3:1). Es können Angehörige aller Altersgruppen betroffen sein, auch Kinder und Säuglinge.

Ursache und Verlauf

Bei der cP handelt es sich um eine Autoimmunerkrankung. Der Körper bildet Antikörper gegen körpereigene Substanzen, die zu entzündlichen Prozessen an der Synovialis, der Innenhaut der Gelenkkapsel, führen. In 3/4 der Fälle beginnt die cP an den Händen bzw. Vorfüßen, vorwiegend an den Fingergrund- und Mittelgelenken sowie am Handgelenk. Die damit verbundenen artikulären und extraartikulären Prozesse treten an beiden Körperhälften und zunehmend symmetrisch auf. Die juvenile Form weist dagegen eine andere Verlaufsform auf, da sie an den großen Gelenken beginnt. Es kommt zu einer Dehnung und Zerstörung des Bandapparates. Die damit verbundenen Instabilitäten werden durch eine reaktive Erhöhung der Muskelanspannung kompensiert. Dieser Mechanismus ist mitverantwortlich für die im Verlauf der cP entstehenden typischen Deformitäten, gefolgt vom allmählichen Abbau der Knorpelsubstanz und des Knochens. Unsere Aufgabe ist es, so frühzeitig wie möglich diesem Geschehen und den daraus resultierenden Gelenkdeformitäten entgegenzuwirken. Dazu gehört u. a., die Patienten rechtzeitig mit stabilisierenden Bandagen oder Schienen zu versorgen.

Symptome

- Morgensteifigkeit
- Rötung und erhöhte Hauttemperatur
- Schmerzen
- Schwellung der Gelenke
- Bewegungseinschränkungen
- Kraftverlust
- Gelenkinstabilität
- Rheumaknoten (evtl.)

Im fortgeschrittenen Stadium zeigen sich die folgenden Symptome:

- Atrophien
- Sehnenrupturen
- Gelenkfehlstellungen (siehe unten)
- Luxationen
- Parästhesien u. a.

Typische Fehlstellungen:

Bajonettstellung des Handgelenks

Das Handgelenk ist ein bandgeführtes Gelenk. Durch die Zerstörung des Bandapparates (Rupturen) rutschen die Karpalknochen nach palmar ab. Die palmargerichtete Gelenkfläche des Radius begünstigt das Geschehen. Die Hand ist also im Vergleich zum Unterarm nach volar abgerutscht. Die Fehlstellung geht mit einem instabilen Handgelenk einher, der Patient wird in seiner Fingerfertigkeit eingeschränkt, und es besteht die Gefahr von Rupturen der Strecksehnen.

Caput-ulnae-Syndrom

Die Destruktion des Ulnar-Köpfchens geht vom 6. Strecksehnenfach aus und führt zum Caput-Ulnae-Syndrom. Die Patienten haben Schmerzen im Handgelenk, besonders bei der Supinationsbewegung. Durch Stabilisierung des Handgelenks können die Schmerzen gelindert werden. Auch hier besteht die Gefahr von Strecksehnenrupturen.

Handskoliose oder Zickzackphänomen, Ulnardeviation der Langfinger

Durch die Lockerung des Bandapparates kommt es zu einer Ulnarverschiebung der proximalen Handwurzelknochen, gefolgt von einer Radialabweichung der Mittelhandknochen. Um diese Gelenkstellung zu kompensieren, wandern die Langfinger ulnarwärts (Ulnardeviation). Legen die Patienten im Anfangsstadium der Erkrankung ihre Hand auf den Tisch, befindet sich der dritte Finger nicht mehr in Mittelstellung, und die Ulnarseite des Unterarms weist keine seitlichen Konturen auf (Abb. 28.1). Sie ist gerade, abgeflacht.

Durch diese Fehlstellung geht der transversale Bogen und auch der Karpalbogen verloren (siehe unten). Stabilisiert man das Handgelenk der Patienten mittels Bandagen, verbessert sich die Fingerfunktion, da die Fingermuskulatur nicht mehr das Handgelenk stabilisieren muss und für die Fingerfunktion wieder zur Verfügung steht.

Subluxation oder Luxation der Grundgelenke

Durch die veränderte Statik der Hand (Bajonettstellung) und die Beteiligung der Grundgelenke kommt es zur Subluxations- oder Luxationsstellung der Grundgelenke (Abb. 28.2). Diese Stellung begünstigt ihrerseits wieder die Schwanenhalsdeformität.

Verlust des transversalen Bogens

Wesentlich für den Erhalt des transversalen Bogens ist die Beweglichkeit des IV. und V. Mittelhandknochens gegenüber dem III. Mittelhandknochen. Durch Subluxationen oder Luxationen der Grundgelenke und die veränderte Stellung der Mittelhandknochen geht der transversale Bogen verloren.

Knopflochdeformität

Ist das PIP-Gelenk mitbetroffen, kommt es zu einer zunächst noch korrigierbaren Flexionsstellung des Gelenks. Dadurch wird der mittlere Sehnenzügel der drei Extensoren permanent gedehnt, bis er aufgrund der

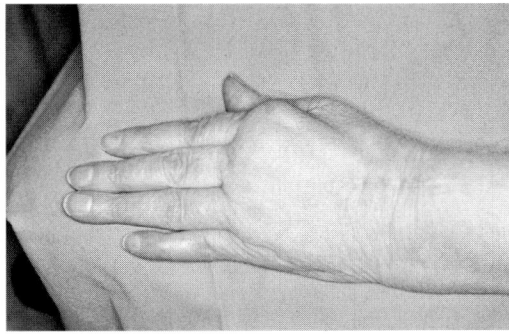

Abb. 28.1 Handskoliose.

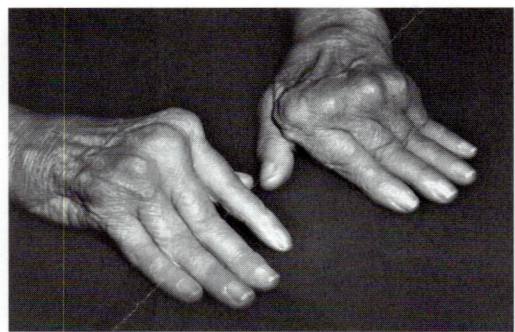

Abb. 28.**2** Luxation der Grundgelenke.

ständigen Überbeanspruchung reißt. Die lateralen Streckzügel rutschen nach palmar ab, werden so zu Beugern im PIP-Gelenk und zu Überstreckern im DIP-Gelenk. Das PIP-Gelenk rutscht durch den dorsalen Streckapparat wie ein Knopf durch ein Knopfloch (Abb. 28.**3**).
Die Folge ist die typische Fehlstellung des Fingers:
DIP-Gelenk = überstreckt,
PIP-Gelenk = gebeugt,
MP-Gelenk = meistens überstreckt.
Die Greiffunktion des Patienten bleibt im Wesentlichen erhalten.

Schwanenhalsdeformität, Hammerfinger

Es kommt durch die Lockerung der palmaren Platte und Schrumpfung der Mm. interossei zur Überstreckung im PIP-Gelenk und kompensatorisch zur Beugung im DIP-Gelenk (Abb. 28.**4**). Weiteres Schrumpfen der intrinsischen Muskulatur manifestiert die Deformität, sie kann aktiv und passiv nicht mehr ausgeglichen werden. Durch den Bunnell-Littler Test können wir die Muskelverkürzung überprüfen.
Kommt es zum Abriss der Streckersehne am Ansatz, entsteht der so genannte Hammerfinger. Die typische Stellung des Fingers:

- DIP-Gelenk = gebeugt
- PIP-Gelenk = überstreckt
- MP-Gelenk = gebeugt

Aufgrund der Schwanenhalsdeformität können die Patienten viele Griffe nicht ausführen und sind in ihrer Handfunktion eingeschränkt.

Schusterdaumen, 90/90 Deviation oder Knopflochdeformität des Daumens

Als Ursachen sind die entzündungsbedingte Erweiterung der Gelenkkapseln, Subluxationen und die veränderte Zugrichtung der Streckmuskulatur zu nennen. Als Folge kommt es zu einer Abduktionsbehinderung des Daumen, und die Ulnardeviation der Langfinger wird begünstigt. Typische Fehlstellung:

- MP-Gelenk des Daumens = gebeugt
- IP-Gelenk des Daumens = überstreckt

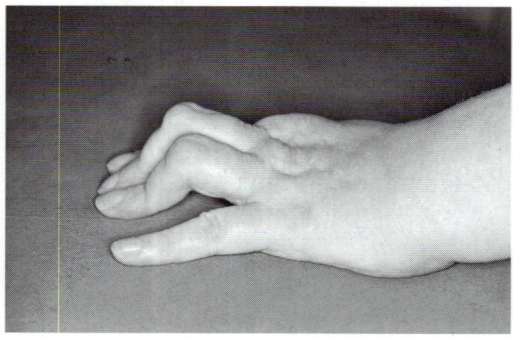

Abb. 28.**3** Knopflochdeformität.

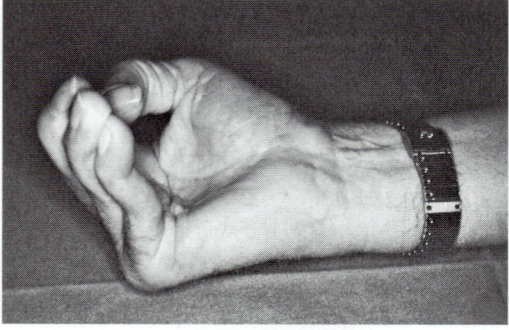

Abb. 28.**4** Schwanenhalsdeformität.

Diagnostik

Die Ärzte orientieren sich zur Frühdiagnostik an 11 Kriterien:
1. Morgensteifigkeit, die länger als eine Stunde anhält.
2. In mindestens einem Gelenk ist ein Bewegungs- oder Druckschmerz vorhanden.
3. Ein Gelenk ist entzündlich geschwollen.
4. Mindestens ein weiteres Gelenk weist eine weiche Schwellung auf.
5. Die Gelenkschwellungen treten symmetrisch auf.
6. So genannte Rheumaknoten sind vorhanden.
7. Ein typischer Röntgenbefund zeigt sich.
8. Der Rheumafaktor ist nachweisbar.
9. Die Synovialflüssigkeit weist eine verminderte Viskosität auf.
10. Der histologische Befund der Synovialis sowie
11. Der histologische Befund eines subkutanen Knotens müssen charakteristisch sein.

Die Diagnose kann nur gestellt werden, wenn alle genannten Kriterien seit mindestens sechs Wochen bestehen. Die Kriterien 2–6 müssen von einem Arzt beurteilt werden. Findet man bei einem Patienten drei Kriterien, spricht man von einer wahrscheinlichen cP, bei fünf übereinstimmenden Kriterien von einer definitiven cP und bei sieben Kriterien von der klassischen cP.
Einteilungen
Die American Rheumatism Association (ARA) teilte 1949 nach Steinbrocker die cP in 4 Behinderungsgrade ein:

Grad I   Die Patienten kommen im täglichen Leben und im Beruf ohne Einschränkungen zurecht.
Grad II Die Patienten meistern ihr tägliches Leben trotz Schmerzen und Bewegungseinschränkungen ohne oder mit geringen Einschränkungen.
Grad III Die Patienten haben erhebliche Schwierigkeiten, sich selbst zu versorgen. Sie sind auf Hilfe angewiesen, Arbeitsunfähigkeit: > 50–100 %.
Grad IV Die Patienten sind vollständig auf fremde Hilfe angewiesen, beinahe oder ganz an den Rollstuhl oder das Bett gebunden, Arbeitsunfähigkeit: 100 %.

1988 kam die Stadieneinteilung nach Seyfried und Gruber hinzu. Für die Gelenke der Hand:

Stadium I   Die Deformität kann vom Patienten aktiv korrigiert werden.
Stadium II Die Deformität kann passiv korrigiert und vom Patienten gehalten werden.
Stadium III Die Deformität kann passiv korrigiert werden, aber der Patient kann die Korrekturstellung nicht halten.
Stadium IV Die Deformität kann passiv nicht korrigiert werden.

Therapie

Aus der Stadieneinteilung leitet sich der Therapieaufbau ab:
Stadium I und II   Das präventive Arbeiten steht im Vordergrund.
Stadium III und IV Alle Arbeiten dienen der Rehabilitation des Patienten.

- Medikamente: Bei den cP-Patienten handelt es sich um Dauerpatienten. Sie werden medikamentös von Seiten der Ärzte eingestellt und sind ihr Leben lang auf die verordneten Arzneimittel angewiesen. Durch ihre Erkrankung verlieren sie im Laufe der Zeit ihre Selbstständigkeit, die Lebensqualität wird gemindert.
- Operationen (siehe S. 196)
- Information: Die umfassende Information der Patienten ist eine wichtige Voraussetzung für die Therapie. Nur wenn die Patienten genau wissen, welche Deformitäten entstehen können, und verstehen, wie man sie aufhalten oder verzögern kann, arbeiten sie im Sinne des Gelenkschutzes

und benutzen Haushaltsmaschinen (z.B. elektrischen Dosenöffner), organisieren ihren Tagesablauf dementsprechend, teilen sich ihre Arbeit nach ihren Kräften ein (z.B. nur ein Fenster putzen oder nur einen Raum staubsaugen) und benutzen ihre Hilfsmittel, mit denen sie im Sinne des Gelenkschutzes früh versorgt werden sollten. Wir empfehlen den Patienten, sich der Rheuma-Liga anzuschließen. Dort werden sie beraten und treffen sich mit Gleichgesinnten. Es werden Vorträge angeboten und sie können an speziellen Übungsgruppen teilnehmen.

- Hilfsmittel: Werden Patienten mit Hilfsmitteln versorgt, ist es ganz wichtig, diese auf die persönlichen Bedürfnisse des Patienten abzustimmen. Aus Gesprächen erfahren wir etwas über ihre Lebensabläufe und Gewohnheiten. Die Patienten sollten die Möglichkeit haben, die Hilfsmittel auszuprobieren. Nicht alle angebotenen Hilfsmittel sind für alle Patienten sinnvoll. Aus diesem Grund haben wir viele Hilfsmittel im Krankenhaus zum Ausprobieren angeschafft. Möchten unsere Patienten sich genauer über den Gelenkschutz informieren, empfehlen wir das Buch *Gelenkschutz und Rehabilitation* von Marete Brattström. Abbildung 28.**5** zeigt einige Beispiele zur Hilfsmittelversorgung.

▌ Physiotherapie

Wenn man mit Rheuma-Patienten arbeitet, sollte man beim Händedruck vorsichtig sein. Beim Querdruck auf die MCP-Gelenke kommt es zu Schmerzen, dem so genannten *Gaenslen-Zeichen*.

Bevor wir mit der Physiotherapie beginnen können, ist eine genaue *Befundaufnahme* nötig. Das Erscheinungsbild der chronischen Polyarthritis ist sehr unterschiedlich. Die Patienten können Atrophien, Muskelschwächen, Kontrakturen, unterschiedliche Fehlstellungen (ausgleichbar oder kontrakt) in verschiedenen Kombinationen aufweisen. Jedes Stadium der cP ist behandlungsbedürftig.

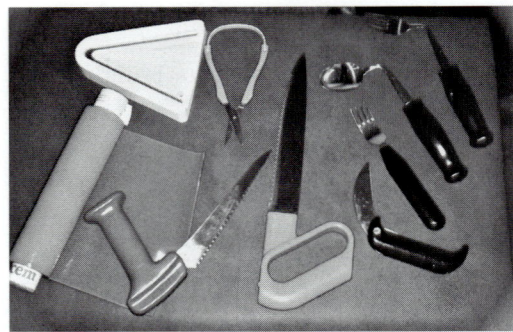

Abb. 28.**5** Hilfsmittel: rutschfeste Unterlage, verschiedene Messer, Esshilfen.

Kann ein Patient z.B. die Flexion in den MP-Gelenken aktiv nur schwer und mit Schmerzen durchführen, passiv aber ohne Schwierigkeiten beugen, so kann es sich um eine Verklebung oder Stenose im Sehnenscheidenbereich oder um eine Sehnenruptur des M. flexor digitorum superficialis oder profundus handeln. Kann der Patient die Flexion im MP-Gelenk auch passiv nur schwer oder mit Einschränkungen durchführen, muss geprüft werden, welche der folgenden Ursachen vorliegt:

- Verkürzung der Strecksehnen: Dazu lassen wir den Patienten einen Faustschluss in Dorsalextension ausführen und gehen dann in die Plantarflexion. Geht die Faust auf, sind die Strecksehnen verkürzt.
- Verkürzung der Seitenbänder an den MP-Gelenken: Prüfen wir durch aktives Spreizenlassen der Finger mit und ohne flektierte MP-Gelenke. Da die Seitenbänder in Extension locker sind, lassen sie eine Seitbewegung zu.
- Kapselschrumpfung: Prüfen wir, indem wir die Haut dorsal über den MP-Gelenken abziehen. Ist dies nicht möglich, liegt eine Kapselschrumpfung vor.

Treffen alle drei Möglichkeiten nicht zu, muss es sich um Adhäsionen der gelenkumgebenden Strukturen handeln. Eine Röntgenkontrolle sollte erfolgen.

Wenn die Handkraft sehr schwach ist, werden die Patienten mit einem Handgelenkswickel versorgt. Um die Handkraft zu überprüfen, hilft uns der folgende einfache Test: Die Patienten drücken uns die Hand. Danach stabilisieren wir mit unserer Hand das Handgelenk des Patienten und lassen erneut den Händedruck ausführen. Wenn die Patienten dabei den Kraftunterschied selber deutlich feststellen, tragen sie anschließend gerne den Verband (Abb. 28.**6**).

Unsere Bewegungen im Gelenk erfolgen durch Gleit- und Rollbewegungen. Nach Seyfried (1984) ist die Gleitbewegung die dominantere Bewegung. Sie ist wie die Bewegung eines durchdrehenden Rades auf Eis. (Das Rollen des Rades führt kaum zu einer Bewegung.)

Aufgrund der Erkrankung sind die Gelenkflächen nicht mehr glatt, und die Rollenbewegung gewinnt die Überhand. Die Beweglichkeit nimmt ab. Da die Manuelle Therapie auf dem Gleit- und Rollmechanismus aufbaut, sind manualtherapeutische Maßnahmen für die Behandlung der cP-Patienten weniger geeignet. Wir verwenden jedoch die Traktion, um das Gelenkspiel zu erarbeiten, und auch die aktuelle Ruhestel-

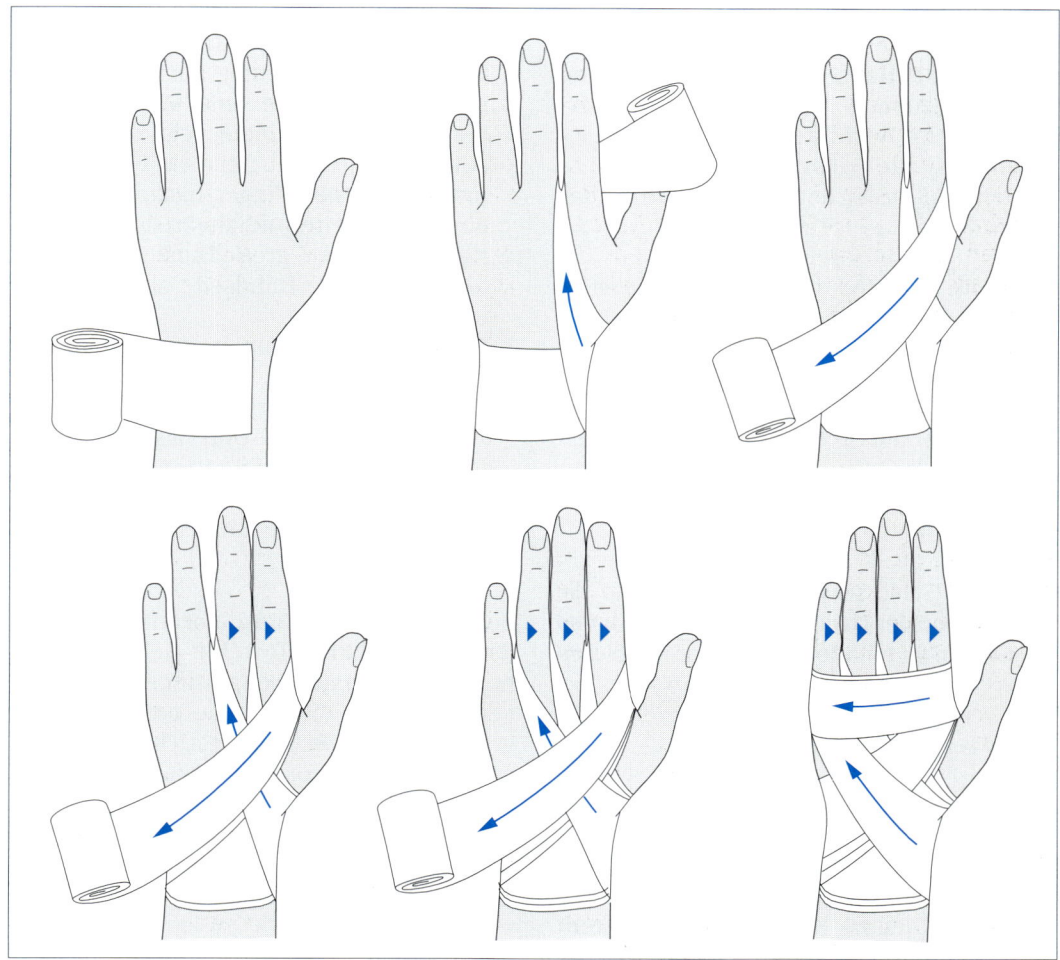

Abb. 28.**6** Vainio-Touren.

lung spielt in der Therapie eine wichtige Rolle (siehe unten).

Da die Patienten häufig bereits Ruheschmerzen haben und diese in den Morgenstunden stärker sind, ist in der Physiotherapie die Schmerzgrenze schnell erreicht oder wird sogar überschritten. Sinnvoll ist es daher, die Patienten erst in den Nachmittagsstunden zu behandeln. Wir müssen die besondere Schmerzgrenze bei Rheumatikern respektieren, dürfen aber nicht vor ihr kapitulieren. Im Stadium IV dürfen wir die Bewegungen allerdings nicht mehr forcieren und über die Schmerzgrenze hinaus üben, da wir sonst den Gelenkknorpel noch mehr schädigen würden.

Weiterhin ist es wichtig, auf die Belastbarkeit des Patienten zu achten, genügend Pausen einzubauen, eine korrekte Körperhaltung beim Ausführen der Übungen einzunehmen, die richtige Arbeitshöhe zu wählen und die Widerstände genau zu dosieren.

▶ Hinweis: Während der Physiotherapie ist es wichtig, die Subluxationsstellung der MP-Gelenke oder andere Fehlstellungen nicht zu forcieren.

Bewegen wir die Gelenke des Patienten passiv durch, arbeiten wir aus der aktuellen Ruhestellung heraus, das ist die Stellung, die für den Patienten am angenehmsten ist.

▶ Hinweis: Schlüsselgriff, Hakengriff und die Opposition des Daumens müssen wir für den Patienten zu erhalten versuchen. Mit diesen drei Griffen behält der Patient auch bei schwersten Deformitäten der Hände weitgehend seine Selbstständigkeit.

Übungsprogramm

Wir bringen unseren Patienten ein einfaches Übungsprogramm bei, welches wir von der Rheuma-Klinik Bad Bramstedt weitgehend übernommen haben. Führen die Patienten diese wenigen Übungen regelmäßig durch, werden sie innerhalb weniger Wochen eine Besserung verspüren, besonders im Hinblick auf ihre Handkraft.

1. Ein O formen zwischen Daumen und allen Langfingern.
2. Ulnare Seite des Unterarms und der Hand auf einen Tisch legen und mit Daumen und Langfingern nacheinander Richtung Decke bewegen (Handkanten bleiben auf der Unterlage liegen).
3. Hand auf eine Unterlage legen, Daumen und Langfinger nacheinander radialwärts bewegen. Hand abheben, erneut ablegen und die Übung wiederholen. (Nie in Richtung ulnar üben!) Die Übung kann auch gut über dem eigenen Knie geübt werden, da dann gleichzeitig der transversale Bogen unterstützt wird. Verfügt der Patient über genügend Kraft, kann er die Übung auch mit Knete ausführen. Dazu rollt er aus Knete eine Wurst, drückt mehrere Dellen hinein, legt seine Hand auf, indem in jeder Delle ein Finger ruht, und führt jeden Finger nacheinander in eine Delle weiter radialwärts.
4. Kleine Faust und große Faust üben. Dabei liegt die ulnare Handseite auf einer Unterlage.
5. Hände verschränken und die Daumenspitzen beugen.
6. Ellenbogen am Körper fixieren und die Hände auf einer Unterlage auflegen. Hände nun in die Supination bringen und wieder zurück in die Pronation. Dabei müssen die Hände immer an derselben Stelle ankommen.

Bei einer Schwanenhalsdeformität üben wir den Bunnell-Littler Test (MP-Gelenke passiv in leichte Überstreckung bringen und dann versuchen, die PIP-Gelenke passiv zu beugen) und die Bewegungsrichtungen, die der Knopflochdeformität entsprechen. Wir üben sozusagen ins Knopfloch. Bei der Knopflochdeformität verhält es sich umgekehrt. Wir üben die Bewegungsrichtungen, die dem Schwanenhals entsprechen.

Häufige Fehler in der Therapie

- Einen weichen Schaumstoffball zusammendrücken lassen
- Den Druck auf die Fingerspitzen verstärken
- Ohne Unterstützung der MP-Gelenke einen aktiven Faustschluss üben
- Bei Verlust des Quergewölbes, die Überstreckung der Grundgelenke üben

Alle genannten Übungen fördern bei bestehender Bandinstabilität die Subluxationsstellung der MP-Gelenke. Auch die folgenden Punkte gelten als Behandlungsfehler:

- Bei bestehender Handskoliose sofort radialwärts gerichtete Übungen mit den Langfingern ausführen, ohne vorher die Stellung im Handgelenk zu korrigieren.
- Mobilisation der Handgelenke. Das fördert die Instabilität und vermindert die Fingerkraft und damit die Selbstständigkeit der Patienten. Daher im Handgelenk bis maximal 20° Dorsalextension und Plantarflexion bewegen lassen.
- Übungen, die mit einem Handstütz verbunden sind, z.B. Vierfüßlerstand. Die maximale Dorsalextension fördert die Bajonettstellung der Hand.

▶ Hinweis: Quengelschienen können durch größere punktuelle Belastungen der Gelenke zu weiteren Knorpelschädigungen führen.

▶ Tipp für Zuhause: Zur Unterstützung des transversalen Bogens kann der Patient in den Arbeitspausen seine Hand auf einem Tennisball, Apfel oder einfach auf seinem Knie lagern.

Schienenversorgung

Die Patienten werden konservativ, aber auch postoperativ mit Schienen versorgt.

▶ Hinweis: Die Schienen dürfen nicht zu schwer sein, um die Gelenke nicht zusätzlich zu belasten. Die Patienten müssen die Schiene akzeptieren und auch bereit sein, sie zu tragen. Haben die Patienten jedoch Vorbehalte gegen die Schiene, werden sie sie auch nicht tragen.

Allgemeine Ziele
- Schmerzen lindern
- Fehlstellungen vermeiden oder korrigieren (ausschalten pathologischer Kräfte)
- Gelenke stabilisieren und dadurch physiologische Funktionen ermöglichen
- Schutz vor Sehnenrupturen
- Kontrakturen und Atrophien vermeiden

Postoperative Ziele
- Schutz der operierten Gelenke
- Physiologische Gelenkstellung ermöglichen
- Ausweichbewegungen und Fehlstellungen vermeiden
- Gelenke mit und ohne Widerstand frühzeitig zu beüben
- Überdehnungen der Sehnen vermeiden.

Schienenbeispiele
- Schiene bei Knopflochdeformität (mit Glitzersteinen verzierbar), (Abb. 28.**7**)
- Schiene bei Schwanenhalsdeformität (Silver rings), (Abb. 28.**8a** u. **b**)
- Daumenschienen (Stabilität und Korrektur), (Abb. 28.**9a** u. **b**)
- Ulna Drift Spange (Nachtlagerungsschiene), (Abb. 28.**10**)
- Dynamische Schiene (nach Swanson-Prothese), (Abb. 28.**11**).

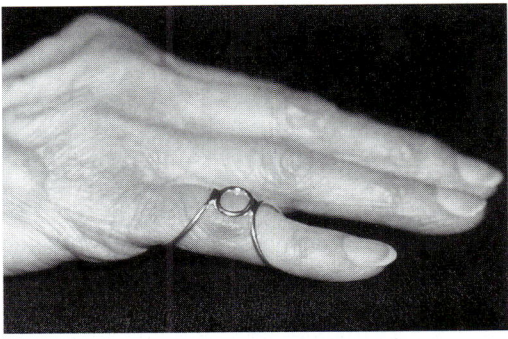

Abb. 28.7 Schiene bei Knopflochdeformität.

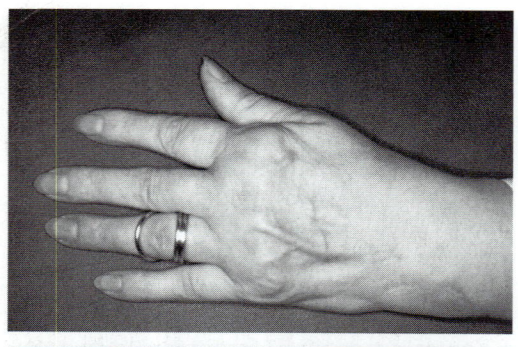
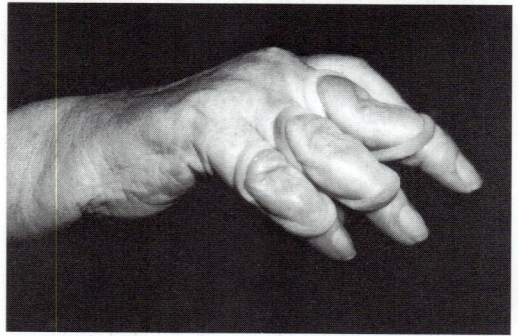

Abb. 28.**8a** u. **b** Schiene bei Schwanenhalsdeformität.

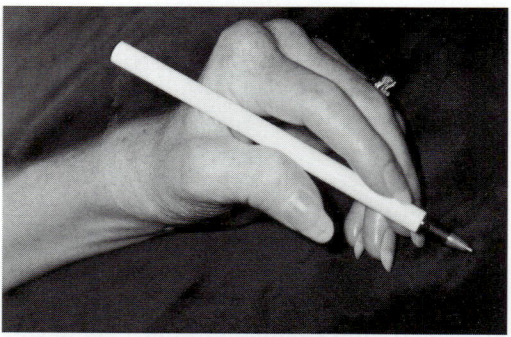
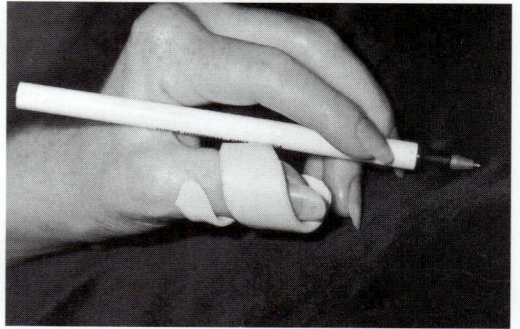

Abb. 28.**9a** u. **b** Korrektur der Fehlstellung des Daumens durch die Schiene.

Häufig durchgeführte Operationen bei cP-Patienten

Da bei den Patienten mit chronischer Polyarthritis alle Gelenke betroffen sein können, ist bei Operationen auf eine gute Lagerung zu achten. Das gilt besonders für die Halswirbelsäule, die bei vielen Patienten in Mitleidenschaft gezogen ist. Die Operationen erfolgen, soweit möglich, in Plexusanästhesie.

Synovektomie

Bei der Synovektomie wird das Synovialgewebe entfernt. Bei cP-Patienten werden diese Operationen auch präventiv durchgeführt, um Gelenkdestruktionen hinauszuzögern. Synovektomien können am Mittelgelenk, Grundgelenk und Handgelenk durchgeführt werden. Am Handgelenk kann die Operation in Kombination mit der Ulnaköpfchenresektion erfolgen. Bei den Grundgelenken werden während einer Operation mehrere Gelenke gesäubert, falls erforderlich, wird gleichzeitig eine Strecksehnenzentralisierung durchgeführt.
Es erfolgt eine 8–10-tägige Gipsruhigstellung je nach OP in einer dorsalen oder palmaren Schiene. Die Patienten kühlen mehrmals täglich mit Eispackungen. Hierzu wird der Gipsverband abgewickelt. Die Ödemprophylaxe sowie eine gute Funktion der Gelenke stehen im Vordergrund der Physiotherapie. Alle Gelenke, die nicht ruhiggestellt werden müssen, dürfen bewegt werden – besonders wichtig, da die Patienten schneller zu Versteifungen neigen als andere.

Tenosynovektomien

Die Tenosynovektomien werden sowohl an den Beuge- als auch an den Strecksehnen durchgeführt. Durch Entfernen des synovialitischen Gewebes versucht man die Zer-

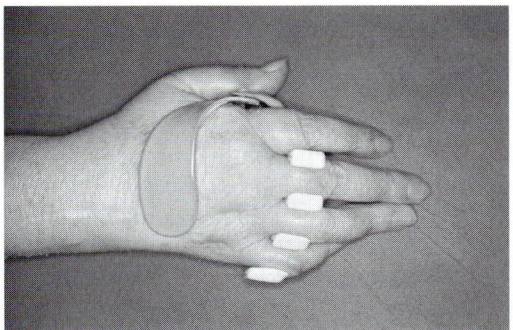

Abb. 28.10 Variante der Ulna-Drift-Spange.

störung (Auffaserungen und Rupturen) der Sehnen aufzuhalten. Finden die Ärzte während der Operation Sehnenrupturen oder deren Vorstadien, werden diese durch Sehnenkoppelungen oder Transpositionen sofort behoben.

Physiotherapie

Ödemprophylaxe, alle freien Gelenke bewegen, evtl. Versorgung mit Hilfsmitteln oder Beratung über Gelenkschutz.

Operation der Knopflochdeformität

Es wird eine Raffnaht des Mittelzügels, eine Operation nach Hellmann, Operation nach Snow (siehe S. 126) durchgeführt. Die Prognose dieser Operation ist gut, solange die Fehlstellung im PIP-Gelenk ausgeglichen werden kann. Sind die Kollateralbänder bereits geschrumpft, müssen diese präoperativ erst aufgedehnt werden.
Bei fixierten Knopflochdeformitäten wird den Patienten zu einer Arthrodese geraten.

Operation der Schwanenhalsdeformität

Den Ärzten stehen mehrere OP-Möglichkeiten zu Verfügung, u.a. die Superfizialis-Tenodese. Diese kann bei guter aktiver Beweglichkeit des PIP-Gelenkes durchgeführt werden. Dazu wird ein Zügel des M. flexor digitorum superficialis durchtrennt, um das

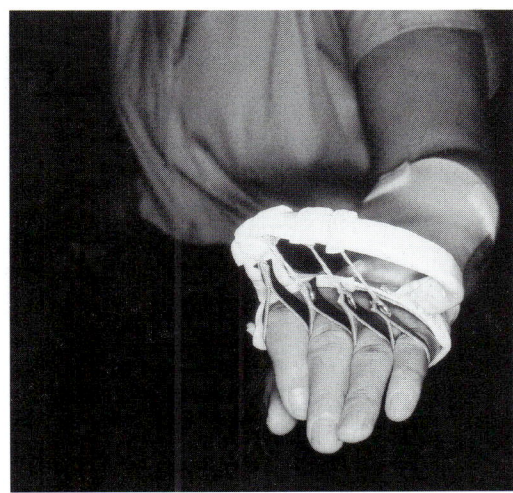

Abb. 28.11 Dynamische Schiene nach Swanson-Prothese.

Ringband A2 nach oben zu schlagen und mit sich selbst zu vernähen. Die Patienten bekommen eine Unterarm-Fingergipsschiene, die die Beugung vollständig zulässt, die Streckung in den PIP-Gelenken jedoch bei 20–30° stoppt.
Eine Arthrodese wird bei einer fixierten Schwanenhalsdeformität durchgeführt.

Distale Ulnaköpfchenresektion

Die Ulnaköpfchenresektion wird durchgeführt bei fortgeschrittener Handgelenksdestruktion (cP) oder wenn durch das Reiben der Ulna an den ulnaren Handwurzelknochen Schmerzen entstehen. Die Patienten werden mit einer dorsalen Unterarmgipsschiene für 8–14 Tage versorgt.

Physiotherapie

Die Physiotherapie beginnt am 1. postoperativen Tag. Die Pro- und Supinationsbewegung wird aktiv und passiv geübt. Zunächst mit dem Gipsverband, aber spätestens am 2. postoperativen Tag ohne Verband. Nach dem Üben wird er wieder angewickelt, später wird der Verband nur zur Nacht angelegt. Da die Bewegungen sehr schmerzhaft sind, nehmen manche die Patienten vor der

Therapie Schmerztropfen ein und kühlen mit Eis.

▸ Hinweis: Ausweichbewegungen des Ellenbogens und der Schulter verhindern. Der Patient wird angehalten, seinen Ellenbogen während der Drehbewegungen in der Taille oder auf der Unterlage zu fixieren.

Ab dem 4. postoperativen Tag darf der Patient die Pro- und Supinationsbewegungen mit einer Hantel (1 kg) durchführen. Während des Krankenhausaufenthaltes kommt der Patient drei- bis viermal täglich zur Therapie. In den Pausen soll er mit Eis kühlen und seine Übungen stündlich wiederholen.

▸ Tipp für zu Hause: Falls keine Hantel vorhanden ist, eignet sich zum Üben ein Hammer oder Fleischklopfer.

Handgelenksarthrodese

Wie bereits erwähnt, ist das Handgelenk ein bandgeführtes Gelenk und neigt zur Instabilität. Um diese Instabilität sowie Schmerzen zu beseitigen und Fehlstellungen auszugleichen, werden Handgelenksarthrodesen durchgeführt. So erhält der Patient seine Fingerkraft zurück und benötigt keine Bandagen mehr am Handgelenk (siehe S. 193). Die operative Korrektur des Handgelenks ist außerdem Voraussetzung, um weitere Korrekturen an den Fingern vorzunehmen.

- *Plattenosteosynthese*
Der Arthrodesewinkel soll 15° Streckung betragen, die Handstellung soll gerade oder in 10° Ulnarabduktion erfolgen. Die Platte wird also entweder am II. oder III. Mittelhandknochen befestigt. Es schließt sich eine 3–4 wöchige Ruhigstellung an.

- *Arthrodese nach Mannerfelt*
Hierbei wird ein Steinmann-Nagel zwischen dem III. und IV. Mittelhandknochen und in den Radiusschaft eingesetzt. Im Anschluss folgt eine 4–6-wöchige Ruhigstellung.

Physiotherapie

Bei Arthrodesen steht die Mobilisierung der Nachbargelenke im Vordergrund der Physiotherapie. Mit dem Handgelenk wird selbstverständlich nicht geübt, denn es soll ja stabil fixiert bleiben. Der Patient muss lernen, mit seiner neuen Handgelenkstellung alle Arbeiten zu verrichten. Gerade bei cP-Patienten ist es wichtig, die Finger frühzeitig zu bewegen, da bei ihnen die Gelenke sehr schnell versteifen. Durch die Operation werden die Patienten schmerzfreier, gewinnen ihre Fingerkraft ein Stück weit zurück und sind daher sehr motiviert.

Arthrodese im DIP- und PIP-Gelenk der Langfinger

Wird u.a. bei fixierten Schwanenhals- und Knopflochdeformitäten und instabilen Gelenken durchgeführt. Die Gelenke werden in leichter Beugestellung fixiert. Das DIP-Gelenk befindet sich in 10–20° und das PIP-Gelenk in 30–50° Flexionsstellung. Die Patienten haben bei beweglichen MP-Gelenken und arthrodesierten IP-Gelenken eine bessere Handfunktion als umgekehrt.
Ruhigstellung bis zur Wundheilung bei übungsstabilen Arthrodesen, sonst bis zur knöchernen Durchbauung (Röntgenkontrolle).

Physiotherapie

Ödemprophylaxe, Nachbargelenke bewegen und freihalten, nach Freigabe der Hand neue Situation der Handfunktion an Alltagsbewegungen üben. Vieles erarbeiten sich die Patienten selber, da sie gerne selbstständig und weniger auf Hilfe angewiesen sein möchten.

Arthrodese am Daumen

Fixierte Stellung der Gelenke: IP-Gelenk 10–20°, MP-Gelenk 10–15° Flexion.
Physiotherapie: siehe Arthrodesen der Langfinger

Endoprothesenversorgung

Endoprothesenversorgungen am PIP- und MP-Gelenk sowie am Handgelenk sind möglich.
Endoprothese am Handgelenk
Zwischen dem Radiusschaft und dem Schaft des 3. Mittelhandknochens wird eine Platzhalterprothese (Swanson-Prothese) eingesetzt. Sollte die Prothese dem Patienten Probleme bereiten, kann diese entfernt und eine Handgelenksarthrodese durchgeführt werden.
Um ein gutes Ergebnis zu erzielen, muss das Handgelenk präoperativ eine gute Beweglichkeit und Stabilität aufweisen. Dies ist bei cP-Patienten selten gegeben, eher bei Patienten mit einer Arthrose. Man setzt dem Patienten die Prothese zur Schmerzlinderung ein und versucht, gerade wenn das andere Handgelenk schon durch eine Arthrodese stabilisiert wurde, ihm etwas Beweglichkeit zumindest in einem Handgelenk zu erhalten.
Postoperativ erfolgt eine Ruhigstellung in einer dorsalen Schiene für 10 Tage. Dann darf die Schiene zur Physiotherapie abgenommen werden. Zwischen den Übungseinheiten trägt der Patient die Schiene zum Schutz bis zum Ablauf der 6. Woche weiter.

▪ Physiotherapie

Wie nach allen Operationen bitte auch hier Rücksprache mit dem Operateur halten und den Operationsbericht lesen. Nur so erhalten wir Auskunft über den genauen Sitz der Prothese und wie weit die Patientenhand belastet werden darf.

Maßnahmen
- Ödemprophylaxe
- alle freien Gelenke frühzeitig bewegen
- Patienten mit einer Schiene aus thermoplastischem Material versorgen
- die Beweglichkeit des Handgelenkes am 10. postoperativen Tag vorsichtig und langsam erweitern
- später schließen sich Kräftigungsübungen an

Grundgelenksarthroplastik

Bei Gelenkzerstörungen, Ulnadeviation der Langfinger oder einer Subluxationsstellung nach palmar kann der Patient mit einer Swanson-Prothese in den Grundgelenken versorgt werden. Voraussetzung ist, dass die Muskulatur des Patienten genügend Kraft aufbringt, um die Prothese zu bewegen.
Operationszugang von dorsal oder palmar. Die Gelenkflächen werden abgetrennt, der jeweilige Knochenschaft wird aufgebohrt oder aufgefräst, dann werden die Probierprothesen eingepasst. Sitzen diese optimal, werden sie gegen die eigentliche Swanson-Prothese ausgetauscht (Abb. 28.**12a** u. **b**).

Im Operationssaal werden die Patienten mit einer palmaren Unterarm-Fingergipsschiene für vier Wochen versorgt. Die PIP-Gelenke bleiben frei, Grundgelenke in 20° Flexion und das Handgelenk in 20° Extension. Danach sollen die Patienten die Schiene

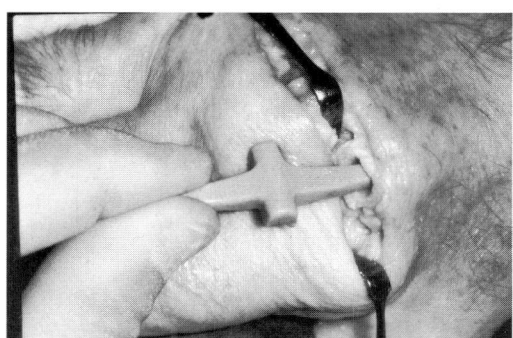

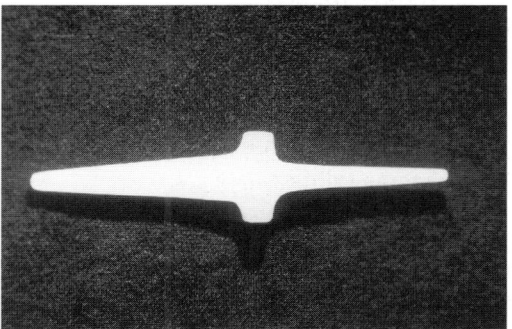

Abb. 28.**12a** u. **b** Anpassen der **a** Probeprothese, **b** *Swanson*-Prothese.

noch sechs Monate als Nachtlagerungsschiene tragen.

Physiotherapie

Rücksprache mit dem Operateur und lesen des OP-Berichts. So erhalten wir genaue Auskunft über den Zugang der Operation, den Sitz und wie groß die Gefahr einer Luxation der Prothese ist. Besteht ein erhöhtes Luxationsrisiko, müssen wir die Physiotherapie dementsprechend vorsichtig dosieren.

- Am 1–3. postoperativen Tag werden die Patienten teilweise (abhängig von der ärztlichen Verordnung) mit einer dynamischen thermoplastischen Schiene versorgt, oder wir benutzen die Gipsschiene als Grundschiene und bauen darauf einen dynamischen Ausleger. So können die Patienten ihre Finger aktiv in die Flexionsstellung ziehen, danach werden die Finger durch die Schienenausleger passiv in die Extensionsstellung zurückgezogen.
- Ödemprophylaxe: Die Patienten bekommen u.a. alle Anwendungen, kombiniert mit Eispackungen.
- Narbenbehandlung: Die Patienten neigen zu starken Narbenverklebungen, vor allem wenn bei der Operation ein dorsaler Zugang gewählt wurde.
- Darf die Schiene zur Physiotherapie von ärztlicher Seite abgenommen werden, beginnen wir mit der Gelenkmobilisation, indem wir unterhalb des Gelenkes fixieren und bewegen lassen (siehe S. 117). Leichte Bewegungsübungen wie mit dem luftgefüllten Handtrainer (siehe S. 13) oder Steckspiele. Die Dosierung ist abhängig vom Luxationsrisiko der Prothese.

Endoprothese im PIP-Gelenk

Die Behandlung verläuft analog der Grundgelenksarthroplastik.

Da bei dem Krankheitsbild der chronischen Polyarthritis nicht nur die gerade operierte Hand betroffen ist, sondern auch alle anderen Gelenke, nehmen die Patienten mittags an einer Rheuma-Gruppe teil.

▶ Hinweis: Es sollte eine Gruppe speziell für Rheumatiker sein, da bei der Behandlung spezielle Anforderungen an die Ausführung der Bewegungen gestellt werden und wie bei der Hand auch bei allen anderen Gelenken besondere Richtlinien zu beachten sind.

Literatur

American Society for Surgery of the Hand. Die Hand. Berlin, Heidelberg: Springer Verlag; 1990

Bade H, Koebke J, Gronenberg B. Gefäßversorgung der sehnenscheidenfreien Strecke der Extensorensehnen des II. bis V. Fingers am Handrücken. Handchir. Mikrochir. Plast. Chir. 1992; 24: 233.

Bade H, Schubert M, Koebke J. Dorsale Gleit- und Funktionsräume des metakarpophalangealen Übergangs. Handchir. Mikrochir. Plast. Chir. 1994; 26: 251.

Bardeleben v K, Haeckel H. Atlas der topographischen Anatomie des Menschen. 3. Auflage. Jena: Fischer; 1904.

Baumgartner R, Botta P. Amputation und Prothesenversorgung der oberen Extremität, Stuttgart: Enke Verlag; 1997

Bomholt Andersen A. Orthopädische Behandlungsschienen, Stuttgart: Gustav Fischer Verlag; 1982

Brattström M. Gelenkschutz und Rehabilitation bei chronischer Polyarthritis. Stuttgart: Gustav Fischer Verlag – Studentliteratur Lund 1984

Buck-Gramcko D, Hoffmann R, Neumann R. Der handchirurgische Notfall. Stuttgart: Hippokrates Verlag; 1983

Buck-Gramcko D, Hoffmann R, Neumann R. Die handchirurgische Sprechstunde, Stuttgart: Hippokrates Verlag; 1992

Chai S, Dimik M, Kasch M. A role of delineation study of handtherapy. J Hand Ther 1

Daniels L, Worthingham C. Muskelfunktionsprüfung: Manuelle Untersuchungstechniken, Gustav Fischer Verlag; 1982

Donhauser-Gruber U, Mathies H, Gruber A. Rheumatologie: Lehrbuch für Krankengymnastik und Ergotherapie. München: Pflaum Verlag; 1988

Gillert O, Elektrotherapie, München: Pflaum Verlag; 1981

Harris C, Rutledge GL. The functional anatomy of the extensor mechanism of the finger. J. Bone Jt Surg. 1972; 54A: 713.

Hoffmann R. Checkliste Handchirurgie. Stuttgart: Georg Thieme Verlag; 1997

Hüter-Becker A, Schewe H, Heipertz (Hrsg.). Physiotherapie Lehrbuchreihe Bd. 9: Traumatologie, Querschnittslähmung. Stuttgart: Thieme Verlag; 1997

Kapandji IA. Funktionelle Anatomie der Gelenke: Obere Extremität, Bd. I. Stuttgart: Enke; 1984

Koebke J, Tischendorf F. Die Hand- eine funktionelle und biomechanische Analyse. Phys. Ther. 1984; 5: 242.

Koebke J. Anatomie des Handgelenks und der Handwurzel. Teil 2. Unfallchirurgie. 1988; 14:74.

Kurz I, Wittlinger H und G. Lehrbuch der Manuellen Lymphdrainage nach Dr. Vodder, Band 1–3. Heidelberg: Karl F. Hauck Verlag; 1989

Landsmeer JMF. Atlas of Anatomy of the Hand. Churchill Livingstone, Edingburgh 1976.

Lang J. Die Gelenkinnenhaut, ihre Aufbau- und Abbauvorgänge. Morph. Jb. 1957;98: 388.

Leonhardt H, Tillmann B, Töndury G, Zilles K (Hrsg). Rauber/Kopsch, Anatomie des Menschen: Bewegungsapparat, Bd. I. Stuttgart: Thieme; 1998

List M. Eistherapie in der Krankengymnastik. Zentralverband Krankengymnastik e.V.; 1978

List M. Physiotherapeutische Behandlung in der Traumatologie. 3. Auflage. Berlin, Heidelberg Springer; Verlag 1996

Moberg E. Fingers were made before forks. 1972

Netter FH. Farbatlanten der Medizin: Bewegungsapparat I, Band 7. Stuttgart: Thieme; 1992

Pahlow M. Das große Buch der Heilpflanzen: Gesund durch die Heilkräfte der Natur. München: Gräfe und Unzer; 1987

Pschyrembel: Klinisches Wörterbuch. 256. Auflage, Berlin, New York: Walter de Gruyter; 1990

Rock CM. Theraband Grundübungen, Dr. Brügger-Institut GmbH, Zürich; 1993

Rudigier J. Kurzgefaßte Handchirurgie: Klinik und Praxis. Stuttgart: Hippokrates; 1997

Sauer H. Das verletzte Kind. Stuttgart: Thieme Verlag; 1984

Schmidt HM, Lanz U. Chirurgische Anatomie der Hand. Stuttgart: Hippokrates; 1992

Seyfried A. Pathophysiologische Grundlage der Bewegungstherapie chronisch entzündlicher Gelenk- und Wirbelsäulenerkrankungen. Basel: EULAR Verlag Basel; 1984

Störig E. Rheumaorthopädie. Erlangen: perimed Fachbuch-Verlagsgesellschaft mbH; 1982

Thomine JM. The management of recent fractures of the phalanges and metacarpals. In: Tubina R (ed). The hand. Philadelphia: Saunders; 1988

Tolk J, Rogge K, Lange U. Ergotherapie bei rheumatischen Erkrankungen. Rheuma-Liga Schleswig-Holstein e.V.; 1988

Tscherne H, Osestern HJ. Die Klassifizierung des Weichteilschadens bei offenen und geschlossenen Frakturen. Unfallheilkunde 1982; 85: 111

Tubiana R, Valentin P. The anatomy of the extensor apparatus of the fingers. Surg. Clin. N. Amer. 1964;44: 897.

Waldner-Nilsson B (Hrsg). Ergotherapie in der Handrehabilitation Bd. 1 und 2, Berlin, Heidelberg: Springer Verlag; 1997

Zeumer G. Praxis der Handchirurgie in Operationsskizzen, Leipzig: Johann Ambrosius Barth; 1982

Abkürzungen

ADM	M. abductor digiti minimi	**FCR**	M. flexor carpi radialis
ADP	M. adductor pollicis	**FCU**	M. flexor carpi ulnaris
APB	M. abductor pollicis brevis	**FDP**	M. flexor digitorum profundus
APL	M. abductor pollicis longus	**FDS**	M. flexor digitorum superficialis
BTE	Baltimore Therapeutic Equipment Company bzw. Work Simulator	**FPB**	M. flexor pollicis brevis
		FPL	M. flexor pollicis longus
cP	chronische Polyarthritis	**IP-Gelenk**	Interphalangealgelenk
CPM	Continuous Passive Motion	**KTS**	Karpaltunnelsyndrom
DIP-Gelenk	distales Interphalangealgelenk (Fingerendgelenk)	**MCP-Gelenk**	Metakarpophalangealgelenk (Fingergrundgelenk)
DK	Dupuytrensche Kontraktur	**MP-Gelenk**	Metakarpophalangealgelenk (Fingergrundgelenk)
ECRB	M. extensor carpi radialis brevis		
ECRL	M. extensor carpi radialis longus	**PIP-Gelenk**	proximales Interphalangealgelenk (Fingermittelgelenk)
ECU	M. extensor carpi ulnaris	**PL**	M. palmaris longus
EDC	M. extensor digitorum communis	**PT**	M. pronator teres
EDM	M. extensor digiti minimi		
EI	M. extensor indicis	**SRD**	sympatische Reflexdystrophie
EPB	M. extensor pollicis brevis		
EPL	M. extensor pollicis longus	**WBRoM**	Valpar Whole Body Range of Motion

Sachverzeichnis

A

Abhärtung 33, 157
Achsenfehlstellung 22
Achterschiene 30
Adduktionskontraktur 140
Adhäsion 132
Aktiv-Trainer 9 ff, 16
Allen-Test 80
American Society of Hand Therapists 5
Amputation 18, 152 ff
– kosmetischer Aspekt 156
– Patientensituation, psychische 155
– radiale 154
– transversale 154
– ulnare 154
Amputationsnarbe 33
Anatomie 37 ff
Anwendungen 31 ff
Arbeitsplatz 7
Arnika 33
Arteria interossea posterior 39
– radialis 39, 56
Arthritis, chronische, juvenile 188
– psoriatica 188
Arthrodese 198
Arthrolyse 30 f, 134 f
Arthrose 179 ff
– idiopathische 179
Articulatio carpometacarpalis 47
– – pollicis 47
– interphalangealis 59
– mediocarpalis 42
– metacarpophalangealis 59
– radiocarpalis 42
Auflesetest 137
Ausgangsstellung 8
Ausrissfraktur 90
Ausweichbewegung 9, 76
Ausziehnaht, transossäre 130
Axonotmesis 136

B

Bajonettstellung 189
Ball 18
Baltimore Therapeutic Equipment (BTE) 10, 12
Banana flap 148
Baseball-Finger 123
Basisfraktur 99
Bateswelle 30
Bausteine 16 f
Bechterew-Krankheit 188
Bennett-Fraktur 99 f, 105
Beugekontraktur 134, 140
Beugesehnenverletzung 112 ff
– Zoneneinteilung 112
Beugesehne 63
– Gleiten 117
Beugesehnennaht nach Kirchmayr-Kessler 113
– mit Nervenbeteiligung 121
– primäre, des Daumens 121 f
– – Early Movement of Flexor Tendon 118 f
– – Hoffmann-Elliot-Prinzip 119 f
– – Nachbehandlung, passive 120 f
– Versorgung nach Kleinert 114 ff
Beugesehnenscheide 44, 63
Beweglichkeit, aktive, funktionelle 82
Bissverletzung 122, 127
Blutegel 160
Bogensehneneffekt 113
Boutonniere-Deformität 123
Braunol 32
BTE Work Simulator 10, 12
Buddy Splint 30
Bunnell-Littler Test 194
Bürste 18

C

Camitz-Plastik 144
Canalis carpi 41, 44
Caput-ulnae-Syndrom 189
Coban-Wrab-Verband 20
Col-pacs 33 f
Combustio bullosa 163
– erythematosa 163
– escharotica 163
Connexus intertendinei 49
Continue Passive Motion 31
Controlled Active Motion 114
cP s. Polyarthritis, chronische
CPM (Continue passiv motion) 31
– (dynamische Übungsschiene) 134
Cross-Arm-Lappen 148
Cross-Finger-Lappen 148
– umgekehrter 148
Cross-Finger-Lappenplastik 150

D

DAHTH (Deutsche Arbeitsgemeinschaft für Handtherapie) 5
Daumen, Amputation 153
– Beugesehnennaht, primäre 121 f
– 90/90 Deviation 190
– Knopflochdeformität 190
– Opposition 47, 194
– Zirkumduktion 48, 76
Daumenabduktionsschiene 140
Daumengrundgelenk 107 f
Daumensattelgelenk 47, 52
Daumensattelgelenksarthrose 48
Daumenschiene 195
De Quervainsche Luxationsfraktur 103 ff
Degeneration, sekundäre 138
Desensibilisierung 158
Desensibilitätstraining 165
Deutsche Arbeitsgemeinschaft für Handtherapie 5
Digisleeves 20
DIP (distales Interphalangealgelenk) 59
– Arthrodese 198

Dissoziation, skapholunäre, akute (SLD) 103 f
– – chronische 104
Distorsion 103
DK s. Dupuytren-Kontraktur
Dorsalaponeurose 59
Dreieckbein 41
Dreifingerhand 147
Drei-Punkte-Griff 77
Drop-Finger 123
Druckmanschette, pneumatische 36
Dupuytren-Diathese 168
Dupuytren-Kontraktur 54, 167 ff
– Amputation 152, 154
– Resektion, segmentale 169
– Schienenbehandlung 22, 29
Durchblutung 80 f
Durchflechtungsnaht 127
– nach Pulvertaft 130
Dystrophile 13

E

Early Active Movement of Flexor Tendon 114, 118 f
Eichenrinde 33
Eigentraining 87
Eistauchbad 33 f
Elektromyogramm 137
Eminentia ulnaris carpi 52
Endgelenk 125
Endoprothesenversorgung 199
Entstauung 16
Epikondylitis humeri radialis 186
– – ulnaris 186
Epikondylitisspange 186
Epineuralnaht 139
Epi-Perineuralnaht 139
Epiphysenbeteiligung 91
Erbsenbein 41
Ermüdungsfraktur 90
Ersatzoperation, motorische 142 ff
Explosionsverletzung 146 f
Extensorenhaube 63
Extrinsic extensor tightness 129
Ezeform 24

F

Fallhand 64, 137
Fango 35
Fasziektomie 169
Fasziotomie 169
Faustschluss 117, 119
– Schnapp-Geräusch 124
Fazilitation 141
FCR-Plastik 179
Finger, schnappender 182
– schnellender 182
– Ulnardeviation 189
Fingerbeeren-Fingerseitengriff 69
Fingerbeerengriff 69
Fingerfraktur 101 f

Fingergelenk, Distorsion 108f
Fingergriff 69
Fingerhohlhandabstand 75
Fingerling 20
Fingerrücken, Innervation, sensible 68
Fingersocks 86
Fingerspitzengriff 69
Fingerumfang 78
Fingerzwischengelenk 59
Finkelstein-Test 184
Flexionsstab 13
Flexor-carpi-radialis-Plastik 7
Fluidotherapie 32, 35
Fraktur 31, 90ff
– mit Gelenkbeteiligung 90
– pathologische 90
Frakturheilung 91
Frayed-Tendon-Programme 133
Funktionshand 71

G

Gaenslen-Zeichen 192
Gangrän 148
Gefäßeinsprossung 149
Gelenk, Kompression 141
– Stabilisation 141
– Traktion 141
Gelenkmessung 75
Gelenkmobilisation 13
Gelenkschutz 191
Gelpolster 175
Gewichtsmanschette 15f
Gewindestangenständer 12ff
Golferellenbogen 186
Greifen 69
Greiforgan 69
Griff, bidigitaler 69
– dynamischer 69f
– interdigitaler 69
– pentadigitaler 70
– pluridigitaler 69f
– schwerkraftabhängiger 70
– statischer 69f
– tetradigitaler 69
– tridigitaler 69
Grobgriff 76f
Grundgelenk 59, 106f, 127
– Subluxation 189
Grundgelenkarthroplastik 199
Guyon'sche Loge 45

H

Hakenbein 41
Hakengriff 194
Hakenstellung 117
Halsfraktur 99
Hämatom 85
Hammerfinger 123, 190
Hamulus 46
Handband 32f
Handflächengriff 70
Handfunktion 71
Handgelenk, Bajonettstellung 189
Handgelenksarthrodese 198

Handgelenkswickel 193
Handrückenfaszie 48, 55
Handskoliose 189
Handtherapeut 5
Handtherapie 5
Handtisch 7ff
Handtrainer 13
Handverkleinerung 154
Handverletzung, komplexe 146ff
Handwurzel 41ff
Handwurzelfraktur 93ff
Handwurzel-Mittelhand-Gelenk 47
Hanken-Büngner-Bänder 138f
Hanteln 15f
Hautdurchblutung 31
Hauttransplantation, freie 148
Heiße Rolle 35
Herbert-Schraube 92
Heublumenpackung 35
Hilfsmittel 19ff
Hochdruckeinspritzverletzung 146ff
Hoffmann-Elliot-Prinzip 114, 119f
Hoffmann-Tinelsches Zeichen 139, 173
Hohlhandbogen 47
Hohlhandpolster 120f
Homunculus 2
Hood-Ruptur 124
Hypertrophieneigung 86

I

Induratio penis plastica 169
Innervation, motorische 137f
– sensible 68
Insellappen, neurovaskulärer 148
Interosseus-posterior-Lappen 149
Interphalangealgelenk 59
– distales (DIP) 59, 198
– proximales (PIP) 59
– – Arthrodese 198
– – Beugekontraktur 134
– – Streckkontraktur 135
– – Verletzung 126
Intrinsic tightness 129
Intrinsic-Meter 76
Intrinsic-Plus-Stellung 26f, 72
Invaliditätsgrad 158f
Iridozyklitis, rheumatische 188

J

Jamar Hand Dymanometer 76f
Joint Jack Extensionsschiene 29

K

Kahnbein 41
Kahnbeinfraktur 94f
Kahnbeinpseudarthrose 95f
Kälteanwendung 33f
Kamille 33
Kapselplastik 144
Kapselschrumpfung 192
Kapsulektomie 31
Karpaltunnel 41, 44, 51, 54

Karpaltunnelsyndrom 14, 44, 172ff
– Kompressionseinlage 21
– Tendovaginitis stenosans 182
Kausalgie 176
Kienböck-Malazie 97
Kleinfinger, Amputation 154
Klopfen 157
Knopflochdeformität 110, 123, 189f
– Schiene 195
Knopflochschiene nach Stack 126
Knuckle pads 169
Kollateralband 26f, 29, 59
– akzessorisches 27
– Dehnung 72
Kollateralbandruptur 109
Kompartment-Syndrom 147
Kompressionsbandage 20f
Kompressionseinlage 21
Kompressionsfraktur 90
Kompressionshandschuh 86
Kontrakturenprophylaxe 83
Kopfbein 41
Köpfchenfraktur 99
Korrekturschiene 26
Kraftgriff 71
Kraftmessung 76f
Krallenhand 64, 137
Krankheitsbewältigung 8
Kreissägenverletzung 146
Krepitation 179
KTS s. Karpaltunnelsyndrom
Kuppenlappen, kontralateraler 148

L

Lagerungsschiene 26
Lagerungswechsel 120
Lappen, freier 149
– lokaler 148
Lappenplastik 148ff
Lasso-Operation 144
Latissimus-dorsi-Lappen 149
Ledderhose-Krankheit 169
Leistenlappen 149
– Abklemmung 150
Leitungsrohr 17
Ligamenta natatoria 53
Ligamentum anulare 63
– collaterale 59
– cruciforme 63
– intercarpale 42
– metacarpale transversum super-
  ficiale 53
Lineal 78
Lunatummalazie 97
Lunula 66
Luxation 103
– perilunäre 104
Luxationsfraktur 90, 105
Lymphdrainage, manuelle 36
Lymphgefäßsystem 58

M

Mallet-Finger 123
Martin-Gruber-Verbindung 137

Sachverzeichnis

Medianusläsion, Ersatzoperation, motorische 144
– Schienenbehandlung 140
Medianusparese 64
Medianus-Ulnarisläsion, kombinierte 140
Mehrsehnenersatzplastik 143
Melker 18f
Membrana interossea antebrachii 37f
Mesotendineum 63
Metakarpalfraktur, subkapitale 99
Metakarpus 47
Mitnehmerschlaufe 30
Mittelfinger, Amputation 154
Mittelhand 47ff
Mittelhandfraktur 99ff
Mondbein 41
Mondbeinfraktur 96
Morbus s. Eigenname
Morgensteifigkeit 191
Motivation 6f
Motorsehne 130
Moving 2PD 79f
Musculus abductor digiti minimi 52
– – pollicis longus 39
– brachioradialis 38
– extensor carpi radialis brevis 38
– – – – longus 38
– – – ulnaris 38
– – digiti minimi 38
– – digitorum 38
– – indicis 38
– – pollicis brevis 39
– – – longus 38
– flexor carpi radialis 39
– – – ulnaris 39
– – digiti minimi 52
– – digitorum profundus 39
– – – superficialis 39
– – pollicis longus 39
– interosseus dorsalis 49f
– lumbricalis 51, 54
– opponens 52
– – digiti minimi 52
– palmaris longus 39
– pronator quadratus 39
M. flexor carpi radialis-Plastik 179
Muskelbauch, Dehnung 141
Muskelfunktionsprüfung 81, 138

N

Nachtlagerungsschiene 170
Nagelapparat 66
Naht nach Kirchmayr-Kessler 113
Nahttechnik 139
Narbe, hypertrophe 86
Narbenabhärtung 14, 18, 21, 33
Narbenbehandlung 125
Narbenbildung 30, 86
Nekrose, trockene 147
Nervenblockade 177
Nervenleitgeschwindigkeit 137
Nervennaht, primäre 139
– sekundäre 139
Nervenschädigung 121
Nerventransplantation 139

Nervenverletzung 136ff
– Ersatzoperation, motorische 142ff
Nervus interosseus posterior 39
– medianus 41, 44, 56, 58, 138
– – Kompression 172
– – radialis 58, 138
– – Schädigung 64
– ulnaris 56, 58, 138
Neunerregel 164
Neurapraxie 136, 138
Neurom 157f, 161f
Neurotmesis 136
Neutral-Null-Methode 75
Niemandsland 112
Ninhydrintest 137
Noppenball 18

O

Ödem 85
Ödemprophylaxe 83f
Omega-Schiene 30
Open palm Technik 169
Opponensplastik 130, 144
Opponensschiene, dynamische 140
Opposition 47, 53, 194
Os capitatum 41, 46
– digitorum 58
– hamatum 41, 46, 96
– lunatum 41, 46, 96
– pisiforme 41, 46f
– scaphoideum 41, 46
– trapezium 41, 46, 50, 96
– trapezoideum 41, 46
– triquetrum 41
Ossa metacarpi 47

P

Palmarabduktion 76
Palmaraponeurose 53f, 167
Palmaris-longus-Transposition 144
Paraffinbad 31f
Parästhesie, periphere 32
Patientensituation, psychische 155, 165f
Perineuralnaht 139
Perkussion 157
Perthes-Plastik 143
Phalen-Test 173
– umgekehrter 173
Phantomschmerz 158
Pick-up-Test 137
Pinch-gauge 77
PIP (proximales Interphalangeal-
   gelenk) 59
– Arthrodese 198
– Beugekontraktur 134
– Streckkontraktur 135
– Verletzung 126
Platte, palmare, Ruptur 110
Platzhalter 130
Pollex flexus congenitus 182
– rigidus 182
Pollizisation 156
Polstermaterial 25
Polyarthritis, chronische 44, 188

Polyform 24
Präzisionsgriff 71, 77
Processus styloideus 37
Pseudarthrose 41, 95
Pseudo-Bennett-Fraktur 99
Pseudosehnenscheide 130

Q

Quarkumschlag 181
Quengelschiene 26, 29
Querfraktur 90, 99
Quetschverletzung 31, 146
Quigong-Kugel 18

R

Radialisläsion, Ersatzoperation, motorische 143
– Schienenbehandlung 141
Radialisschiene, dynamische 141
– statische 141
Radioulnargelenk, distales 37
– proximales 37
Radius 37
Radiusfraktur, distale 38, 93
Raffnaht 128
Ramus carpalis palmaris 39
Rasenmäherverletzung 146
Reflexdystrophie, sympathische 169, 176ff
– – Arnika-Handbad 33, 175
– – Bürsten 18
– – Dystrophile 14
Rehabilitation 82
Rekonstruktion nach Snow 126
Rentenanspruch 159
Replantation 156, 159ff
Rete carpi dorsale 39
Retinaculum flexorum 44, 52
Reversed Knuckle Bender nach Bunnell 29f
Rheuma 188
Rheuma-Gruppe 200
Rhizarthrose 48
Ringbandstenose 182
Ringfinger, Amputation 154
Rissverletzung 146
Roban-Verband 20, 86
Rolando-Fraktur 99
Rolle, heiße 35
Rotationslappen 148

S

Sattelgelenk, Luxation 105f
Sattelgelenkarthrose 179ff
Schaftfraktur 99f
Schiene 21f
– dynamische 28ff, 195
– redressierende 26, 29
– statische 26ff
Schienenbau 22f
Schienenbehandlung, Nerven-
   verletzung 140

Sachverzeichnis

Schienenmaterial 23 f
Schlüsselgriff 77, 194
Schmerzempfinden 79
Schmerzgrenze 122
Schnapp-Geräusch 124
Schnelltest 77
Schnittverletzung 146
Schock 155
Schonhaltung 30
Schrägfraktur 90, 99
Schreibhilfe 19
Schulter-Hand-Syndrom 176
Schussverletzung 146
Schusterdaumen 190
Schwanenhalsdeformität 110, 123, 190
– Grundgelenkluxation 189
– Schiene 195
Schwenklappen 148
Schwimmhaut 53
Schwurhand 64, 137
Sehnenfächer 44
Sehnenkoppelung 128
Sehnenscheide 63
Sehnentransplantat 130
Sehnentransplantation 128
– zweizeitige 130 ff
Sehnentransposition 129
Sehnenumlagerung 127
Seitenzügel 123
Semmes-Weinstein-Ästhesiometer 79
Sensibilität 18
Sensibilitätsprüfung 78 ff
Sensibilitätstraining 141 f, 165
Sesambein 46
Sichtbefund 75
Silastik-Implantat 30
Silastikstab 130
Skaphoid-Trapezium-Trapezoid-Arthrodese 97
Skapularlappen 149
Soft Healer 116
Spalthautdeckung 148
Spendermuskel 143
Spiralfraktur 90
Spondylitis ankylosans 188
Sprudelbad 35
Stacksche Schiene 125
Starkstromverletzung 146
Static 2PD 79 f
Stauchungsfraktur 90
Steckspiel 17 f
Stellatumblockade 177
Stimulation, akustische 141
– exterozeptive 141
– propriozeptive 141
Streckdefizit 125
Streckerhaube, Ruptur 124
Streckkontraktur 135

Streckquengel 170
Strecksehne, Ausriss, knöcherner 123
– Primärversorgung 125
– Sekundärversorgung 128
Strecksehnennaht 125
Strecksehnenscheide 44
Strecksehnenverletzung 122 ff
– geschlossene 124
– Narbenbehandlung 125
– Zoneneinteilung 123
STT-Arthrodese 97
Stumpf 156
Stumpfbildung 156
Sudeck-Dystrophie 176
Swanson-Prothese 31, 199
Synovektomie 196

T

Tabatière 45 f, 124
Tastbefund 75
Teamarbeit 4, 6
Temperaturempfinden 80
Tendo perforans 63
– perforatus 63
Tendovaginitis crepitans 44
– De Quervain 182, 184 f
– stenosans 182 f
Tennisellenbogen 186
Tenodese-Test 127, 130
Tenolyse 30 f, 129, 132 ff
Tenosynovektomie 196
Testbewegung 75
Theraband 14 f
Theraband-Fingerstrips 14 f
Therapieknete 16, 171
Tonerde, essigsaure 33
Torsionsfraktur 90, 99
Traktion 141
Trümmerfraktur 90
Tuberculum dorsale radii 38
Tütenverband, steriler 164

U

Übungsgerät 9
Übungsprogramm 87
Übungsschiene 26, 30
– dynamische 134
Ulna 37
– Drift Spange 195
Ulnaköpfchenresektion, distale 197
Ulnardeviation 189
Ulnarisläsion, Ersatzoperation, motorische 144
– Schienenbehandlung 140
Ulnarisparese 64
Ultraschalltherapie 35 f
Umfangsmessung 77 f, 138

Umschlag 32 f
Unfallversicherung 158 f
Unterarmfaszie 39
Unterarmlappen 149
Untersuchung 74 ff
Upper Extremity Range of Motion 12 ff

V

Verband 72 f
Verbrennung 163 ff
– Patientensituation, psychische 165 f
Verbrennungskrankheit 164
Verbrennungsnarbe 86
Verklebung 125, 128 f, 132
Vernarbung 148
Verschiebelappen 148
Verschlussmaterial 25 f
Verstauchung 33
Verwachsung 128 f, 132, 148
Vieleckbein 41
Vigorimeter 76
Vollhautdeckung 148, 164
Volumetermessung 78
VY-Plastik 148
– bilaterale 148

W

Wallersche Degeneration 138 f
Wärmeanwendung 34 ff
Wäscheklammer 17
Weichteilschädigung 91
Werferellenbogen 186
Whirlpool 35
Whole Body Range of Motion (WBRoM) 10
Widerstandsübung 141
Wiedereingliederung 161
Winkelmesser 76
Winterstein-Fraktur 99
Wrinkle-Test nach O'Riain 137
Wundheilung 85 f

Z

2. Zehe, Transfer 156
Zeigefinger, Amputation 153
– Pollizisation 156 f
Zentimetermaß 76
Zickzackphänomen 189
Zirkumduktion 48, 76
Zoneneinteilung 112, 123
Zwei-Punkte-Diskrimination 79 f
– bewegende 79 f
– statische 79 f
Zwei-Punkte-Griff 77
Zwischenknochenmuskel 49 f
Zylinder 76